우리는 매일 **독**을
마시고 있다

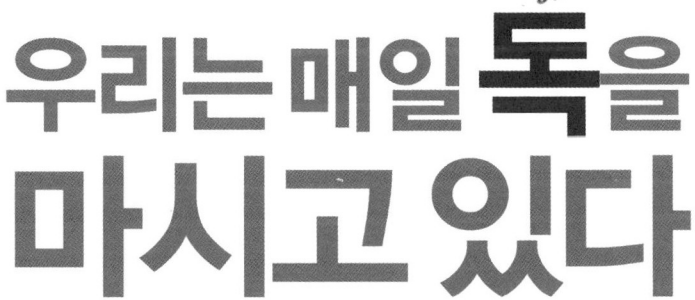

우리는 매일 독을 마시고 있다

| 허현회 지음 |

라의눈

🜄 시작하며

지금 인류는
멸종 위기로 내몰리고 있다

　과학과 산업은 건강과 식량문제를 해결한다는 허울 아래 인류와 자연에 석유와 석유폐기물을 들이붓고 있다. 세계를 장악하고 있는 석유업계와 화학업계, 그리고 제약업계는 인간에게는 약과 백신, 화장품 그리고 생활용품으로, 논과 밭에는 합성 비료, 살충제, 제초제 등으로 석유폐기물을 쏟아 붓고 있다. 그러면서 인류의 수명과 식량이 두 배 이상 증가했고 이는 오로지 현대의학과 화학의 힘이라고 자랑한다. 또한 수많은 대중들이 식품첨가제란 이름의 합성물질과 화장품, 실내오염으로 인해 각종 질병에 시달리고 있음에도 불구하고 과학과 의학의 힘만을 소리 높여 외치고 있다.

　생명체에 필요한 것은 합성물질로 왜곡된 단순 칼로리가 아니라, 각 성분이 조화를 이룬 천연의 음식, 천일염, 햇빛, 맑은 물, 맑은 공기이지만 그들은 귀를 막고 인류의 고통스런 신음소리를 들으려 하지 않는다.

그들은 일그러진 자본주의 논리에 젖어 인류의 건강이 무너지는 일이 있어도 그들의 지하에 황금탑을 쌓을 수 있다면 모든 진실을 덮으려 한다. 그러면서 잘못된 과학인 환원주의에 매몰된 채 생태계를 무자비하게 파괴하고 있다. 100년 후, 200년 후 지구에서 살아갈 우리 자손들의 삶은 누가 책임질 것인가?

대중이 합성물질과 천연물질의 혼동을 유도하는 거짓 선전에 쉽게 세뇌되는 까닭은 주로 텔레비전이나 신문 등 주류언론을 통해 과학지식을 습득하기 때문이다. 주류언론이나 주류의사가 알려주는 과학지식은 거대 광고주인 제약회사, 화학회사, 화장품회사 등 산업체의 검열을 미리 거친 내용이기 때문에 결코 신뢰할 수 없다. 주류언론에서 취급하는 내용은 '합성물질이나 천연물질은 분자구조가 같기 때문에 인체 내에서 동일하게 작용한다. 따라서 합성물질은 안전하다.'는 거짓연구들이다. 이런 연구의 대부분은 산업체로부터 더러운 돈을 받고 자료를 조작하고 산업체가 미리 던져준 결론을 입증할 수 있는 증거를 찾는 작업일 뿐이다.

분자 구조가 같다고 합성물질과 천연물질이 같은 것이 아니다. 분자구조 외에도 분자크기, 분자모양, 분자위치, 분자색, 분자중량 등 수천 가지에 달하는 모든 항목들이 동일해야 한다. 그러나 합성물질은 주로 전기로 분해해 대량생산하기 때문에 천연물질에 비해 분자크기가 작으며, 분자의 위치도 서로 거울상의 모습을 하며 반대로 위치한다. 게다가 천연물질은 각종 비타민이나 미네랄 등 생명체에 필수적인 다른 많은 성분들과 상호조화를 이루고 있지만, 합성물질은 자연에 존재하지 않는 물질이어서 상호조화가 이뤄지지 않는다. 따라서 합성물질과 천연물질은 전혀 다른 물질이며 체내에서도 전혀 다르게 작용한다. 단지 주류화학자들이나 주류의사들이 대중을 속이기 위해 천연물질과 합성물질을 같은 이름으로 부르는 것뿐이다.

천연 비타민C와 합성 비타민C, 천연 에틸카바메이트와 합성 에틸카바메이트, 천연 알코올과 합성 알코올, 천연 구연산과 합성 구연산, 이 모든 것들이 이름만 같을 뿐 전혀 다른 물질이다. 합성물질은 물질특허를 확보하기 위해 석유폐기물에서 추출하는 물질의 분자구조를 변형시키거나, 유전자를 조작한 박테리아에서 생산하는 것이다. 이는 자연에 존재하지 않는 물질이므로 생명체에는 면역체계를 파괴하는 치명적인 독으로 작용한다. 주류화학자들이나 주류의사들이 굳이 합성이란 방법을 선택하는 이유는 자연의 물질은 특허 대상이 되지 않고 오직 자연에 존재하지 않는 물질만 특허 대상이 되기 때문이다. 그리고 특허 대상이 되어야만 황금탑을 쌓을 수 있기 때문이다. 유전자가 변형된 생명체도 자연에 존재하는 물질이 아니기 때문에 특허의 대상이 된다. 다만 사람의 유전자는 자연에 존재하는 물질이지만 탐욕만을 추구하는 일그러진 자본주의에 의해 예외조항으로 사람의 유전자도 특허 대상으로 인정하고 있다. 사람의 유전자가 특허의 대상이라니!

오늘날 대중은 약, 가공식품, 화장품, 건축자재, 생활용품 등에 다량 들어 있는 치명적인 합성화학물질로 인해 간질, 관절염, 뇌졸중, 심장병, 신부전증, 암 등 만성질병의 고통 속에 신음하며 결국에는 주류의사들에게 평생 땀 흘려 모은 재산도 빼앗기고 생명도 빼앗기고 있다. 그런데 이러한 인류 위기의 바탕에는 거짓연구로 인류를 속이는, 무지와 탐욕에 젖은 주류의사와 주류화학자들이 있다. 분자와 세포, 유전자를 분석해 자연과 생명을 정복하겠다는 잘못된 과학인 환원주의에 매몰돼 있는 그들은 자신들의 거짓이 세상에 드러날 때마다 늘 앵무새처럼 '음모론'을 들고 나오며 대중을 선동해 철저히 진실을 숨기고 있다. 오랜 시간 끔찍한 살상을 저지르면서까지 음모론으로 치부해 왔던 지동설도 사실로 밝혀지지 않았던가. 이제 속지 말자! "진실을 알지니 진실이 너희를 자유롭게 하리라!"

이 책을 읽는 독자들은 주류과학이 철저히 감추려는 사실들을 인식하고, 환원주의 과학이 만들어낸 통념의 잘못된 흐름으로부터 벗어나 사고를 자유롭게, 삶을 건강하게 엮어가게 될 것이다. 파우스트와 같이 악마에게 영혼을 판 주류의사들과 주류화학자들이 만들어내는 거짓 이데올로기는 결국 인류를 고통과 불행으로 몰고 갈 수밖에 없다. 이런 이데올로기로부터 숨겨진 진실을 알게 되면, 조상으로부터 물려받은 건강한 몸과 지구를 잘 지키면서 건강한 삶을 즐길 수 있다. 그리고 생명의 원천인 지구를 우리의 자손들에게 온전하게 물려주게 될 것이다. 사실 자연을 보존하고, 건강을 지키는 일은 간단하다. 합성물질과 천연물질을 구별해 합성물질로 만들어진 약과 가공식품의 복용을 중단하고, 화학처리된 물건의 사용을 가능한 한 줄이는 일이다. '천연'이라고 표기된 선전문구에 속지 않으면서!

우리는 단지 건강하게 살다가 자연의 삶을 다 마친 후 우리의 몸이 쉽게 썩을 수 있는 그런 자연스런 세상에서 살고 싶을 뿐이다. 흙에 묻혀서도 합성물질로 가득 채워진 몸이 썩지 않는다면 이 얼마나 슬픈 일이

겠는가? 부디 이 책이 자유로운 인식과 행동에 바탕을 두고 지구와 우리 자신, 우리의 후손을 지키기 위한 작은 발걸음을 내딛는 디딤돌이 되길 간절히 소망한다. 이제 '임금님은 발가벗었다.'는 사실을 세상에 알릴 때가 왔다. 진실은 들의 풀과 같아서 아무리 강한 비바람에도 꺾이지 않는다.

이 책은 진실을 알고자 하는 독자들을 위해 자료를 수집하고, 취재하고, 정리해 펴낸 것이다. 인류의 건강과 자연을 무시하며 오로지 무지와 탐욕을 불태우는 주류학자들을 위한 것이 아니다. 그들이 읽는다면 그들이 철저히 감추고자 하는 실체가 까발려지기 때문에 아마 이 책을 불에 던져버릴지도 모른다. 흰 가운을 입고 언론에 등장해 이 책을 근거 없는 음모론이라 비방할 것이다. 그들의 실체가 대중에게 알려지는 것을 막기 위해!

필자는 이미 현대의학과 화학업계, 식품산업, 동물치료 등과 관련해 철저히 숨겨지고 있는 진실을 파헤쳐 세상에 알리는 책을 여러 권 저술했다. 지금도 이들 책으로 인해 신흥종교로 굳어지고 있는 현대의학과 수의학의 실체가 속속들이 세상에 알려지면서 의료계에 파문을 일으키고 있다. 이 파문이 계기가 되어 의료인들과 화학자들, 생물학자들은 탐욕을 내려놓고, 잘못된 과학인 환원주의로부터 벗어나 인본적인 입장에서 생명으로 돌아가길 소망한다. 그들이 자연과 생명을 파괴하는 합성물질을 중단하면 생명은 본래의 건강을 되찾고 자연은 새들과 벌레가 가득한 생명력 넘치는 세상으로 바뀔 것이다.

『우리는 매일 독을 마시고 있다』는 아토피와 천식, 알레르기 비염, 피부질환, 신부전증, 간부전증, 각종 암을 유발하는 합성물질로 만들어진 화장품의 위험을 파헤친다. 또한 수돗물의 1,000배나 되는 비싼 가격을 지불하며 사먹는 생수, 아토피와 천식을 비롯해 각종 질병의 원인으로 밝혀지고 있는 실내공기오염, 그리고 실내오염의 주범인 건축자재, 가구, 의류 등의 실체를 파헤쳤다. 그리고 암의 주요원인으로 밝혀지고 있는 아스파탐과 MSG, 합성화학물질로 범벅이 된 라면과 햄, 유전자 조작식품의 실체를 파헤치며 인간의 오만함으로 인류가 멸종의 위기로 내몰리고 있음을 경고한다.

　필자는 주류의사들과 주류화학자들의 온갖 조롱과 협박에도 불구하고 주류세계에서 철저히 숨기려는 거짓 과학의 실체를 세상에 알리고, 의식주와 관련된 생활습관을 바꿔 자연스러운 삶의 방식으로 돌아가야 한다고 역설하는 일을 결코 멈추지 않을 것이다.

허현회

● 축간사

　세상에 진실을 알리는 책을 여러 권 냈던 허현회 선생이 또 한 권의 책을 낸다고 하니, 몇 년 전의 일이 생생히 떠오른다. 선생이 『병원에 가지 말아야 할 81가지 이유』를 출간한 후, 우리는 4.19 묘역에 가서 '민중의 건강과 생명살림을 위한 길을 변치 말고 함께 걸어가자'고 다짐을 했다. 그 뒤로 나는 선생을 믿을 수 있는 동지(同志)로 여기고 있다.

　허현회 선생은 수십 년 세상의 상식과 고정관념과 좌충우돌해 온 나보다 훨씬 더 바타협적으로, 그리고 저돌적으로 우리사회의 문제(특히 현대의학의 왜곡된 실체)를 드러내고 고치기 위해 온몸을 던져 노력해온 혁명가이다. 그래서 혹시 그가 의료 기득권 세력에 의해 몹쓸 일을 당할 수도 있겠다는 여러 사람의 우려가 그냥 웃어넘길 수 있는 단순한 걱정이 아님을 피부로 느끼고 있다. 그 또한 책을 내면서 가족들에게 유언장을 작성했다고 하니 그가 얼마나 높은 결의와 사명감으로 책들을 내는지 짐작하고도 남는다. 내 고통이 없이는 결코 남에게 베풀 수가 없는 법이다. 허현회 선생은 온갖 고통을 감내하면서 길고 험난할 길을 헤쳐 나가고 있다.

그가 내는 책들은 단순한 의혹 제기나 주장에 그치지 않는다. 의학서적, 생물학서적, 화학서적, 기타 관련논문, 언론보도, 취재 등 탄탄한 근거들을 치밀하게 수집하고 분석함으로써 일반인들이 가질 수 있는 의구심을 잠재우고 그의 논리에 동감하게 만든다. 그의 주장이 상식에 갇혀 사는 사람들에게도 두 배의 설득력으로 다가갈 수 있는 이유다. 이번 책 또한 탄탄한 구성과 치밀한 고증을 바탕으로 하고 있어 많은 이들이 갈피마다 펼쳐지는 그의 논리에 꼼짝없이 사로잡힐 수밖에 없을 것이다.

우보(牛步)! 그의 호(號)가 보여주듯, 그는 누가 뭐라고 하든 뚜벅뚜벅 자신의 길을 끝까지 가고자 한다. 그가 걸어가는 타협 없는 우직한 길이 '우공이산(愚公移山)'의 기적을 가장 빨리 이뤄낼 것이라 믿어 의심치 않는다.

우리 사회가 우보를 통해 진실을 만나게 되었다는 것이 진정 축복이라 아니 할 수 없다! 우리는 그를 딛고 또 한걸음 전진해 나갈 에너지를 얻게 되었다. 이보다 기쁜 일이 또 어디 있겠는가! 그의 넘치는 열정과 지치지 않는 발걸음, 치열한 모색에 큰 박수를 보낸다.

한민족생활문화연구회 이사장 장두석

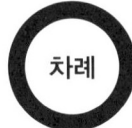

차례

시작하며 - 지금 인류는 멸종 위기로 내몰리고 있다 _ 04
축간사 _ 10

1장 피부가 울고 있다

01 피부는 아무것도 흡수하지 않는다 _ 18
02 계면활성제로 피부를 녹이다 _ 24
03 피부 트러블은 인체의 경고 신호다 _ 30
04 피부로 먹는 것이 더 위험하다 _ 34
05 크림, 로션, 스킨 순으로 위험하다 _ 42

2장 화장품의 원죄

01 나노 화장품은 면역체계를 파괴한다 _ 48
02 보습 화장품이 피부노화를 촉진한다 _ 53
03 주름 개선 화장품은 중성세제와 비슷하다 _ 58
04 레이저 시술의 방사능은 체내에 축적된다 _ 64
05 스테로이드 연고는 간을 파괴한다 _ 71
06 자외선차단제가 오히려 피부암을 유발한다 _ 75
07 미백 화장품은 환경호르몬으로 작용한다 _ 83
08 세상에 안전한 화장품은 없다 _ 92

3장 생수는 가공식품이다

- **01** 역삼투압 정수기 물은 산성수다 _ 103
- **02** 차라리 수돗물을 먹어라 _ 108
- **03** 몸이 산성화되면 암세포가 자란다 _ 114
- **04** 슈퍼용 생수는 가공식품이다 _ 121
- **05** 페트병이 성조숙증을 불러온다 _ 126

4장 단맛의 역습

- **01** 액상과당은 독극물이다 _ 130
- **02** 이스라엘인의 역설 _ 133
- **03** 그들은 왜 합성 감미료를 만들었나? _ 136
- **04** 무설탕에 숨겨진 무서운 비밀 _ 142
- **05** 우울증부터 뇌종양까지, 아스파탐의 치명적 부작용 _ 148

5장 음식을 닮은 가짜 음식

- **01** 프림은 마가린 가루다 _ 156
- **02** 커피는 약, 추출한 카페인은 독이다 _ 159
- **03** 악마가 전해준 음식, 라면과 햄 _ 164
- **04** MSG를 오래 먹으면 치매에 걸린다 _ 169
- **05** 방사선 살균 식품은 DNA를 변형시킨다 _ 174
- **06** 가공식품은 합성화학물질의 축제장 _ 178
- **07** 마가린은 왜 썩지 않는가? _ 182

6장 식탁 위의 점령군들

01 녹색혁명은 사실 화학혁명이다 _ 190
02 특허권으로 식량을 장악하다 _ 200
03 GMO는 생체실험이다 _ 206
04 항생제가 괴물 박테리아를 만들었다 _ 214
05 음식에서 추출한 것은 음식이 아니다 _ 218
06 햇빛을 멀리하면 건강이 멀어진다 _ 224
07 우리는 지금 사료를 먹고 있다 _ 230

7장 천연 소금은 약이다

01 천일염은 고혈압 등 만성질병을 막아준다 _ 234
02 저염식이 건강을 해친다 _ 239
03 천일염을 하루 20그램 이상 먹자 _ 246

8장 집밖보다 집안이 위험하다

01 실내공기의 치명적 실체 _ 250
02 환기, 환기만이 살 길이다 _ 253
03 천식, 아토피, 백혈병의 공통점 _ 257
04 임산부들이여, 향수를 버려라 _ 264
05 오존발생기는 폐암을 유발한다 _ 267

악마는 우리 옆에 있다

01 시체가 썩지 않는다 _ 274
02 테플론에서 갭스톤으로, 듀폰의 장기집권 음모 _ 280
03 화재가 위험할까, 방염제가 위험할까? _ 284
04 DDT가 부활하고 있다 _ 288
05 진정한 악의 축, PCB _ 293
06 집안에서 수은을 몰아내라 _ 297

끝내며 - 합성화학물질로부터 내 몸을 지키는 30가지 방법 _ 301
참고자료 _ 315

1장

피부가 울고 있다

01
피부는 아무것도 흡수하지 않는다

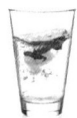

　어떤 물질이 인체에 들어오는 경로엔 세 가지가 있다. 첫째는 의약품이나 음식과 같이 입과 코를 통해서, 둘째는 화장품이나 연고 등 의약품처럼 피부의 모공을 통해서, 세 번째는 백신 등 주사제를 통해 직접 혈류로 들어오는 것이다. 화장품의 모든 성분은 모공을 통해 인체 내로 들어가 의약품이나 음식이 처리되는 대사과정과 비슷한 경로를 거친 후, 혈류를 통해 각 조직으로 전달된다. 패치형 차멀미 치료제인 스코폴라민이나 각종 연고를 생각해보면, 모공을 통한 흡수 효과는 입으로 먹는 것 못지않다는 것을 알 수 있다. 다시 말해 화장품은 '바르는 음식'이다. 먹을 수 없는 합성물질로 만든 화장품을 피부에 발라서는 안 되는 것이다. 화장품에 들어 있는 합성물질은 간, 심장, 신장, 췌장, 혈관 등을 손상시키면서 면역체계를 무너뜨리는데, 약으로 인해 면역력이 무너지는 과정과 동일하다.

　우리의 피부는 인체 내에서 가장 큰 장기이며, 동시에 강력한 면역공장이다. 피부는 산성을 띠는 강력한 피부장벽을 갖고 있어서 피부를 통과할 수 있는 물질이 거의 없을 정도다. 화장품 성분을 피부에 침투시키려면 피부의 가장 바깥층에 있는 피부장벽부터 파괴해야 한다. 특히 피부세포는 체내의 노폐물을 땀으로 내보낼 때는 문이 쉽게 열리지만 외부로부터 이물질이 침입할 때는 문이 열리지 않는다. 이렇게 강력한 피부장벽과 피부세포를 무력화하기 위해 화장품에 첨가하는 강독성의 합성물질이 합성 아미노산을 주원료로 하는 합성 계면활성제와 합성 폴리머다. 합성 계면활성제는 합성세제의 주성분이기도 하다.

암을 치료할 획기적인 신약이 개발됐다는 소식이 매일 들리지만 고통 속에서 암으로 죽어가는 사람들은 계속 늘어나고 있다. 새로운 기능성 화장품이 개발됐다는 소식도 심심찮게 들리지만 여성들의 피부는 점점 거칠어지고, 피부질환 환자들은 늘어나고 있다.

화학산업은 제약산업, 식품산업, 화장품산업, 건축자재산업의 원천이다. 특히 우리나라에서는 빠른 경제성장과 함께 일상의 구석구석이 화학산업의 잔재물로 채워지고 있다. 피부과 의사들과 화장품회사에 속은 여성들은 심각한 피부 트러블이 생기고, 여기서 회복된다 해도 흉터나 피부 변색은 아주 오래간다. 그뿐 아니라 우리 몸의 최대 장기인 피부에 영향을 미치는 화장품의 부작용은 암 등 치명적인 후유증을 유발시키고 있다. 일본에서 일반 여성을 대상으로 진행된 우츠키 류이치의 연구에 의하면, 83%의 여성에게 심각한 피부 훼손이 있었다고 한다.[1]

합성물질로 인해 무너진 면역력은 회복이 어렵다. 특히 우리나라 여성은 유럽이나 미국, 일본, 캐나다 여성에 비해 사용하는 화장품 양이 3

배에 달한다. 우리나라 여성들이 주로 광고나 피부과 의사를 통해 화장품에 대한 지식을 습득하기 때문이다. 광고는 오로지 판매가 목적이고, 의사들은 수입에만 관심이 있기 때문에 합성 화장품의 위험은 철저히 은폐된다.

화장품업계는 제약회사 다음으로 늘 활황이다. 그들은 스킨, 로션, 에센스, 크림의 4종 세트를 기본으로 스킨, 부스터, 에센스, 크림, 세럼, 토너, 로션, 프레셔너, 아스트린젠트 등 수없이 많은 이름의 화장품을 쏟아내면서 미모의 일류 연예인을 동원해 광고에 열을 올린다. 그러나 사실 이 모든 화장품은 성분 함량만 조금 다를 뿐, 기본적으로 같은 것들이다. 덧바를 필요가 전혀 없다는 말이다. 피부 건강을 위해서라면 합성 화장품을 최소한으로 줄이는 것이 좋다.

세상에 바르는 즉시 효과가 나타나는 화장품은 없다. 만일 있다면 치명적인 부작용을 불러오는 석유폐기물에서 추출한 합성물질이나 납, 수은, 비소, 나노입자 등의 강독성 물질을 사용했다는 의미다. 화장품업계가 화장품의 연구 개발에 들이는 비용은 전체 매출액의 1.8퍼센트밖에 되지 않는 반면, 광고에 쏟아 붓는 비용은 24퍼센트나 된다. 광고비가 연구비의 13배가 넘는데, 그에 맞먹는 비용이 로비에 쓰인다. 이런 비용들은 고스란히 원가에 산정돼 화장품 가격은 천정부지가 된다. 화장품 가격에서 원재료 비용은 평균 5%, 나머지 95%는 광고비와 로비 비용, 유통비, 패키지 비용 등이다.[2]

시판된 지 15년 된 발기부전치료제인 비아그라는 두통, 구토, 고혈압, 역류성식도염, 신부전증, 심장마비 등 각종 부작용이 보고되고 있다.

성형수술과 피부과의 각종 시술, 다양한 다이어트법과 화장품 등도 마찬가지다. 화장은 에티켓이란 말은 단지 화장품회사가 만들어낸 선전문구에 불과하다. 일본에서는 수년 전부터 피부단식이 유행하고 있다. 아무 것도 바르지 않는 상태를 몇 개월만 이어가면 놀라운 변화가 일어난다. 깨끗한 물은 가장 훌륭한 천연 화장수이며 보습제이기 때문이다. 여승이나 수녀들의 피부가 일반 여성에 비해 월등히 탄력 있고 건강한 까닭은 합성물질로 만들어진 화장품을 사용하지 않기 때문이다.

특히 화장품은 의약품, 식품첨가제, 건축자재와 같이 합성물질로 만들어진 것이어서 성분 면에서는 의약품과 비슷해 치명적인 부작용이 예상된다. 하지만 의약품과는 달리 체내로 직접 주입되는 것이 아니란 이유로 거의 규제를 받지 않고 있다. 미국이나 캐나다, 우리나라, 일본, 영국, 오스트레일리아 등은 공통적으로 의약품과 식품첨가제, 화장품을 동일한 기관(식품의약품안전처)에서 관리하고 있지만, 실제로 화장품에 대한 규제는 거의 없다. 이는 미국에서 시작된 세계화의 물결 속에 규제완화라는 희미한 유령이 전 세계를 배회하고 있기 때문이다. '대중의 건강이라는 명분으로 산업체를 규제하는 것은 개인의 자유를 침해하는 것'이라는 논리다. 그러나 최근 규제완화의 그늘이 너무 깊고, 생태계 파괴와 질병 급증이라는 부작용이 극심해짐에 따라 유럽과 캐나다, 일본, 호주 등 세계 대부분은 서서히 규제를 강화하는 방향으로 변하고 있지만 미국과 우리나라만은 아직도 규제완화를 고수하고 있다.

제약회사가 의약품을 승인받으려면 자체적으로 실시한 임상시험을 제출해야 하고, 사후에 부작용이 확인되면 승인이 취소된다. 반면 식품첨가제는 사후 부작용이 확인되면 승인이 취소되는 것은 같지만, 사전 안전성검사를 요구하지 않는다. 그런데 화장품은 사전 안전성 검사도 요구하지 않고, 사후에 부작용이 확인되어도 승인을 취소할 권한이 없다. 다만 특정 성분을 사용하지 못하도록 금지하고 이미 생산된 화장품에 대해서는 기업이 자체적으로 회수할 것을 권고할 수 있을 뿐이다. 그러나 현실적으로 특정 성분이 부작용의 원인이라는 인과관계를 밝혀내는 것은 거의 불가능하고, 설사 십여 년이 지나 그 인과관계가 밝혀졌다 해도 이미 수백 가지의 새로운 합성물질이 개발돼 사용되고 있는 상황이다.

화장품은 건축자재, 가구 등과 같이 국가의 규제를 거의 받지 않고 자율에 맡겨져 있는데, 화장품을 자율적으로 규제하는 심사위원의 대부분은 화장품회사의 연구원과 친산업적인 피부과 의사들이다. 자율 규제엔 법적 강제력이 없기 때문에 화장품회사와 화학회사는 그것을 따를 의무도 없고, 위반해도 처벌 받지 않는다.

화장품에 대한 안전성검사를 폐지하는 등 국가의 규제가 철폐되고 모든 것을 화장품회사의 자율에 일임하면서 생길 수 있는 소비자 피해에 대처하기 위해 2008년 10월 '화장품전성분표시제'가 도입됐다. 화장품 제조에 들어간 모든 성분을 의무적으로 표기해야 하는 것이다. 그런데 이러한 조치는 아무런 의미가 없다. 전문가도 3천 가지가 넘는 생소한 성분명과 부작용을 알기 어렵기 때문이다. 게다가 깨알같이 작은 글씨로 희미하게 인쇄돼 있어 읽는 것도 거의 불가능하다. 화장품전성분표시제는 오히려 "성분을 미리 표시했으니 소비자가 알아서 판단하라."는 면피용 수단으로 악용될 뿐이다. 성실하게 땀 흘리는 사람들이

웃으며 살 수 있는 나라가 되려면 산업에 대해 규제를 강화해야 한다. 몇 마리 늑대의 자유는, 수많은 양들의 죽음으로 이어지기 때문이다.

그리고 대부분의 화장품에 표시돼 있는 '천연성분*'이나 '친환경성분'이라는 용어는 선전용 문구에 불과하므로 소비자가 깐깐하게 조사하고 사용하는 것이 현명하다. '천연', '친환경'이라는 용어를 사용하는 것은 기업의 자유이며 거의 규제를 받지 않는다. 심지어 유통기한도 아무런 규제 없이 전적으로 화장품협회에서 결정한다. 화장품이 오래 되어도 색깔만 변색될 뿐 부패하지 않는 까닭은 합성물질이기 때문이다. 자연에 존재하는 천연물질은 부패하지만, 자연에 존재하지 않는 합성물질은 부패하지 않는 것이 특징이다. 부패하지 않는 것은 우리의 건강에 치명적이다.

---

* 가장 엄격한 천연화장품 인증기관은 독일의 BDIH와 호주의 ACO이다. 이 기관의 심사를 통과하려면 물과 소금, 90퍼센트 이상의 천연성분만으로 만들어져야 한다. 방사선 살균이나 유전자조작 원료도 금지되고, 첨가물도 천연의 성분만 허용된다. 동물실험을 통한 독성검사도 금지된다. 이 두 검사기관을 제외하고는 대부분 규정이 허술해 인증 받지 않은 화장품과 유해성이 비슷하다.

02
계면활성제로 피부를 녹이다

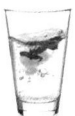

화장품의 기본 원료는 아미노산, 콜라겐, 엘라스틴, 젤라틴*등의 합성 계면활성제다. 석유폐기물인 콜타르나 벤젠에서 추출해낸 합성 계면활성제(노닐페놀 에톡시레이트, NPES)는 모든 화장품과 목욕용품, 청소용품, 드라이클리닝 제제의 주요원료다. 정자를 죽이기 위해 콘돔에도 첨가하는 필수 성분이고 합성고무, 살충제, 플라스틱, 콘크리트에도 첨가되는 주요성분이다. 심지어 빵이나 과자, 피자, 햄버거, 햄, 소시지, 마요네즈, 케이크 등을 촉촉하게 해주고 무게를 늘려주는 첨가제인 합성 글

---

* 천연의 아미노산, 콜라겐, 젤라틴은 피부와 근육을 구성하는 성분이지만 화장품이나 마스크팩에 포함되어 있는 이들 성분은 합성 폴리머인 계면활성제로 함량만 바꾼 상태에서 천연과 같은 이름을 붙인 것에 불과하다. 천연의 아미노산, 콜라겐, 젤라틴은 음식을 통해서만 피부에 전달된다. 피부의 모공을 통해서 전달하는 것은 불가능하다. 주류의사들의 주장과는 달리 레이저시술로 콜라겐의 재합성을 촉진할 수는 없다. 따라서 "피부에 콜라겐을 보충하면 피부활동이 촉진되고, 피부가 부드럽게 이완됩니다."라는 내용은 선전문구에 불과하다. 합성 젤라틴은 의약품 캡슐, 아이스크림, 케이크, 요구르트, 사탕 등의 점성을 높여주는 물질이다.

리세라이드의 성분이기도 하다. 가루비누나 살충제, 농약에 사용되는 합성물질이 가공식품과 화장품에 있다고? 그러나 사실이다. 원칙적으로 기름과 물은 섞이지 않는 성질을 가지고 있다. 계면활성제는 기름을 분해해 물에 섞일 수 있도록 해준다. 동물성 지방을 분해하면 약산성의 지방산으로 분해되는데 여기에 칼륨, 칼슘, 나트륨, 마그네슘 등의 알칼리성 미네랄이 반응하면 물에 잘 녹는 알칼리성 물질로 중화되는 것이다. 이것이 바로 비누다.

대부분의 여성들은 세제를 다룰 때 피부를 보호하기 위해 고무장갑을 낀다. 그런데 동일한 성분의 화장품은 매일 15시간 이상 피부에 바르고 있다. 더구나 피부가 연약한 유아에게도 아무런 거리낌없이 사용한다. 피부과 의사들과 언론, 화학회사의 거짓 선전으로 인해 세제는 위험하지만 화장품은 위험하지 않다고 세뇌됐기 때문이다. 대부분의 화장품이 합성물질로 이뤄졌음에도 불구하고! 피부과에서 사용하는 의약품과 기능성 화장품은 모두 합성물질로 만들어진 독극물이다. 시중에서 판매되는 화장품 중에 천연 성분만으로 이뤄진 것은 거의 없다. 진정한 천연 화장품이란 식초, 효소, 소금물, 과일즙, 생수 등의 천연물질로 가정에서 직접 만든 것이다. 이들 천연 화장품은 먹어도 아무런 부작용이 없다.

건강한 피부의 산성도는 ph5~6[**]의 약산성 상태이고, 피부의 상재균

[**] 수소이온농도 지수를 말하는 ph는 1~14까지로 분류되며 낮을수록 강산성이고, 높을수록 강알칼리성이다. ph7을 중성이라고 한다. 인체 내의 ph는 7.4로 약알칼리성이지만 피부의 ph는 6 정도로 약산성이다. 피부에 남아 있는 중성세제의 ph는 2~3 정도의 강산성이

(常在菌)에 의한 자연치유력으로 스스로 산성도를 조절할 능력을 갖고 있기 때문에 비누의 계면활성력을 충분히 중화시킬 수 있다. 그러나 약과 가공식품, 화장품 등을 통해 체내로 들어온 합성물질에 의해 일어나는 민감성피부, 건조성피부, 건선피부는 이미 산성도의 회복능력을 상실한 상태다. 이런 경우에는 알칼리성 비누를 피하고 피부의 산성도와 유사한 약산성의 순한 비누를 사용해야 한다. 그러면서 약과 가공식품, 화장품 사용을 줄이고 야채, 과일, 천일염, 천연식초[***], 천연효소 등을 섭취하면서 피부를 햇빛에 자주 노출시켜 자연치유력을 회복시키려는 데 집중해야 한다. 자연치유력이 회복되면 다시 약산성의 건강한 피부로 돌아온다.

천연물질로 만들어진 비누는 지방산으로 분해돼 미생물의 먹이가 되고, 칼륨 등의 미네랄은 다시 자연으로 돌아가기 때문에 피부는 물론 생태계에 해를 미치지 않는다. 다만 시중에서 판매하는 비누는 세정력을 높이고, 냄새를 좋게 하고, 유통기간을 늘리기 위해 합성 파라벤, 합성 알코올 등 각종 합성물질을 첨가하기 때문에 유의해야 한다. 발암물질인 합성 파라벤은 화장품에도 흔하게 사용하는 방부제다. 합성세제는 아무리 닦

므로 약산성인 피부와 작용해 더욱 강한 산성으로 변형된다. 반면 비누의 ph는 9 정도의 약 알칼리성이므로 약산성인 피부가 충분히 중화시킬 수 있어 피부에 악영향을 미치지 않는다. 비누는 산성에 가까울수록 거품이 잘 일어난다. 클렌징 오일은 강산성이어서 세정력은 강하지만 동시에 피부장벽을 무너뜨리기 때문에 피부에 악영향을 미칠 위험이 있다. 가장 훌륭한 클렌징 오일은 인체에 아무런 해를 미치지 않는 천연의 맑은 샘물이다.

[***] 천연식초는 음식물의 소화를 돕고, 아미노산과 비타민, 폴리페놀, 칼슘, 붕소, 효소, 섬유소, 철분, 칼륨 등의 영양소와 효소, 미네랄 등이 풍부하게 들어 있는 최고의 음식이다. 식초는 비만, 당뇨병, 고혈압, 골다공증, 신부전증, 관절염, 뇌졸중, 파킨슨병, 심장질환, 각종 암 등 모든 만성질병을 예방해주는 효과가 있다.

아내도 그 일부가 피부에 그대로 남는다. 전자회사에서 마이크로 배선판 등의 첨단 부품을 세정할 때, 합성세제가 아닌 천연세제를 사용하는 까닭이 이것이다. 합성세제는 배선판에 일부가 그대로 남기 때문이다. 배선판에 남아있는 이물질은 전자의 흐름을 방해해 성능을 떨어뜨린다. 우리 피부에 남아있는 합성세제는 어떤 영향을 미칠 것인가?

1940년대 이전에는 천연의 동물성기름과 물에 수산화나트륨(가성소다, 양잿물)이라는 알칼리를 희석시켜 비누를 만들었다. 따라서 빨래나 목욕 후, 생태계로 흘러들어간 비누의 원료는 자연에 아무런 흔적을 남기지 않고 다시 자연으로 돌아갔다. 그 이전에 사용했던 양잿물도 천연의 재에서 추출한 알칼리성 성분이라 인간과 자연에게 아무런 해를 끼치지 않았다.

천연의 비누는 피부와 같이 약산성이고 피부에 해가 없다. 혹시 물에 완전히 씻겨나가지 않아도 세정력이 스스로 사라지는 것이다. 반면 합성 계면활성제는 강산성이고 피부에 잔존하게 되면 피부장벽을 크게 파괴한다. 피부의 모공을 통해 체내로 침투한 합성 계면활성제는 직접 혈류로 이동해 전신으로 퍼지기 때문에 세포의 단백질에도 영향을 미치고 DNA를 변형시킨다.

1940년대, 히틀러 치하의 독일에서 석유 폐기물인 타르를 원료로 한 합성 계면활성제가 개발되었다. 이때부터 인류는 대량생산되는 저가의 합성 계면활성제에 휩싸이게 되었다. 기름은 지방산과 글리세린****

**** 글리세린(글리세롤이라고도 한다)은 알코올의 일종이다. 그러나 가공식품의 첨가제나 비누,

으로 분해된다. 이 과정에서 합성 계면활성제를 이용해 지방산을 물로 희석시킨 것이 콜드크림이고, 글리세린을 물로 희석시킨 것이 배니싱크림이다. 콜드크림에 합성 계면활성제의 함량을 높인 것이 클렌징크림이다. 특히 세제에 있어서는 합성 계면활성제가 기름과 물을 쉽게 분해해주므로 세정력*****을 좋게 해주고, 합성물질은 방부제 기능도 하기 때문에 보존기간도 높여준다. 가정에서 흔히 사용하는 과일세척제도 합성 계면활성제를 이용한 것이다. 이를 사용하면 살충제 성분은 제거되지만 과일의 표면에 합성 계면활성제가 남게 된다. 그런데 살충제 성분이나 합성 계면활성제 성분이나 인체의 자연치유력을 무너뜨리는 정도는 비슷하다.

　세탁기용 세제나 섬유유연제에 많이 들어 있는 인산나트륨은 강이나 바다로 흘러들어가 생태계를 파괴하고, 피부의 모공으로 침투해 피부를 검게 만들기도 하고 기미, 주부습진, 피부병, 여드름, 민감성피부를 유발한다. 또한 뼈 속의 칼슘을 몸 밖으로 배출시켜 관절염과 골다공증, 치주질환 등을 일으키기도 한다. 이게 끝이 아니다. 남자의 정자

화장품, 구강청정제, 복용약의 캡슐, 전자담배 등에 많이 사용되는 글리세린은 합성 글리세린이다. 약국에서 판매하는 글리세린이나 화장품에는 대부분 "식물성" 또는 "천연"이라는 수식어가 붙는데, 이는 단지 선전문구에 불구하다. 석유 폐기물인 콜타르에 합성 알코올을 첨가해 만들어내는 합성 글리세린인 경우가 대부분이다.

*****화장품이나 가공식품에서 기름과 물을 섞이게 하는 성질을 띤 계면활성제를 유화제라고 한다. 그리고 기름을 녹이는 성질을 띤 계면활성제를 세정제라고 한다. 즉, 유화제와 세정제는 동일한 물질이다. 천연의 계면활성제를 이용해 만든 세정제가 비누 또는 연성세제이고, 합성 계면활성제로 만든 세정제가 합성세제 또는 중성세제이다. 연성세제에는 빨래비누와 세수비누가 있고, 중성세제에는 샴푸와 세탁기용 세제, 물비누, 면도용 크림 등이 있다. 결국 클렌징 오일과 주방용 세제는 함량만 다를 뿐 동일한 합성물질이다. 주방 세제를 쓸 때는 고무장갑을 사용하면서 화장품은 온몸에 바르는 행위는 얼마나 어리석은가?

를 파괴해 불임의 원인이 되기도 하고, 기형아 출산의 원인으로도 작용한다. 인산나트륨은 통증이 극심한 신장결석[3]을 일으키는 원인물질일 뿐 아니라 가공식품, 특히 콜라나 사이다, 스포츠음료 등에 다량 함유되어 있다.

03
피부 트러블은 인체의 경고 신호다

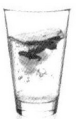

    피부장벽은 피부의 가장 바깥쪽부터 피지, 각질층, 과립층으로 이뤄져 있고 그 아래에 피부세포를 만드는 기저층(진피층)이 있다. 피부장벽은 외부에서 박테리아나 바이러스 또는 이물질의 침입을 막아주고, 체내의 수분을 70퍼센트로 지켜주며, 체온도 36.5도로 유지시켜 준다. 체온은 자연치유력을 유지하는데 절대적으로 필요하다. 피지와 각질은 피부에 상재하는 수많은 박테리아의 먹이가 되면서 면역체계의 중요한 부분을 담당한다. 글로보사, 레스트릭타 또는 프로피오니, 아큐네간균 등의 박테리아는 피부에 상재하는 좋은 박테리아로 수십억 년의 진화과정을 거치면서 인간과 공존해온 이웃이다. 입안에 서식하는 뮤탄스균이 수십 억 년 동안 인간과 공존하며 치아를 보호해줬듯이! 사실 뮤탄스균은 치과의사들이 선전하는 것과는 달리 치아질환의 원인이 아니라 오히려 치아를 건강하게 유지시켜 주는 좋은 박테리아다.

    박테리아는 여드름을 유발시키기도 하지만 항산화물질인 비타민E

와 올레산, 팔미트산, 스테아린산, 프로피온산 등을 만들어내 피부의 노화를 예방해주고, 질병을 유발하는 외부의 악성 박테리아를 막아준다. 즉 이들 박테리아는 피부의 땀과 피지를 분해해 피부를 약산성으로 유지해주는 천연의 크림으로 작용한다. 이는 마치 장에서 수많은 상재균들이 외부의 악성균들을 막아내고, 수많은 항산화물질을 분비해 면역체계를 회복시켜주는 것과 같다. "세균과의 공존"이라는 진화법칙이다.*

그런데 현대의학은 위와 피부에서 우리와 공존하는 균들의 중요성을 이해하지 못한다. 균은 오로지 질병만을 일으키는 악의 축이라 규정하고 세균박멸을 외치게 된 까닭은 주류의사와 제약회사, 화장품회사가 '파스퇴르 현상'을 과장해서 탐욕을 채우는데 이용했기 때문이다. 파스퇴르 현상이란 모든 질병이 병균으로 인해 생기며, 병균을 박멸하면 건강해진다는 믿음이다. 이것이 인류에 남긴 가장 큰 해악은 건강에 대한 주권을 주류의사들의 손에 넘겨줬다는 것이다. 그것도 아무런 과학적 검증절차 없이 환상과 박수로 만들어진 가설로 인해! 그 결과 항생제와 살균제의 노예가 된 인간들은 위장과 피부의 상재균을 박멸했고 자연치유력이 급속도로 무너져 위궤양, 피부질환에서부터 각종 암 등 심각한 질병에 시달리고 있다.

---

* 피부로 세균이 침투하면 면역체계가 막아낸다. 그러나 외부에서 침투하는 모든 세균을 면역체계로 막아내는 것은 비합리적이다. 피부의 모든 면역세포가 방어에 투입되면, 죽은 세포나 손상된 조직도 제대로 회복할 수 없다. 에너지의 일부는 방어에, 일부는 복구에, 일부는 성장에 사용해야 한다. 그러기 위해 인간은 방어 역할을 세균집단에 위탁하는 방향으로 진화해왔다. 그것이 바로 상재균과의 공존이다. 즉 숙주(인간)는 인간에게 먹이를 공급하고, 상재균은 숙주를 방어해주는 것이다.

파스퇴르의 제자인 일리야 메치니코프**는 세균이 인체로 들어오는 것을 막기 위해 야채나 과일 등을 반드시 익혀 먹을 것을 강조했고, 어떤 방법을 통해서든 장내에 살고 있는 엄청난 수의 상재균을 제거하면 장수할 수 있다고 주장했다. 장내 상재균의 독소가 알레르기를 포함해 각종 질병을 유발하며 인간의 수명을 단축시킨다는 생각에서였다. 그런데 메치니코프는 유독 우유를 발효시키는 유산균의 소중함만은 인정했다. 사실 유산균도 장내에 서식하는 박테리아의 일종이다. 결국 20세기 후반에 들어오면서 박테리아나 바이러스는 생명체에 질병을 일으키지 않고 오히려 장수의 필수요건인 자연치유력을 회복시켜주는 우리의 이웃이라는 사실이 확인되고 있다. 따라서 피부에 상재하고 있는 각종 박테리아를 박멸하기 위해 살균제가 함유돼 있는 합성 화장품을 사용하는 것은 스스로 몸의 파수꾼을 죽이는 어리석은 행위다.

민감성피부나 건조성피부 등 피부 트러블은 감기증상과 같이 자연치유력이 약해질 때 자생능력을 갖고 있는 인체가 보내는 경고신호다. 이럴 때는 약, 가공식품, 화장품, 향수 등을 피하고 야채, 과일, 약수, 천일염, 천연영양소, 천연화장품 등 자연에 가까운 것들을 이용하고, 자주 환기를 해 실내오염을 줄이면서 자연치유력을 회복시키기 위한 노력에 집중해야 한다. 살균제나 살충제를 꼭 뿌려야 한다면 천연의 살균제를 이용하면 된다. 원두커피 찌꺼기나 붕산을 뿌리거나, 화분에

** 메치니코프는 장내의 상재균을 제거하기 위해 유산균을 배양한 요구르트를 다량 마실 것을 권장했다. 발효 요구르트의 유산균이 만들어 내는 산(acid)이 장내 세균을 제거할 수 있다는 생각에서였다. 그러나 사실 유산균도 장내 유익한 세균의 일종이라는 사실이 후에 밝혀졌다.

국화꽃을 재배하거나, 은행나무 잎을 헝겊 주머니에 담아 두는 방법 등이 대표적이다. 또는 천일염이나 식초를 희석시켜 살균제로 사용해도 된다.

04
피부로 먹는 것이 더 위험하다

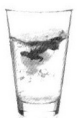

피부세포는 진피층부터 위쪽으로 조금씩 밀려올라오다가 약 1개월이 지나면 죽은 세포(각질)가 되어 비듬의 형태로 몸에서 떨어져나간다. 사람은 매일 평균 1그램의 비듬을 떨어뜨린다. 주류의사들과 화장품회사는 이렇게 자연적으로 생성되고 사라지는 각질을 '때'라고 부르며 세제를 이용해 수시로 제거해야 한다고 세뇌시키고 있다. 그러나 각질은 우리 몸을 지켜주는 박테리아의 먹이이며, 억지로 제거할 필요도 없다.

피부의 재생속도는 면역력에 의해 좌우된다. 즉 면역력이 강하면 재생이 잘 되는 것이다. 각질을 제거하거나 피부를 벗겨낸다고(박피) 재생속도가 빨라지는 것은 결코 아니다. 피부의 재생속도는 10대에는 평균 28일이지만 나이가 들면서 느려지므로 각질도 제대로 제거되지 않고 피부에 쌓이게 된다. 그러나 피부에 상재하는 세균이나 피지, 각질 등이 피부노화와 피부 트러블의 원인이라고 생각해 각질제거제를 쓰고 알파-히드록시산(AHA) 등의 약을 처방하고 레이저 박피술을 시행하는 것은 아주 위험하다.

　피부장벽을 이루는 각질층 안에는 세포간지질이라는 것이 있는데, 이는 여러 종류의 아미노산이 결합된 전해질 형태로 존재한다. 그런데 이를 합성물질로 제거하면 피부는 더욱 쉽게 노화되는 것이다. 특히 유아와 노인은 피부장벽이 약하기 때문에 더 주의해야 한다. 어린이의 아토피성 피부염이나 알레르기 비염은 유아용 크림에 함유되어 있는 합성 향료인 벤젠, 합성 방부제인 파라벤*, 합성 계면활성제 등의 부작용이 주원인이다. 게다가 치명적인 발암물질인 포름알데히드, 다이옥신 등이 종종 검출되기도 한다. 특히 방부제로 흔하게 사용되는 파라벤은 강력 살균제로 피부장벽을 보호해주는 상재균을 죽이고, 내성이 강한 말라세치아균으로 변형시켜 지루성 피부염을 유발하는 원인으로 밝혀졌다.⁴

　화장품에서 계면활성제가 하는 기능이 피부장벽(천연의 지방층)을 파괴해 화장품에 함유돼 있는 합성 향료, 합성 색소, 나노물질은 물론 납(특히 염모제**와 매니큐어*** 립스틱****에 많이 들어 있다), 수은 등 중금속을 체내

---

*　파라벤은 화장품뿐 아니라 가공식품, 아기용 티슈, 비누 등 대부분의 상품에 사용되는 합성 방부제. 여성호르몬과 유사한 구조를 갖고 있어 피부질환, 유방암과 고환암, 기형아 등의 주요 원인으로 밝혀졌다. 이 때문에 화장품들은 파라벤 대신 페녹시에탄올이나 페노딥, 안식향산나트륨 등을 방부제로 사용하고 "무 파라벤"이라고 선전한다. 하지만 이런 성분들의 부작용 역시 파라벤과 비슷하다.

**　탈모도 면역체계가 약해지면서 나타나는 증상으로, 특히 염색제에 들어 있는 합성화학물질과 납 등의 중금속이 크게 영향을 미치는 것으로 밝혀지고 있다.

***　매니큐어에는 강독성의 납, 수은 이외에도 1급 발암물질이며 휘발성이 강한 포름알데히드, 페놀, 톨루엔, 크실렌, 프탈레이트, 메틸아크릴레이트 등이 들어 있으므로 어린이들의 손이 닿지 않는 곳에 보관해야 한다.

****립스틱, 볼터치, 마스카라 등에는 납, 라노린, 타르색소, 부틸히드록시아니솔(BHA), 실리콘

로 침투시키는 것이다. 그런데 납이나 수은 등은 물에 녹지 않기 때문에 화장품에 첨가하기 위해 1급 발암물질인 합성 알코올이나 벤젠, 포름알데히드 등을 추가로 첨가한다. 립스틱의 첨가물로 자주 등장하는 '오렌지Ⅱ'는 오렌지에서 추출한 성분이 아니라 물과 질소, 산소, 나트륨을 화학적으로 혼합해 만들어낸 합성 색소다. 천연이라는 이미지를 위해 거짓 용어를 사용하는 것이다.

특히 포름알데히드는 척수신경이나 뇌의 운동신경을 파괴시켜 죽음으로 내모는 루게릭병과 암의 주요원인으로 밝혀지고 있다. 루게릭병은 스티븐 호킹이 앓으며 일반에게 알려진 희소병으로, 우리나라에도 1,300여 명의 환자가 있다. 그런데 미국 하버드대학의 마크 웨이스코프 교는 100만 명 이상을 대상으로 15년간 추적조사한 결과, 루게릭병의 주요원인이 화장품, 향수, 샴푸, 합판, 접착제, 장판, 가구, 벽지 등에 다량 포함되어 있는 포름알데히드라는 사실을 밝혀냈다.[5]

로션과 영양크림은 피지 분비가 적은 여성에게 피지의 기능을 대신해준다. 그러므로 그 성분은 천연의 피지와 동일해야 한다. 그러나 모든 합성 화장품에 들어 있는 지방 성분은 석유폐기물에서 나오는 합성 지방이다. 이 같은 합성 지방이나 합성 알코올이 모공을 가득 채워 부푼 상태를 보며, 많은 여성들은 피부가 아기처럼 탱탱해지고 촉촉해졌다며 행복해한다. 주류의사와 화장품회사의 거짓 선전에 속은 까닭이

등의 치명적인 중금속과 발암물질이 다량 함유되어 있어 소량이라도 입으로 들어가지 않도록 주의해야 한다. 또한 가정용 살충제, 페인트, 니스, 신나, 식기세척제 등도 주의해서 보관해야 한다.

다. 세정성분과 살균성분을 함유하고 있는 계면활성제는 건강한 피부의 적이다. 특히 민감성피부나 건조성피부, 면역력과 피부장벽이 약한 유아의 피부는 세포막을 직접 파괴하기 때문에 더욱 주의해야 한다.[6]

화장품뿐만 아니라 소독약도 피부에 악영향을 미친다. 치명적인 수은으로 만들어진 머큐로크롬이나 클로르헥시딘, 포비돈 - 아이오딘 등은 인체의 세포막을 파괴시켜 쉽게 침투하므로 과민성 쇼크나 피부질환을 유발시킬 위험이 크다. 소독약은 그 독성으로 인해 피부의 표피뿐만 아니라 진피까지도 파괴한다. 진피가 파괴되면 피부는 회복되기 어렵다. 소독약이 화장품보다 더 위험한 약임에도 불구하고 현대의학은 소독약을 남용하고 있다.

합성물질로 만들어진 화장품으로 인해 보호막 기능을 하는 피부장벽이 무너지면 합성물질은 더욱 쉽게 피부의 모공 속으로 침투하게 되고 민감성피부나 건성피부 같은 피부질환이 유발된다. 건성피부는 아토피 증상을 일으킬 가능성이 크다. 하지만 피부는 나이와 상관없이 재생능력이 뛰어나므로 아토피 같은 염증이 악화되기 전에 합성 화장품을 중단하고 아무것도 바르지 않거나 물 또는 소금물, 식초 등을 바르면 쉽게 회복된다. 이는 피부를 방치하는 것이 아니라, 피부 재생력을 극대화시키기 위한 조치다. 피부는 30일이면 새로운 세포로 바뀌지만 동시에 파괴도 빠르게 진행된다. 합성 화장품을 사용하면 피부는 다시 악화되어 이전의 건성피부로 돌아가게 된다.[7]

간, 심장 등 인체의 중요한 장기를 보호하는 방법은 합성물질로 만들어진 약을 중단하고 발효음식, 채식, 천일염, 맑은 물, 맑은 공기, 햇빛, 운동 등 자연의 조화에 맞춰 생활하는 것이다. 인체의 가장 큰 장기인 피부를 보호하기 위해서도 합성 화장품을 중단하고 천연의 보습제인 맑은 물이나 소금물 등을 이용하는 것이 현명하다. 피부질환인 건성피부가 유발됐을 때 병원에서 처방하는 스테로이드 성분이 함유된 피부치료제는 오히려 건성피부를 더욱 악화시킨다. 합성 마약인 스테로이드 연고를 장시간 이용하게 되면 간경화와 신체마비, 정신질환 등의 치명적인 질병으로 이어질 위험이 크다. 주의해야 할 점은 합성 화장품을 중단해 피부질환이 개선되었다고 다시 합성 화장품을 쓰면 피부질환은 악성으로 재발하게 된다는 것이다.

우리가 흔히 쓰는 화장품, 세제, 샴푸, 클렌징크림, 바디크림 등의 생활용품에 들어있는 1,500가지 물질들은 피부를 통해 서서히 우리 몸속에 흡수되고, 흡수된 물질의 90퍼센트가 체내에 쌓인다. 체내에 쌓인 물질은 산모의 양수에까지 들어가고, 독성이 있는 양수에서 자란 아기는 선천성기형뿐만 아니라 아토피, 알레르기 비염 등 많은 질병에 노출될 위험이 높다. 게다가 양수는 바닷물과 같은 0.9퍼센트의 염도를 가져야 하는데 현대의학이 권장하는 '저염식 운동'으로 인해 양수의 염분마저 부족하니 태아에게는 더욱 좋지 않은 환경이 되고 있다. 아기가 태어난 후엔 계면활성제 등의 합성물질이 들어있는 목욕용품과 화장품에 노출된다. 피부장벽이 취약한 아기들에게 더 많은 독성물질이 침투되는 것이다. 갓 태어난 신생아들에게 합성 화장품과 합성세제는 금물이다. 건강한 피부의 가장 바깥 표면은 지방질인 피지로 되어 있어 물이 닿아도 또르르 흘러내린다. 지방을 분해하는 능력이 뛰어난 계면활성제는 피지를 녹여버리고 모공을 열기 때문에, 여러 독소가 쉽게 침투한다.[8] 또한 합성물질은 천연물질에 비해 분자 크기가 작아 모공을 통해 흡수되기도 쉽다.

모공을 통해 들어온 각종 합성물질은 혈류를 타고 폐, 심장 등으로 이동해 면역체계를 파괴하고 색소침착증, 피부건조증 또는 피부민감증을 일으킬 뿐 아니라 각종 암, 신부전증, 심장질환, 폐질환 등을 유발한다. 특히 피부를 통해 체내로 흡수된 합성물질은 소화기관을 통과하지 않아 대사과정을 거치지도 않는다. 간에서의 해독작용과 장내 청소작용을 거치지 않아 독성이 그대로 지방층에 잔류하다가 혈액과 림프액을 따라 전 기관으로 이동한다. 따라서 피부에 붙이거나 바르는 패치형의 약이나 연고 또는 화장품은 오히려 더 위험하다. 이런 위험으로 인해 화장품에는 합성 계면활성제 성분이 6퍼센트를 넘지 못하도록 하고 있다. 그러나 이것은 권고 사항일 뿐이다. 화장품을 피부 깊숙이 침투시켜 순간적인 효능을 나타내게 하기 위해 화장품회사들은 더 많은 합성 계면활성제를 첨가하고 있다.

1979년부터 일본의 피부과와 소아과 환자를 조사한 결과, 피부건강을 가장 크게 해치는 원인은 샴푸 등의 세제와 화장품, 의약품, 가공식품 등에 함유된 유화제 프로필렌글리콜과 거품을 일게 하는 라우릴황산나트륨 등 합성 계면활성제라는 결론을 내렸다. 특히 자동차용 부동액이나 기계의 윤활유에 사용되는 프로필렌글리콜과 라우릴황산나트륨은 결막염, 백내장, 안구건조증, 피부질환, 탈모, 알레르기의 원인으로 밝혀지고 있다.[9] 라우릴황산나트륨은 맥주의 거품을 내기 위해서도 사용되는 합성 첨가제다. 의약품인 연고에 합성 계면활성제를 넣는 이유는 피부장벽을 파괴해 합성 스테로이드를 피부에 침투시키기 위함이다.

특히 주의해야 될 것이 레티놀인데, 나노화시킨 합성 비타민A를 말한다. 천연의 비타민A는 피부나 모발을 건강하게 해주는 영양소로 동물성 식품에는 레시틴, 식물성 식품에는 베타카로틴의 형태로 들어 있다. 따라서 천연의 음식을 섭취하거나 과일즙 등을 화장품으로 이용하면 피부나 모발이 건강하게 유지된다. 그러나 화장품에 첨가하는 레티놀은 천연 성분이 아니라 석유폐기물인 콜타르에서 추출하는 합성화학물질로 면역체계를 약화시키고 건강을 파괴하는 독성물질이다. 아스코르브산이란 이름으로 비타민보충제나 가공식품, 화장품에 첨가되는 비타민C는 석유폐기물로 합성한 독성물질이다. 합성 비타민C는 알파-히드록시산(AHA. 주름개선제로 쓰이는 합성화학물질)의 산도와 비슷한 강산성으로 피부뿐만 아니라 혈액을 산성으로 변화시켜 전체 면역체계를 무너뜨린다. 관절염환자나 암환자 등의 혈액은 대부분 산성으로 변형돼 있다. 게다가 화장품을 통해 인체로 들어오는 방부제인 합성 비타민C가 가공식품을 통해 들어오는 방부제인 안식향산나트륨과 만나면 치명적인 1급 발암물질인 벤젠이 형성된다.

2004년 하버드대학의 데이비드 싱클레어 교수는 생명공학회사 서트리스를 설립했다. 그리고 2007년 포도에서 발견된 레스베라트롤이 당뇨병을 효과적으로 치료하고 장수 유전자인 시르투인을 활성화시켜 수명을 크게 연장시킨다는 연구를 발표하고 이를 합성으로 만들어냈다. 사실 "시르투인이 장수유전자를 활성화시켜 수명을 연장시킨다."는 주장은 과학적으로 검증된 것이 아니라 가설에 불과했다. 그러나 서트리스 주가는 고공행진을 이어갔고, 2008년 초거대 제약회사인 GSK

에 7억 2,000만 달러에 팔린다. 그런데 이상하게도 그해 말 GSK는 합성 시르투인의 연구를 중단한다. 당뇨병환자를 대상으로 한 임상시험에서 합성 시르투인이 치명적으로 신장을 파괴한다는 사실이 밝혀졌기 때문이다. 그런데 이렇게 실패로 돌아간 시르투인의 관련 기술을 화장품회사가 인수해 고가의 기능성 화장품에 첨가하고 있다. "쌀에서 추출한 시르투인은 피부세포의 수명을 향상시키고, 자연 회복을 촉진시키며, 생물학적 항노화활동을 능동적으로 증진시킨다."는 거짓 선전문구와 함께![10]

05
크림, 로션, 스킨 순으로 위험하다

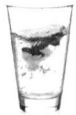

　주류화학자들은 물질특허를 획득할 수 있는 새로운 합성물질을 만들어내기 위해 밤낮으로 연구에 몰두한다. 자연에 존재하는 물질은 특허의 대상이 아니므로 분자구조를 변형시키거나, 합성물질을 혼합하거나, 유전자를 조작해 자연에 존재하지 않는 새로운 합성물질을 만들어낸다. 마침내 화학업계는 플라스틱에 비스페놀A 등을 혼합하는 방법으로 합성수지, 합성고무, 합성 셀룰로오스, 합성 콜라겐 등의 합성 폴리머(고분자)*를 개발했다. 그리고 이들을 기저귀와 생리대, 습기제거 용품, 화장품, 인공유방**뿐만 아니라 자동차 광택제, 건축자재, 건전지

---

*　해초나 젤라틴, 동물의 가죽이나 뼈에 들어 있는 천연의 폴리머는 미생물에 의해 쉽게 분해되고 분해된 잔재물은 박테리아의 먹이가 되어 자연으로 돌아간다. 반면 합성 폴리머는 분해되지 않고 지구에 남아 생태계를 파괴한다.

**　듀폰의 특허품으로 승인된 실리콘은 유방재건술이나 미용을 위한 유방확대수술에 사용된다. 또한 남성들의 성기 확대제로도 이용되고 있다. 실리콘에는 아무 부작용이 없다는 주류의사들의 선전과는 달리 우리나라에서도 매년 100여 건의 유방암 발병, 고환암 발병, 실

등에 광범위하게 사용하기 시작했다. 합성 폴리머는 계면활성제와 함께 화장품과 가공식품의 필수 원료로, 화장품의 점성과 탄성을 더해준다. 합성 폴리머의 함량은 스킨, 로션, 에센스, 크림 순으로 높아진다.

이전의 화장품들은 합성 계면활성제를 이용해 지방산과 물을 혼합했다. 그런데 천연의 지방산은 부패하기 쉽고, 또한 부패하면 좋지 않은 냄새도 난다. 이 때문에 냄새를 없애고 유통기간을 늘리기 위해 크림, 로션, 자외선차단제, 향수 등 모든 화장품에는 합성 향료와 함께 합성 방부제인 파라벤이 필수성분이다. 파라벤은 세포 내의 DNA를 변형시키고, 에스트로겐과 유사한 작용을 하기 때문에 내분비계를 교란시키는 환경호르몬으로 작용해 유방암과 자궁암을 유발한다. 또한 민감성피부를 만들고 활성산소를 발생시켜 기미와 주름의 원인이 되기도 한다. 영국 리딩 대학의 필리파 다브레는 20개의 유방 종양 조직 중 18개에서 파라벤이 검출된 것을 확인했다. 유방의 종양은 대부분 향수를 바르는 겨드랑이 부근에서 발견된다며 겨드랑이에 향수 사용을 중단할 것을 촉구했다. 그러나 화장품회사의 재정지원을 받은 거짓연구들은 파라벤이 인체에서 아무런 해를 미치지 않는다며 안심하라고 선전한다.[11] 새로 개발된 폴리머는 지방산과 같이 점성을 띠는 기능을 하면서도 합성물질이기 때문에 부패하지 않고, 따라서 유통기간도 훨씬 길어졌다. 현재 화장품에 방부제로 사용되는 성분은 파라벤 외에 페녹시에탄올, 이미다졸, 클로페넨신 등 69종에 달한다.

합성 폴리머는 부패하지 않기 때문에 식염수를 이용해 점성을 조절

리콘 파열, 신경마비 등의 부작용 사례가 보고되고 있다.

하여 파운데이션, 크림, 에센스, 로션, 스킨에 첨가되고 '무방부제' 또는 '무향'이라는 선전문구와 함께 시판된다. 이는 마치 설탕 대신 인체에 치명적인 사카린이나 아스파탐, 스플렌다를 첨가해 주류의사들을 앞세워 '무설탕'으로 시판하거나, 방부제 역할을 하는 합성 비타민C나 합성 나트륨을 첨가하면서 '무방부제'라고 선전하는 것과 같다. 합성 폴리머는 그 자체가 방부제 역할을 하기 때문에 별도로 방부제를 첨가할 필요가 없는 것이다.

화장품은 거의 모든 성분이 합성물질이어서 악취가 나기 때문에 모든 화장품에는 합성향이 첨가된다. 이때 '무향'이라는 용어는 소비자가 코로 향을 느끼지 못할 정도만을 첨가했다는 의미다. 마찬가지로 '무알코올'이라는 문구도 허구다. 일반적으로 화장품에 허용되는 알코올은 합성 메틸알코올로 소량만 마셔도 죽음에 이르는 치명적인 독성물질이다. 화장품업계는 알코올의 부정적인 이미지를 피하기 위해 알코올 목록에 없는 새로운 알코올인 세틸, 라놀린 등을 첨가하고 '무알코올'이라고 선전하기도 한다. 그러나 세틸과 라놀린도 메틸알코올과 같이 치명적 위험을 안고 있는 합성 알코올이다.

여성은 남성에 비해 피지 분비량이 적기 때문에 피부노화가 더 일찍 진행된다. 그런데 합성 계면활성제와 합성 폴리머가 첨가된 화장품을 사용하면, 합성 계면활성제가 천연의 피부장벽을 빠르게 제거하고, 합성 폴리머가 피부에 얇은 피막(코팅)을 형성하여 화장품에 혼합된 각종 색조 성분 등을 모공에 남아 있게 한다. 특히 땀이나 물에 쉽게 지워지지 않도록 하기 위해 립스틱이나 매니큐어에 사용하는 실록신, 디메티

콘 같은 규소계의 합성 폴리머는 세정력과 코팅력이 매우 강하므로 피부장벽이 더 쉽게 파괴되고 오래도록 복원되지 않기 때문에 더욱 주의해야 한다.

합성 폴리머로 인해 면역체계를 지켜주는 좋은 박테리아가 사라지고, 피부의 모공을 통한 호흡이 차단되며, 피지 등 혈류의 찌꺼기가 배출되는 것이 막히면 여드름[***]이 생기고, 민감성피부로 변하게 된다. 여드름이 잘 생기는 사람의 피부세포는 인슐린에 적응하지 못해 혈당을 제대로 분해하지 못한다. 그래서 여드름을 '피부당뇨병'이라 한다. 피부당뇨병도 일반 당뇨병과 같이 면역체계가 무너져 췌장의 기능이 약해졌기 때문에 발생한다. 즉 인슐린이 제대로 분비되지 않는 것이 원인이다. 이런 여드름을 예방하려면 자외선에 적당히 노출시켜 비타민D의 생성을 촉진하고 야채와 과일, 천연효소, 천일염, 발효식초 등을 자주 섭취해 다양한 비타민과 미네랄 등의 영양소를 보충해주어야 한다. 피부과에서 주로 처방하는 '로아큐틴'이라는 비타민A 유도제나 민감성피부 치료제인 '독시사이클린'이라는 항생제, 또는 '버버린'이라는 변비약 등은 합성화학물질로 만들어진 의약품이므로 면역체계를 크게 무너뜨려 피부 문제를 더 악화시킬 위험이 있다.[12]

[***] 여드름치료제 등 피부염치료제 중 먹는 약은 합성 에스트로겐을, 바르는 약은 스테로이드를 이용한 것으로 면역체계를 크게 무너뜨릴 위험이 있다. 특히 먹는 약에 포함된 피임약 성분인 합성 에스트로겐과 합성 마약 성분인 스테로이드는 기형아 출산, 유방암, 신부전증, 민감성피부 등을 유발하는 원인 중 하나로 보고되고 있다. 병원에서 주로 처방하는 테트라사이클린이나 독시사이클린 등의 항생제, 비타민A 유도 약제도 합성물질이어서 면역체계를 무너뜨린다. 피지 분비가 많은 사춘기 때 주로 발생하는 여드름은 정상적인 현상으로 자주 세안해 청결을 유지하고 야채, 과일을 자주 섭취해 면역력을 키우면 쉽게 사라진다.

흔히 피지를 제거하기 위해 클레이 마스크를 사용하는 경우가 많은데 여기에는 피부를 쉽게 녹이기 위해 강산성물질이 첨가되므로 피부에 큰 자극을 줄 수 있다. 미네랄 등 각종 유효성분이 풍부한 천연의 갯벌 흙이나 깨끗한 시냇가의 흙을 사용하는 것이 좋다. 흙에는 살균력이 강한 좋은 박테리아와 원적외선이 풍부하기 때문에 피부의 탄력성과 자연치유력을 회복시켜 준다. 이런 이유로 맨발로 흙길을 걷는 것은 건강에 좋다. 그러나 "00지역의 클레이" 또는 "00화산의 클레이"라는 문구는 단지 광고 문구일 뿐이고, 실질적으로 확인할 방법이 없다.

화장품으로 인한 건조성피부[****] 또는 민감성피부는 피부질환의 일종이다. 피부(특히 얼굴)는 모든 인체 내부 기관들의 상태를 투영한다. 피부에 나타나는 이상 증상은 간이나 폐, 심장, 신장 등 내부의 이상, 즉 면역체계에 이상이 있다는 신호다. 이럴 경우 병원약과 병원검사(방사선이나 초음파 등)를 중단하고, 가공식품이나 화장품을 줄이면서 야채, 과일, 천연효소, 천일염, 계곡물 위주의 식단을 유지해야 한다. 그러면 자연치유력이 회복되면서 건조성피부나 민감성피부는 서서히 정상피부로 돌아온다.

[****] 건조성피부는 흔히 건성피부라고 한다. 반면 건선(마른버짐)은 각질세포가 보통 사람에 비해 빠르게 분화되는 만성 염증질환으로 피부가 붉게 변하고 잘 벗겨지는 증상이다. 무릎, 발바닥, 두피 등의 각질이 작은 비듬 형태로 떨어져 나오는 증상을 보이며, 심하지 않은 경우 생활에 큰 불편을 주지 않는다. 증상이 심한 것은 대부분 스테로이드의 부작용인 경우로 계속 방치하면 관절염으로 진행하기 쉽다. 약과 가공식품을 중단하고 야채와 과일 위주의 식단으로 바꾸면 1~2년 사이에 치료된다. 그러나 많은 여성들이 이를 무좀으로 오인해 병원에서 스테로이드 계열의 약을 처방받는데, 스테로이드 약 자체가 치명적인 부작용을 유발하는 강독성 의약품이므로 피해야 한다.

2장

화장품의 원죄

01
나노 화장품은 면역체계를 파괴한다

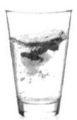

온갖 만성질병을 유발하는 합성화학물질에 대한 비난의 목소리가 커지자 산업계는 은밀히 나노입자를 개발해 대부분의 물질을 대체하고 있다. 2012년 현재 나노입자와 관련된 특허만 20만 개가 넘는다. 1나노미터는 10억분의 1미터, 즉 머리카락 굵기의 약 10만분의 1크기 입자다. 거의 분자 크기와 비슷하다. 나노입자로 만들어진 물질은 현재 2,000종이 넘고, 우리나라에서 상품화된 것만 해도 5만 종이 넘으며, 화장품과 그 용기에 가장 많이 활용되고 있다. 그러나 라벨에 성분을 표시할 때 나노물질이라고 밝히지 않는다. 국제적인 환경단체인「지구의 벗(Friends of Earth)」은 2006년 5월 보고서에서 "석면 이후 환경과 건강에 가장 치명적인 해를 줄 수 있는 것은 나노물질로, 수천 톤이 수억 명의 얼굴과 손에 사용되고 있다."고 경고했다.[13] 특히 다수의 연구들이 나노입자와 시멘트에서 방출되는 방사성 라돈이 폐암의 주요원인임을 밝히고 있다. 미국과 우리나라에서는 '담배공포'의 회오리 속에서 폐암환자들은 흡연자라는 사회적 멍에를 안고, 육체적인 극심한 고통 외에도 수치심까지 감수해야 한다.

나노입자로 만들어진 물건은 빛의 파장이 불안정해지면서 색깔이 변하게 된다. 그리고 입자가 작아진 만큼 표면적이 늘어나기 때문에 화학적 반응이 더 잘 일어나게 된다. 아이스크림이나 사탕 등의 색을 하얗게 변화시켜 먹음직스럽게 만들어 주는 것은 나노입자로 만들어진 이산화티탄이다. 치약이나 화장품, 가공식품의 젤리 등을 투명하게 해주는 것도 나노입자가 빛을 산란시키기 때문이다. 합성보석이라 불리는 이산화티탄은 방사능물질인 코발트를 섞어 만드는 물질로 자외선 차단제, 피부 미백제, 페인트, 치아 미백제*, 인조섬유, 자동차 도장제, 소시지막, 젤라틴 캡슐 등에 사용하는 공업용 원료다. 최근엔 백금(플래티늄) 나노입자가 항산화작용을 하고 피부도 아름답게 해준다는 이유로 음식뿐만 아니라 화장품(미백화장품)에도 첨가되어 고가의 기능성 화장품으로 판매되고 있다. 그러나 백금이 항산화작용을 한다거나 피부를 아름답게 해준다는 선전문구는 단지 백금이 녹슬지 않고, 하얀색이라는 데서 힌트를 얻은 것일 뿐 과학적으로 증명된 사실은 아니다.

그런데 사용처가 급속도로 늘어나는 나노입자가 위험한 까닭은 극도로 입자가 작기 때문에 인간이 통제할 수 없다는 사실이다. 나노입자

---

* 치과에서 쓰는 치아 미백제는 나노입자인 수산화인회석이 주원료다. 치과에서 권하는 치약에는 치명적인 독극물인 불소, 합성 계면활성제인 N-로릴사르코신산나트륨, 치석 제거를 위한 연마제인 칼슘, 마그네슘, 알루미늄, 이산화티탄 등 유해 금속이 다량 함유되어 있다. 불소와 마그네슘의 쓴맛을 없애기 위한 합성 글리세롤과 소르비톨, 점성을 유지해주는 합성 폴리에틸렌글리콜 등도 다량 들어 있다. 투명한 치약은 합성물질들을 나노입자로 바꾼 것이어서 더욱 위험하다. 한마디로 치약은 합성화학물질 덩어리다.

는 대부분 바늘 같은 형태(석면 형태)를 띠고 있으며, 산소분자보다도 작아 보호 마스크로도 걸러내지 못해 폐와 간, 심장, 신장 등의 기관에 축적되기 때문에 '21세기의 석면'으로 불린다. 나노입자는 입자가 너무 작기 때문에 폐의 입구에서 이물질을 막아주는 폐 섬모의 방어막을 손쉽게 뚫고 들어간다. 폐 조직으로 침투한 나노입자는 혈소판을 파괴해 혈액을 끈적이게 하므로 뇌졸중, 심장질환 등 각종 치명적인 질병을 유발시킬 가능성이 높다. 이렇게 폐와 혈액 속으로 들어온 바늘 모양의 나노입자는 혈관 벽 곳곳에 박혀 염증을 일으키고 폐암을 유발할 위험이 높으며, 이럴 경우 이식수술 외에는 치료방법이 없다. 또한 나노입자는 분자 크기이므로 조직과 조직 사이를 자유롭게 이동해 모든 조직을 파괴할 위험도 있다.[14]

자외선차단제 등 화장품에 들어 있는 이산화규소나 산화아연, 이산화티타늄, 산화알루미늄 등의 나노입자는 땀구멍보다 훨씬 작아 쉽게 세포 속으로 침투한다. '피부에 빠르고 깊숙이 침투하는 화장품'이라는 선전문구에 속은 소비자들은 효능이 좋은 기능성화장품으로 알고 고가에 구입한다. 그러나 나노입자가 쉽게 피부 속으로 침투한다는 사실은 그만큼 위험하다는 의미다. 그런데 미국 환경보호청(EPA)은 규제완화라는 유령에 휩싸여, 2.5마이크로미터 이상의 물질에 대해서만 규제하고 그 보다 작은 크기의 나노물질에 대해서는 산업체의 양심에 맡기고 있다. 많은 양심적인 의학자들이 나노입자가 들어간 제품에 대해 의약품과 같은 정도의 안전성검사를 실시해야 한다고 주장하는 이유다. 현재 우리나라에서도 나노입자는 의약품, 가공식품, 화장품, 건축자재,

의류, 생활용품 등에 광범위하게 사용되고 있지만 아무런 규제를 받지 않고 있다.[15]

고대로부터 살균제로 사용해온 '은' 역시 나노입자로 만들어 화장품, 의류, 기계, 가구 등에 살균제로 첨가하고 있다. 그러나 나노입자는 크기가 아주 작아지면서 입자의 성질 자체도 변한다. 자연의 은이나 은이온에 비해 은 나노입자는 그 독성이 45배나 강하다. 그런데 미국 환경청은 은 나노입자를 환경을 파괴하는 유해물질로 규정하면서도, 규제 완화 정책으로 인해 전혀 규제하지 않고 있다. "유해물질이니 알아서 조심하라."는 말이다. 우리나라는 그나마 이 같은 경고도 하지 않고 전적으로 기업의 자율과 소비자의 판단에 맡기고 있다. 강독성의 은 나노물질이 특히 문제되는 것은 환경에서 유기물질을 분해해 생태계로 환원시키는 토양 박테리아를 파괴하기 때문이다. 토양의 박테리아만 파괴하는 것이 아니라 은 나노 세탁기, 은 나노 항균제 등을 통해 은 나노입자가 대량으로 대기 중에 분산되면서 우리의 폐와 간, 신장, 심장, 눈 등을 크게 파괴할 우려가 제기되고 있다.[16]

은 나노입자가 물, 공기, 생활용품 등에 광범위하게 퍼지기 시작하면서 봄날의 아지랑이와 같이 우리의 코, 입, 피부를 통해 손쉽게 체내에 들어와 질병을 일으킬 위험이 크지만, 한번 유입되어 조직의 벽에 박힌 나노입자는 배출이 거의 불가능하다. 또한 알루미늄 나노입자는 공기와 접촉하면 쉽게 폭발하는 성질로 인해 화재의 우려도 크다. 보다 중요한 문제는 나노입자가 대부분 금속으로 만들어진다는 사실이다. 설령 천연의 금속을 원료로 사용한다 해도 분자를 나노화시키면 성질이 바뀌면서 자연에 존재하지 않는 물질로 변한다.[17] 천연의 물질과 분자식이 같다 해도 분자의 크기나 모양 등 물리적으로 달라지면 화학적으로 다른 물질이다. 자연의 물질이 아닌 경우에 우리의 면역체계는 이를 처리하지 못해 소화도 배출도 시키지 못하고 체내에 축적된다.

최근엔 합성비타민도 나노입자로 만들고 있다. 합성비타민이 체내에서 소화되지 않는다는 점을 개선하기 위해 효소의 수용체로 쉽게 흡수되도록 한 것이다. 그러나 만약 합성비타민이 체내에 흡수된다면, 흡수되지 않고 지방층에 축적되는 경우보다 수십 배 더 많은 질병을 일으킬 것은 뻔한 사실이다. 게다가 요즘은 나노입자를 치과에서도 사용하고 있다. 임플란트의 부작용이 심해 환자들이 시술을 꺼리자 치과의사들은 나노입자를 이용한 나노플란트를 개발했다. 그러나 주원료인 수은이나 베릴륨 등은 발암물질이다. 나노입자로 변형된 발암물질은 쉽게 입안으로 방출되고 또한 그 모양이 바늘모양을 하고 있어 폐, 간, 신장, 심장, 혈관, 뇌 등에 침투할 위험이 더욱 커진다. 게다가 한번 침투하면 이식수술 외에는 치료방법이 없을 정도로 치명적이다.

02
보습 화장품이
피부노화를 촉진한다

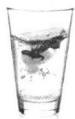

피부가 얇아지거나 악어가죽처럼 비늘이 생기는 증상인 피부경화증의 원인은 탈수현상이다. 우리의 몸과 똑같이 피부세포는 70퍼센트의 수분으로 이뤄져 있다. 땀으로 배출되는 양만큼 보충해줘야 늘 팽팽하고 윤기 있는 피부를 유지할 수 있다. 피부 건강을 유지하려면 깨끗한 자연의 물(계곡물이 최고의 생명수다)을 자주 마시는 게 좋다. 그러나 각종 약이나 합성 계면활성제, 방사선, 인공광선 등으로 면역력이 약해지면 배출된 만큼의 수분을 충분히 보충하지 못하게 되어 피부가 거칠어진다. 특히 나이가 들수록 갈증에 대한 감각이 서서히 줄어들기 때문에 갈증을 느끼기 전에 미리 충분한 물을 섭취해야 한다. 다행히도 인체는 자연치유력을 갖고 있으므로 피부경화증은 채식 위주의 자연식, 효소, 영양소, 천일염, 햇빛, 깨끗하고 미네랄이 풍부한 자연의 물 등을 적절하게 활용하면 면역력이 회복되면서 쉽게 사라진다. 이때 가공커피, 청량음료, 슈퍼용 생수 등은 합성첨가물이 다량 들어 있기 때문에 피해야

한다.[18]

　피부를 건강하게 유지하려면 낡은 각질세포는 자연스럽게 떨어져 나가고 새로운 세포가 피부 밖으로 나와야 한다. 그런데 합성물질로 만들어진 화장품을 바르면 피부가 늘 촉촉하므로 세포분열이 제대로 이뤄지지 않고, 피부 바깥으로 밀려나온 각질이 제대로 떨어져 나가지 않는다. 따라서 피부는 '촉촉하게'가 아니라 습기가 조금 적은 상태인 '보송보송하게' 유지되어야 한다. 따라서 피부경화증이 나타날 때 병원에서 처방받는 합성 스테로이드나 기능성 화장품인 보습제를 이용하는 것은 극히 위험하다. 의사들의 거짓 선전에 속은 일부 여성들은 모공 깊이 있는 오염물질을 제거하기 위해 위험한 독극물인 마그밀* 가루를 얼굴에 바르는데, 이는 세포의 수분을 끌어내는 것으로 오히려 피부세포의 탄력성을 약화시킨다.

　합성 스테로이드와 합성 보습제는 면역력을 크게 무너뜨려 피부세포가 분열하지 못하도록 억제하고, 피부경화증을 악화시키며, 나아가

---

* 대부분의 단식원이나 다이어트 프로그램에서 설사제로 사용하는 마그밀은 알칼리성 합성물질인 수산화마그네슘을 원료로 한 제산제 또는 설사제이다. 수산화마그네슘은 식품의 산도조절제인 식품첨가제, 건축자재의 난연재로도 쓰인다. 마그네슘은 천연물질이지만 이를 수소와 산소로 화학처리한 수산화마그네슘은 고마그네슘혈증(신장을 약화시키고 혈액과 뼈에서 수분을 빼앗아 탈수증과 부정맥, 호흡곤란, 저혈압과 골다공증, 구토, 오심, 신체마비, 의식장애, 저혈압 유발)을 유발하기도 한다. 또 위산의 생성을 억제해 소화를 방해함으로써 설사를 유발하고, 장내 미생물총을 파괴하고, 대장의 수분을 끌어내 탈수증을 유발시킬 수 있다. 따라서 신장이나 심장이 약한 사람은 복용하면 안 된다.
또한 혈관을 이완시키는 작용을 하는 일산화탄소를 파괴하기 때문에 혈관을 굳게 하고, 혈액이나 세포 내의 수분을 끌어내기 때문에 고혈압과 뇌졸중을 유발시키기도 한다. 따라서 마그밀을 복용하는 경우에는 물을 충분히 섭취해야 한다. 산화마그네슘이나 탄산마그네슘 등 원료나 함량을 조금씩 변형시켜 새로운 이름의 마그밀을 시판하지만 모두 합성물질로 된 의약품이어서 기전이나 부작용 등은 동일하다.

심각한 피부질환을 야기할 수 있다. 자연의 물을 충분히 섭취하면 세로토닌, 멜라토닌, 부신피질호르몬, 에스트로겐 등 모든 호르몬의 주요재료로 이용되므로 피부의 균형을 이뤄주지만 스테로이드 같은 합성 물질은 오히려 환경호르몬으로 작용해 호르몬 분비를 억제하고, 혈관을 수축시켜 심장질환 등을 유발한다.

보습제란 피지가 부족한 피부의 모공 속에 들어가 피부를 촉촉하게 해주는 성분으로 유성인 에몰리언트와 수성인 휴멕턴트와 모이스처라이저가 있다. 그런데 체내에서 인체의 피지와 같은 작용을 하는 가장 안정적인 보습제는 천연의 맑은 물(계곡물 또는 약수, 지하수 등)과 천연의 지방(식물성이든 동물성이든 무관하다), 그리고 과일즙, 소금물, 식초물 등이다. 시중에서 흔하게 '천연성분 3퍼센트'를 첨가했다는 천연화장품을 볼 수 있다.

그러나 실체를 알고 보면 이것은 소비자를 유혹하기 위한 과대 선전 문구에 불과하다. 화장품의 보습성분으로 사용하는 천연 아미노산이나 식물농축액의 원액에는 보통 3퍼센트의 아미노산이나 식물농축액이 들어 있다. 3퍼센트 함량의 식물농축액 3퍼센트를 첨가했다는 것은 0.03×0.03=0.0009의 함량을 말한다. 즉 0.09퍼센트의 식물농축액이 들어 있다는 것이다. 나머지 99.91퍼센트를 구성하는 것은 물과 합성 알코올, 합성 계면활성제, 합성 폴리머 등이다.

더 중요한 것은 아미노산(합성 계면활성제 또는 보습제의 원료)이나 식물농축액, 피부를 탄탄하게 해주는 단백질인 콜라겐과 히알루론산, 엘라스틴도 대부분 합성화학물질이란 사실이다. 콜라겐이나 엘라스틴은 피부에 탄력을 주는 천연의 단백질이지만 화장품이나 건강보조식품에 함유돼 있는 것은 합성화학물질에 이름만 동일하게 붙인 것이므로, 전혀 피부에 탄성을 주지 못하고 오히려 면역체계를 파괴해 피부질환만 유발시킬 수 있다. 에몰리언트에 첨가하는 스쿠알렌이나 트리옥타노인도 사실은 천연이 아니라 합성지방이다. 화장품에 쓰이는 타르색소, 방부제, 킬레이트제(산화방지제), 자외선차단제 등의 원료는 모두 석유 폐기물인 타르나 페놀에서 합성해내는 물질이다. 이 때문에 천연성분이 함유된 보습제를 사용하는 20대 여성의 90퍼센트가 피부노화를 겪고 있다고 한다.[19] 모든 합성화학물질은 자연에 존재하지 않는 물질이므로 인체에 해롭지 않은 것이 단 하나도 없다. '해롭지 않은 합성물질'이라는 표현은 아직 위험성이 확인되지 않았다는 말이다. 언제 치명적인 위험이 보고되면서 사용이 금지될지는 아무도 모른다.

요즘 먹는 화장품, 이너뷰티 제품이 유행이다. 그러나 콜라겐[**] 등 피부를 탱탱하게 해준다는 보충제를 복용한다 해도, 대사과정을 통해 일단 분해되어 아미노산으로 재합성되는 과정을 거쳐야 한다. 또한 콜라겐이나 히알루론산, 비타민C 등이 첨가됐다는 화장수를 피부에 바를 경우에도 피부로는 제대로 흡수되지 않기 때문에 거의 효과가 없다. 이들은 모두 합성화학물질로 만들어지기 때문에 수분이 마른 후에 콜라겐 등이 분말 상태로 피부에 남아 오히려 피부가 당기는 등의 부작용만 유발한다. 화장품회사들은 "화장수를 바른 후에는 반드시 크림을 발라야 한다."고 선전하는데 이는 화장수의 수분이 증발하는 것을 늦추려는

[**] 콜라겐은 체내에서 인대, 혈관, 심장 등 근육이 파열됐을 때 자연치유력에 의해 이를 재생시키는 역할을 하는 단백질 분자다.

속셈이다. 그러나 크림에는 물과 지방을 섞이게 하는 합성 계면활성제가 다량 첨가되어 있어, 피부를 보호하는 피부장벽을 녹여 피부 속으로 합성물질이 쉽게 침투하도록 해 피부에 염증을 일으킨다. 이런 이유로 화장수에 크림을 추가로 바르게 되면 피부에는 합성물질이 더 쌓이게 되고, 합성물질들은 피부에서 과산화지질로 변형돼 민감성피부 등의 피부질환을 유발한다.

03
주름 개선 화장품은 중성세제와 비슷하다

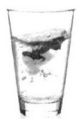

피부미용에 가장 좋은 화장수는 각종 비타민과 미네랄이 풍부하게 함유된, 살아 있는 생명수인 계곡물이나 지하수 또는 과일즙이다. 비타민이나 미네랄이 전혀 없는 슈퍼용 생수보다는 차라리 수돗물이 더 좋다. 사실 영양크림은 피부과에서 피부병을 치료하기 위해 만들어진 합성약이다. 화상을 입은 환자를 치료하는 과정에서 크림의 계면활성력을 이용해 피부장벽을 녹인 후에 합성 마약인 스테로이드를 피부 깊숙이 침투시킬 때에 사용된다. 게다가 화장수에 쓰이는 물은 증류수이기 때문에 합성물질과 상승작용을 일으켜 면역력을 빠르게 무너뜨린다. 평소에 야채와 과일, 천연생수, 천일염, 천연효소, 천연영양소 등 가공되지 않은 음식을 자주 섭취하면서, 일체의 약을 중단하고 합성물질로 이뤄진 화장품을 줄이면 면역체계가 회복되면서 콜라겐, 엘라스틴, 히알루론산 등 피부를 탄력있고 촉촉하게 해주는 성분들이 체내에서 왕성하게 생성된다.

반면 피부질환인 민감성피부나 건조성피부를 유발시키는 위험 물질 중 또 다른 하나는 합성화장품과 드라이클리닝에 표백제로 쓰이고 있는 퍼클로로에틸렌이다. 치명적인 독극물인 염소*로 만들어진 합성 표백제 퍼클로로에틸렌은 1급 발암물질로 조금만 흡입해도 간과 신장, 폐, 신경계를 파괴한다. 미국으로 이민 간 교포들이 가장 많이 선택하는 직종이 세탁소인데, 이는 세탁소가 그만큼 위험한 업종이어서 미국인들이 꺼리기 때문이다. 세탁소에서 가져온 옷은 실외에서 냄새를 다 날린 후에 실내로 들여오는 것이 현명하다.

 입술은 지방조직이 거의 없는 얇은 진피층으로 덮여 있기 때문에 쉽게 건조해지고 상처도 쉽게 난다. 이런 단점을 해결해준다는 것이 립스틱**이다. 그러나 그 원리는 합성 계면활성제로 피부장벽을 파괴하고

---

* 염소는 치명적인 독극물로 제2차 세계대전 당시 독일에서 개발되어 수많은 병사들을 죽음으로 몰고 간 물질이다. 현재는 건축자재인 방화재(브롬, 불이 번지지 않게 하는 성분)를 생산하기 위해 바닷물을 전기분해하는 과정에서 산업폐기물로 대량생산되는데, 독성이 너무 강해 이를 처리하기 어렵게 되자 수돗물 소독제와 드라이클리닝의 표백제로 사용하고 있다.

** 립스틱은 일반적으로 합성 색소 5퍼센트, 자외선차단제인 이산화티탄 등이 10퍼센트, 립스틱을 단단하게 하기 위해 석유의 폐기물에서 추출하는 합성 왁스 파라핀이 20퍼센트, 합성 계면활성제가 20퍼센트, 합성 지방인 캐스터오일 40퍼센트, 기타 합성 향료와 합성 냄새제거제, 합성 방부제 등이 5퍼센트를 차지하고 있다. 특히 립스틱이나 매니큐어, 모발염색제 등에는 침투력을 높이기 위해 치명적인 중금속인 납을 첨가하는 경우가 대부분이다. 파라핀 자체도 발암물질이지만 파라핀이 물이나 알코올에 잘 녹지 않기 때문에 이를 용해시키기 위해 합성 에테르, 클로로포름, 벤젠 등의 발암물질을 첨가한다. 이렇게 벤젠 등으로 녹인 파라핀은 과일이나 야채를 코팅하는 재료로도 사용된다. 납은 기형아 출산, 신경마비, 지능 저하, 간부전증 등의 부작용을 일으키는 것으로 알려져 있다. 그리고 립글로스, 아이섀도우, 립스틱의 합성 계면활성제로 사용되는 라놀린은 알레르기, 피부 주름 등을 일으키기 때문에 주의해야 한다. 립스틱의 색조로 사용되는 이산화티탄은 바늘 모양의 나노입자로 되어 있어 모공을 통해 쉽게 인체 내로 침투해 폐와 간, 심장 등에 이상을 일으킨다고 한다.

합성 색소와 합성 지방을 모공에 침투시킨 후, 입술의 겉 표면을 합성 폴리머라고 하는 얇은 피막(코팅)으로 덮는 것이다. 게다가 립스틱에는 인체에 치명적인 중금속인 에틸납을 첨가하는 경우가 대부분이다. 그럼에도 불구하고 납 함량에 대한 어떤 규제 없이 전적으로 화장품회사의 양심에 의존하고 있는 상황이다.[20] 에틸납은 뇌와 척추신경을 급속도로 파괴해 정신질환, 신체장애, 각종 암 등을 유발하는 물질이다. 얇은 피부조직을 보호하기 위해서는 천연의 피부장벽이 반드시 필요한데 이를 화공약품으로 제거하고 그 위에 화공약품과 중금속으로 덧칠하니 피부건강은 물론 면역체계까지 무너지는 것이다.

대부분의 화장품이 산뜻한 느낌을 주는 이유는 크림 속에 합성 계면활성제와 합성 알코올이 들어 있어 피부장벽을 제거하기 때문이다. 그 대신 모공에 프로필알코올, 글리세롤이나 소르비톨(바셀린)이라는 합성알코올과 합성 지방, 물을 채워 넣고 그 위를 폴리머로 코팅한다. 모든 화장품이나 향수에 방부제로 첨가하는 공업용 알코올인 프로필알코올***은 치명적인 1급 발암물질로 피부에 바른 후 15분이면 간으로 침투해 간에 부담을 준다. 프로필알코올은 소독제로 쓰이는 합성알코올로 이소프로필알코올, 프로페놀, 프로필렌 등 다양한 이름으로 불린다.[21] 합성 지방을 세포 속 깊숙한 곳으로 전달해주는 나노물질이 리포솜이다. 우리는 1급 발암물질인 클로로포름이나 메틸알코올을 원료로 해서 리포솜을 합성해낸다는 사실을 명심해야 한다. 더구나 이 합성 리포솜을 나노화해서 피부 깊숙이 침투시키고 있다.

*** 프로필알코올(메틸알코올)은 병원에서 사용하는 소독용 알코올로 사용되기도 한다.

한편 영양크림에 비해 에센스에는 합성 지방과 합성 계면활성제가 더 많이 들어 있어 피부건강에 치명적이다. 합성 지방(합성 폴리머)이 많을수록 계면활성력이 떨어지기 때문에 합성 계면활성제의 함량을 높여야 한다. 대부분의 주름개선화장품이 에센스로 이뤄져 있는 까닭이 이 때문이다. 마스크팩에는 합성 계면활성제인 에센스 성분이 많이 들어 있어 강산성을 띠기 때문에 마스크팩을 붙이고 잠이 드는 일이 없도록 특히 조심해야 한다. 그러나 오이, 과일 등 천연의 마스크팩은 계면활성력이 없고 또한 인체의 산성도와 비슷한 약알칼리성을 띠고 있어 부작용이 일어나지 않는다.

합성 계면활성제가 많이 들어 있는 주름개선화장품은 중성세제와 비슷하다. 이런 화장품을 피부에 바르게 되면 피부장벽이 파괴되면서 모공으로 각종 합성화학물질이 침투한다. 결국 체내로 흡수된 합성물질은 혈류를 타고 간이나 신장으로 들어가 면역체계를 무너뜨리게 된다. 면역체계가 무너지면서 모공은 수분을 유지하는 기능이 약해지고 피부는 건조해진다. 피부가 건조해지니 보습화장품을 사용하게 된다. 결국 화장품 사용량은 갈수록 많아지고 간 기능 악화, 신장질환, 유방암 등의 위험은 더 커지는 것이다. 특히 합성 계면활성제와 합성 폴리머 분자는 여성 호르몬인 에스트로겐과 구조가 유사해 체내에서 환경호르몬으로 작용하므로 아토피, 유방암, 자궁암뿐만 아니라 기형아 출산의 위험도 높인다.

많은 여성들이 피부가 건조해서라기보다 당기고 아픈 느낌 때문에 보습화장품을 사용한다. 특히 눈가 피부는 두께가 0.4mm로 전체 피부

중 가장 얇고, 피지선이나 땀샘도 적어 가장 먼저 주름이 나타나는 곳이다. 또한 눈가의 근육이 파르르 떨리는 증상이 나타나기도 한다. 이는 합성물질의 부작용으로 피부와 근육의 탄력성이 사라지면서 나타나는 경고 증상이지 질병이 아니므로 결코 합성마약인 스테로이드 연고나 합성물질로 만들어진 고가의 기능성화장품을 사용할 필요는 전혀 없다. 평소에 천일염과 맑은 물을 충분히 섭취하면서 식초 또는 소금물, 과일즙 등을 눈가에 바르면 눈가 떨림도 쉽게 사라진다. 아이크림은 눈가의 잔주름이나 다크서클을 관리하기 위해 사용하는 화장품이지만 아이크림에도 계면활성성분이 다량 첨가되어 있기 때문에 특히 얇은 눈가의 피부장벽을 녹여 오히려 잔주름이나 다크서클을 더욱 악화시키는 부작용을 일으키게 된다.[22]

따라서 임신부라면 영양크림, 보습제, 로션, 립스틱, 자외선차단제 등의 화장품 사용을 자제해야 한다. 태아에게 심각한 후유증을 유발시킬 수 있기 때문이다. 그리고 여드름치료를 위해 피부과 의사들이 많이 처방하는 비타민A나 호르몬차단제, 여드름용 피임약은 여성의 면역체계를 크게 무너뜨릴 위험이 있으므로 피해야 한다. 질병을 근본적으로 치료하는 것은 음식이나 약초, 천일염, 천연식초 등이지 합성물질로 만들어진 의약품이나 합성 화장품이 아니다. 합성물질은 단지 순간적인 변화만 일으킬 뿐, 수십억 년의 진화과정에서 접해보지 못한 물질이어서 각종 암, 심장질환, 고혈압, 신부전증 등 치명적인 부작용을 일으킨다.

피부가 필요로 하는 영양은 천연의 영양을 말하는 것이지 합성물질로 만들어진 가짜 영양을 말하는 것이 아니다. 또한 영양을 공급하는 것은 체내의 순환계를 흐르는 혈액이다. 모공을 통해서는 단 한 분자의 영양물질도 공급할 수 없다. 피부를 건강하게 만들어주는 지방(피하지방), 단백질(콜라겐과 엘라스틴), 탄수화물, 비타민, 코엔자임Q10 등 천연의 영양소는 천연의 음식 속에 풍부하게 들어 있다. 게다가 화장품에 함유되어 있는 계면활성제, 방부제, 향료, 나노입자 등의 합성화학물질은 적게는 수십 가지에서 많게는 수백 가지여서 각 성분이 혼합돼 상승작용을 일으킬 때는 더욱 치명적인 독소를 만들어 낼 수 있다. 특히 대부분의 여성들이 스킨, 에센스, 로션, 영양크림, 미백제, 자외선차단제 등 10여 가지의 화장품을 중복해서 사용한다는 점을 생각하면 위험은 더 커진다.

04
레이저 시술의 방사능은 체내에 축적된다

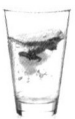

　노화에 스트레스를 받는 중년의 여성들은 주름이나 기미 제거에 효능이 있다는 기능성 화장품에 열광한다. 폐경이나 노화는 생명의 자연스런 과정이지 주류의사들의 주장대로 질병이 아니다. 더구나 약이나 레이저, 화장품, 성형수술 등으로 치료할 수 있는 질병은 더욱 아니다. 주류의사들은 "피부노화의 원인은 자외선노출, 음주, 흡연이므로 술과 담배를 피하고 꾸준히 자외선차단제를 바르며 약을 복용하면 노화를 예방할 수 있다."고 주장하며, 심지어 습진까지도 흡연으로 원인을 돌리려 한다.[23]

　그러나 이것은 거짓연구를 바탕으로 황금탑을 쌓으려는 선전문구일 뿐이다. 음주와 흡연을 모든 만성질환의 원인으로 돌리는 까닭은 과학적인 근거 없이 미국식 청교도 이데올로기*에 세뇌되었기 때문이다. 일

---

* 칼뱅이 정립한 청교도는 인간은 자신이 구원 받을 존재로 예정됐는지 아닌지 판단할 수

반적으로 30대 후반까지는 장기간 태양에 노출되거나 의약품, 식품첨가제, 화장품 등으로 면역체계가 무너지지 않는 한, 눈가에 주름이 생기는 일은 거의 없다. 주름이나 기미가 생기는 원인은 면역체계가 약해져, 모공이 피지나 수분을 적절하게 가둬두는 기능을 못해 피지나 수분이 증발하고 모공이 좁아지기 때문이다. 즉 공기가 빠진 축구공같이 되는 것이다. 노화된 피부를 건강하게 회복시키려면 천연의 영양소와 햇빛, 맑은 물, 천일염, 발효음식 등이 필요하다. 햇빛을 자주 쬐면 비타민 D가 합성돼 피부질환뿐 아니라 대부분의 만성질환이 예방된다.

피부노화로 피부과를 찾은 여성들은 대부분 화학박피나 레이저박피를 받을 때는 물론 평소에도 자외선차단제와 미백크림 또는 비비(BB)크림**을 꾸준히 바르라는 권고를 듣는다. 또 정기적으로 비타민A의 합성을 촉진한다는 레티노이드를 복용하라는 얘기를 듣고, 복용하는 레티노이드나 토코페롤(합성 비타민E)을 중단하면 요요현상이 일어나 이마의

없고 이러한 운명을 어떠한 행위로도 바꿀 수 없다고 한다. 다만 검소와 신앙에 따른 행위로 부를 확보한다면 구원받을 예정임을 짐작할 수 있다는 것이다. 이런 이유로 칼뱅은 오래 전부터 금지해온 고리대금 행위도 부의 축적에 필요하기 때문에 정당하다고 한다. 그의 예정설은 사람들에게 교회와 통치자에 대한 절대적인 충성과 현실에 대한 안주, 부에 대한 확신을 심어주었다. 이는 종교개혁의 일환으로 카톨릭의 '사제에 의한 구원'을 거부하고 '창조주에 의한 구원'을 강조하기 위해 만들어낸 교리였다. 청교도 정신을 신봉하는 미국인들은 부는 신의 은총이고, 가난은 죄악의 결과이며 신의 저주라고 받아들였다. 칼뱅은 신도들에게 극단적인 금욕주의를 강조했다.

** 비비크림은 박피수술을 한 후, 치료와 병행해서 바르는 화장품으로 계면활성제, 포름알데히드, 자외선차단제, 피부재생제, 피지제거제, 피부 코팅용 폴리머 등이 종합적으로 함유되어 있는 색조화장품이자 의약품이다. 강독성 계면활성제나 레이저로 피부를 벗겨낸 다음 합성 성분이 첨가된 고가의 비비크림을 바르게 되면 약해진 피부에 치명적인 부작용을 일으켜 민감성피부나 건조성피부로 변형될 위험이 크다. 게다가 비비크림에 첨가되는 콜라겐이나 플라센타, 마치현 등은 모두 합성화학물질에 천연의 이름을 붙인 가짜다. 천연성분인줄 알고 잠잘 때도 씻지 않는 행위는 극히 위험하다.

주름이 악화되고, 피지가 증가하면서 비만도 나타날 수 있다고 공포를 조성한다.[24] 그러나 피부장벽은 천연의 보호막이어서 이를 합성 계면활성제 또는 레이저로 제거하는 행위나, 폐암 등의 원인으로 지목되고 있는 나노입자로 구성된 자외선차단제를 자주 바르는 것은 위험하다. 합성 비타민을 상시 복용할 때도 면역체계가 크게 무너지면서 오히려 피부노화를 촉진시키고 건강 상태도 악화시킬 우려가 있다. 특히 레이저 치료는 방사선을 방출하기 때문에 안과에서 행하는 라섹 또는 라식수술[***] 만큼이나 위험하다.

2002년 여드름치료와 각질제거를 위해 레이저 박피수술을 받은 50명의 환자를 추적 조사한 미국의 한 연구에 의하면, 시술 후 3명에게서 홍반증이 나타났고 20명에게서 색소침착증이, 나머지 27명에게서 피부위축증이 나타났다고 한다. 이로 인해 다시 수술 및 시술을 받아 부작용을 치료하는 조치를 해야 했다. 레이저박피의 위험은 단기간에 나타나는 부작용도 문제지만 방사선과 항생제 그리고 에피네프린, 리도카인, 프로포폴, 미다졸람, 펜타닐 등의 마취제에 노출됨으로써 장기적으로 면역체계가 크게 무너진다는 것이 더 문제다. 이 같은 위험에도 불구하고 이 연구를 수행한 피부과 의사들은 재수술을 통해 피부를 거의 복원했다며 레이저 박피술은 다른 수술에 비해 안전하다고 결론을

[***] 라섹이나 라식수술을 받은 환자의 56퍼센트 이상이 1년 이내 시력이 급강하는 것으로 밝혀졌다. 특히 라식수술 후 시력이 악화된 사람 중 75퍼센트 이상은 야간에 물체를 확인할 수 없다는 이유로 운전면허 취득에도 실패했다고 한다. 필자가 안과 의사들을 취재한 결과 대부분이 친인척에게는 라식수술을 권하지 않는 것으로 확인됐다. 이는 산부인과 의사들이 제왕절개수술을, 피부과 의사들이 박피수술을, 치과 의사들이 아말감과 임플란트 시술을 친인척들에게 못하게 하는 것과 같다.

내린다.[25] 면역체계의 중요성을 이해하지 못하는 현대의학의 무지를 보여주는 장면이다. 지금도 피부과의사들은 문신이나 여드름자국 등을 제거하는데 레이저박피만큼 효과적이고 부작용이 없는 시술은 없다며 목소리를 높이고 있다. 하지만 지구상에 존재하는 물질 중에서 가장 위험한 물질이 방사선이다.[26] 그리고 레이저는 방사선의 일종이다.

화학박피나 스케일링은 글리콜릭산, 살리실산, 제스너액 등 강산성의 합성 계면활성제나 초음파[****]를 이용해 피부장벽뿐만 아니라 가장 바깥층의 피부를 녹여 벗겨내는 시술로 오히려 색소침착을 유발할 위험이 크다. 특히 모든 화장품에 함유되어 있는 합성물질과 레이저치료 중에 다량으로 방출되는 방사능은 체내의 지방층에 축적되어 태아에게도 치명적인 악영향을 미치기 때문에 임신 중인 여성은 가능한 한 화장품의 사용과 레이저박피를 피하는 것이 현명하다.[27] 출산 후에도 레이저치료를 받을 때는 반드시 보호안경을 써야 한다. 레이저에서 방출되는 고농도의 방사능[*****]은 눈의 수분에 쉽게 흡수되므로 시력을 크게 약화시키고 경우에 따라서는 실명의 위험도 있기 때문이다.

피부과에서 박피 시술을 받을 때 깎아내는 피부 표피는 아직 성숙하

[****]초음파치료는 20킬로헤르쯔의 초음파에서 나오는 고온을 이용해 기미나 주근깨를 태우고 치석을 부수는 방법으로 근육세포에 화상을 입히고 혈관 속의 헤모글로빈을 파괴하는 부작용이 생길 수 있다. 미사일의 원리를 이용해 초음파나 레이저로 인체의 특정 부위만 치료한다는 현대의학의 주장은 과학적으로 근거가 희박하다.

[*****]낮은 농도의 X선 촬영 시 50rem 정도의 방사능에 노출되고, 암치료에는 400rem 정도의 방사능에 노출된다. 물리학자 마크 하트의 계산법에 의하면 일시에 300rem을 쐬면 태아가 사망하고 여성은 불임증에 걸리게 되고, 500rem에 노출되면 사망한다고 한다. 500rem은 100W 전구를 4초간 켤 수 있는 에너지에 불과하다. 방사선은 자연에 존재하지 않는 고도로 농축된 에너지로 인체 내에서 활성산소를 대량으로 만들어내기 때문에 위험하다.

지 못한 세포를 보호하고 보습 방벽을 형성하는 기능도 한다. 때문에 무리한 박피는 성숙하지 못한 세포를 외부 환경에 일찍 노출시키게 된다. 미성숙 세포는 포동포동하고 수분을 많이 머금고 있어 마치 아기 피부 같이 보인다. 그러나 보이는 것이 다가 아니다. 미성숙 세포는 외부 환경에 적응이 어려워 쉽게 지치고 건조해져 정상세포에 비해 질병에 취약하고 더 쉽게 노화가 일어난다. 일시적으로는 피부가 좋아 보일 수 있지만, 만만찮은 부작용이 기다리고 있는 것이다.

화장품업계의 지원을 받은 1996년 매튜 스틸러의 연구와 1997년 린드레이크의 연구에 의하면 노화가 진행된 피부에 8퍼센트의 알파-히드록시산이 함유된 화장품을 오랜 기간 바른 경우 '미미하지만 분명한' 효과가 나타났다고 한다.[28] 즉, 효과가 미미하다는 것이다. 반면 합성물질로 만들어진 화장품에는 반드시 의약품과 같은 부작용이 따른다. 강독성의 합성 알파-히드록시산이 첨가된 주름개선제에도 알레르기, 피부화상, 각종 질병 등 부작용이 계속해서 보고되고 있다. 특히 주름개선용 성분 중 프로레티놀은 나노입자 형태로 피부 깊숙이 침투하기 때문에 각종 질병을 야기한다. 사실 의료계의 주요 수입원은 암치료고, 화장품업계의 주요 수입원은 기능성화장품 판매다. 이 둘은 부작용이 극심하다는 점에서도 유사하다.

피부과와 성형외과에서 시행되는 미용수술은 불쾌감을 주는 부위의 피부를 수술로 제거하는 것이다. 레이저치료는 방사선으로 피부를 태우는 것이고, 보톡스****** 주사는 신경근육에서 호르몬인 아세틸콜린의 분비를 억제해 안면 근육을 마비시키거나 땀의 분비를 막아 피부가 주름지는 것을 막는 시술이다. 미용수술에서는 주로 알칼리성 용액을 사용해 맨 바깥층의 각질을 녹이는데 알칼리 용액은 독성이 강하기 때문에 의료인에게만 사용이 허가되고 있다. 그러나 박피나 레이저치료 등의 미용수술은 그 효과가 일시적이다. 대부분 색소침착이 다시 일어나므로 일정 기간을 두고 계속 되풀이해야 한다.

여성들이 흔하게 시술받는 모공 케어는 깔때기 모양으로 생긴 모공의 윗부분을 레이저 등으로 깎아내는 방법이다. 모공은 천연 보습제인 피지와 체내 노폐물을 배출시켜 피부를 탄탄하고 건강하게 유지시켜 주는 기능을 한다. 그런데 이러한 모공의 크기는 부모로부터 물려받은 DNA의 유전정보에 의해 선천적으로 결정되기 때문에 고농도의 알코올이 함유된 화장품이나 박피로 모공을 줄인다 해도 이는 일시적일 뿐 다시 원상태로 회복된다. 고농도의 합성 알코올은 계면활성력이 강하기 때문에 피부의 세포 속으로 침투해 세포를 잠시 부풀게 하므로 모공이 작아졌다고 느낄 수 있다. 하지만 모공이 커지는 것은 피부노화에 따른 자연스러운 과정이다. 선천적으로 타고난 모공을 작게 할 수는 없

****** 보톡스는 보툴리누스균(BTX)이 만들어 내는 독소로 100만분의 1g만 마셔도 폐가 파괴돼 즉시할 정도로 치명적인 독으로 주름을 펴거나 턱의 괄약근을 줄일 때, 눈의 근육을 마비시켜 사시를 교정할 때 사용된다. 10억분의 1그램으로 희석해 사용하는 보톡스 독소는 피하에서 주름을 만드는 신경전달물질인 아세틸콜린의 분비를 막아 신경을 마비시키는 작용을 한다. 그러나 약효가 3~4개월밖에 유지되지 않으므로 보톡스를 주기적으로 계속 주입해야 한다. 그런데 장기적인 시술은 근육마비와 면역체계 파괴라는 부작용을 일으키는 것으로 밝혀지고 있다.

다. 다만 면역력을 강화시키는 방법으로 모공이 커지는 것을 어느 정도 지연시킬 수는 있다.

합성 알코올, 방사선이 방출되는 레이저, 강독성의 알칼리용액으로 시행하는 박피는 피부질환인 민감성피부나 건조성피부를 유발시킬 위험이 크다. 의약품과 마찬가지로 자연에 존재하지 않는 합성화학물질로 만들어진 화장품은 태생적으로 치명적인 부작용을 안고 있다.

05
스테로이드 연고는 간을 파괴한다

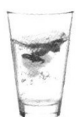

 많은 연구에 의하면 미용사들이 다른 직종에 종사하는 여성들에 비해 불임, 자연유산, 기형아출산을 더 많이 겪는다고 한다. 또 미용사 자신들도 학습장애, 행동장애 등의 부작용을 경험한다. 이는 그들이 염화메틸렌(매니큐어 제거제), 합성 에스트로겐, 포름알데히드, 각종 중금속 등이 함유된 합성세제, 린스, 표백제, 염색제, 매니큐어, 컨디셔너, 합성비타민, 헤어스트레이트 등 치명적인 부작용을 불러올 수 있는 합성제품을 자주 사용하기 때문이다.[29]

 게다가 알레르기성 피부질환인 습진은 면역체계가 무너져서 발병하는 인체의 경고이므로 강독성 스테로이드 연고를 바른다고 치료되지 않는다. 스테로이드는 강독성의 합성 마약인 진통제이기 때문에 순간적으로 증상을 완화시킬 수는 있지만 근본적인 치료는 아니다.* 오히려

---

* 무좀이나 습진 치료제는 대부분 합성 스테로이드가 주성분이다. 합성 스테로이드는 마약

환자의 신장과 간은 물론 뇌기능까지 파괴해 공격성 또는 산만성 정신질환을 유발시킬 위험도 크다. 습진을 치료하는 가장 좋은 방법은 약과 방사선, 가공식품, 화장품 등을 중단하고 천연식초(빙초산이나 양조식초는 합성물질이므로 피해야 한다), 또는 천일염을 계곡물에 녹인 생리식염수로 자주 환부를 닦아주며 햇빛 아래에서 맨발로 흙을 자주 밟으면 쉽게 치유된다.

1970년대부터 미국에서 합성화학물질의 위험을 경고하며 천연의 음식으로 질병을 치료하자는 활동을 펼쳐온 벤 파인골드는 수년간 병원에서 습진치료를 받았던 40대 여성의 방문을 받았다. 그녀는 치료를 받을수록 습진이 악화되어 나중에는 정신과 치료까지 받을 정도였다. 합성 스테로이드로 치료했으니 당연한 결과였다. 벤은 몇 가지 검사(주류 의사들이 하는 X선이나 초음파검사 등이 아닌 촉진과 대화를 통한 검사)를 통해 그녀의 습진이 후천적인 것을 알고, 약과 가공식품을 중단시키고 유기농 음식, 천연소금 등 천연음식을 섭취할 것을 권고했다. 그리고 천연물질로 만든 연고를 처방했다. 그러자 며칠 만에 습진이 깨끗하게 치료됐다. 그 일이 있은 후 얼마 후에 벤은 정신과 의사의 전화를 받았다. "선생은 도대체 어떤 치료를 했기에 점점 악화되어 가던 정신병을 이렇게

의 일종으로 강력한 진통제이기 때문에 일시적으로 가려움이나 통증을 완화시켜주지만 장기적으로는 피부를 통해 스며들어 간, 신장, 폐, 심장 등을 파괴한다. 무좀치료제를 장기간 투약하는 사람은 관절염, 당뇨병, 고혈압, 간부전, 신부전, 암 등으로 이어질 위험이 높다. 존 F. 케네디 대통령이 암살된 후, 부검을 맡았던 의사들은 케네디가 스테로이드 마약으로 인해 척수와 관절 등이 이미 회복 불가능한 상태로 파괴되어 암살되지 않았다 해도 결코 임기를 채우지 못했을 것이라고 판단했다. 결국 케네디의 주치의인 제이콥슨은 스테로이드 마약을 과도하게 처방한 혐의로 의사 자격을 박탈당한다.

쉽게 치료했습니까?"[30] 이것이 천연음식과 천연물질의 효능이다. 약과 가공식품을 중단해 합성화학물질의 침투를 중단시키고 깨끗한 약수, 천연의 음식, 천연의 약초 등을 섭취하면서 역시 천연물질로 만들어진 치료제를 사용하면 습진뿐만 아니라 심장질환, 암, 정신질환 등 모든 만성질병은 쉽게 치료된다.

안티에이지 화장품들은 알파-히드록시산(AHA)이 각질을 빠르게 제거하고 진피 내의 콜라겐을 합성하여 피부생성을 촉진한다고 한다. 합성 계면활성제로 그나마 조금 남은 피지를 제거하고 수분과 AHA를 모공에 흡수시킨 상태에서, 합성 폴리머로 이뤄진 얇은 코팅막을 만들어 수분의 증발을 막는 원리다. 초기에는 알파-히드록시산을 사탕수수의 글리콜산, 우유의 락트산, 포도의 타르타르산, 레몬의 시트르산, 사과의 말산, 아몬드의 만델산 등 천연의 물질에서 추출했지만 현재는 이윤을 위해 석유폐기물에서 대량 생산하고 있다. 물질에 명명된 이름만 같을 뿐 천연이 아닌 합성으로 변형된 것이다. 합성물질은 생명체가 진화해온 45억년 동안 접해보지 못한 물질이어서 자연치유력을 크게 파괴시키는 치명적인 독이다. 의사들이 처방하는 의약품 전부가 합성물질이고, 화장품 대부분이 합성물질이다.

한편 코팅막은 땀, 피지, 수분 등의 증발을 막기 때문에 피부 노폐물을 모공 속에 가두고 피부호흡을 방해한다. 유방암을 유발하는 것으로 알려진 합성 폴리머가 혈류를 타고 간이나 호르몬샘으로 이동하게 되므로 치명적인 부작용이 유발된다. 땀이나 변을 통해 노폐물이 제대로 배출되지 않으면 체내의 혈관에 어혈(혈전, 플라그)이 형성되어 각종 질병을 유발시키는 것이다. 게다가 대부분의 주름개선용 화장품에는 나노입자인 이산화규소나 이산화티타늄이 첨가돼 있어 민감성피부로 변형시킬 수 있고, 결국에는 심장질환 또는 폐암을 유발할 수도 있다. 반면 자연에 존재하는 천연의 물질은 피부장벽을 파괴하지 않는다. 오히려 면역체계를 강하게 만들어 피부장벽을 회복시켜준다.

06
자외선차단제가 오히려 피부암을 유발한다

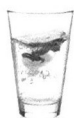

　피부는 태양자외선을 받으면 티로시나아제라는 산화효소가 작용해 멜라닌을 만든다. 멜라닌은 피부가 태양자외선을 흡수해 독성을 만들지 않게 해주는 매우 안전하고 효율적인 천연 자외선차단제이다. 자외선(UV)은 3가지 종류이다. 피부노화를 촉진하는 노화광선 UVA, 혈관을 이완시켜 붉은 피부를 만드는 화상광선 UVB, 대기 상층부의 오존층에 거의 흡수되기 때문에 지구 표면에는 도달하지 않는 UVC가 그것이다. 피부에 존재하는 멜라닌세포가 UVA에 노출되면 자극을 받아 멜라닌색소를 만들어낸다. 호주의 제약회사인 에피탄에서 개발한 먹는 자외선차단제 멜라노탄은 멜라닌색소의 생성을 자극하기 위해 합성물질로 만들어진 의약품이어서, 그 작용은 미미한 반면 구토, 설사, 심혈관질환 등 각종 부작용이 보고되고 있다.
　1930년대 미국의 화장품업계는 주류의사들을 앞세워 자외선이 피부노화를 유발한다며 자외선차단제로 자외선을 효과적으로 차단하면 피부노화를 예방해 늘 젊은 피부를 유지할 수 있다고 선전했다. 그 당시 주류의사들이 효능을 강조했던 합성 성분은 살리실산벤질과 신남산벤질이었지만 후에 이들은 노화방지에 아무런 효과도 없고 오히려 각종 질병만 유발한다는 사실이 밝혀지면서 사라졌다. 그러다 1960년대부터 주류의사들은 다시 자외선이 피부암과 피부노화의 주원인이라며 파라-아미노벤조산(PABA), 메톡시신남산옥틸 등의 합성물질로 대중을 선동하다가 역시 1990년부터 거짓임이 밝혀지면서 사라졌다. 자외선차단제를 사용한 여성들에게서 피부암과 피부노화뿐 아니라 화장품의 부작용으로 습진, 고혈압, 심장질환, 각종 암 등이 급증했던 것이다. 주류의사들은 2000년대 초에 또 다시 옥시벤존, 벤조페논과 나노물질인 이산화티타늄이나 산화아연, 이산화규소 등이 아무런 부작용을 일으키지 않으며 자외선을 효과적으로 차단해 피부암과 피부노화를 예방할 수 있다고 주장한다.

그러나 나노물질은 대부분 바늘모양을 하고 있으며, 분자 크기의 합성물질이어서 호흡기나 피부의 모공을 통해 쉽게 세포나 혈관 속으로 침투해 폐암, 간암, 심장질환, 다발성경화증, 뇌졸중, 관절염 등 각종 질병을 유발하는 것으로 확인되고 있다. 자외선차단제로 쓰이는 성분은 징크옥사이드, 우로카닌산에틸, 아보벤존, 옥시벤존, 티노소르브, 맥소릴SX, 시나메이트 등이 있는데 이들은 천연의 피부장벽을 제거하고 그 자리에 두터운 합성 지방층을 형성해 자외선을 차단한다. 그러나 우로카닌산에틸과 시나메이트는 발암물질이고, 옥시벤존은 환경호르몬으로 작용해 DNA를 크게 손상시키는 합성물질이다. 이 같은 나노입자들은 자동차의 도장 재료, 페인트는 물론 의약품의 원료로도 쓰인다. 또한 합성물질인 자외선차단제는 대부분 유효시간이 1~2시간밖에 되지 않아 수시로 덧발라야 하는 문제가 있다.

산업체로부터 재정지원을 받아 운영되는 미국질병관리센터(CDC)나 환경보호국(EPA), 그리고 우리나라 식약처 등에서는 수시로 피부암을 예방하기 위해 자외선차단제, 모자, 긴 옷, 선글라스를 이용할 것을 권고한다. 게다가 자외선은 물, 시멘트, 모래, 눈 등을 통해서도 반사된다며 1년 내내 24시간 자외선을 차단해야 한다고 선전한다. 무지와 탐욕에 젖은 우리나라의 주류의사들도 수많은 거짓연구를 제시하며 자외선이 피부암[*]과 노화의 원인이기 때문에 낮에는 가능한 한 외출을 자제하고, 부득이 외출할 때는 수시로, 그것도 가능한 한 두텁게 자외선차단제를 바르라고 권고한다. 심지어 자외선이 복사광선이기 때문에 흐리거나 비오는 날뿐 아니라 실내에 머무를 때에도 피부에 침투하므로 항상 바를 것을 권장한다. 반면 양심적인 비주류 의학자들은 태양빛이 피부암에 거의 영향을 미치지 않으며 오히려 비타민D를 합성하는데 반드시 필요하므로 유익하다고 한다. 오히려 합성물질이나 나노입자로 만들어진 자외선차단제가 자연치유력을 파괴시켜 치명적인 흑색종

---

[*] 화학요법이 처음 등장한 것은 2차 세계대전 직후이다. 전쟁 중에 무차별 살포했던 나이트로겐이나 치클론B, 질소머스타드 등의 독가스가 살아있는 세포들, 특히 위장관의 세포나 골수, 림프계의 세포들처럼 빠르게 분열하는 세포들을 죽인다는 사실이 알려지면서 의사들은 빠르게 분화하는 암세포를 죽이는데 독가스를 이용하기 시작했다. 이것이 항암제다. 항암치료를 받으면 골수세포가 파괴돼 백혈병에 걸리고, 모골세포가 파괴돼 머리가 빠지며, 점막세포가 파괴돼 의식장애, 소화장애, 구토, 극심한 피로, 심장마비, 급성신부전, 구강점막염, 면역체계 파괴 등이 따르는 까닭이 그것이다. 항암제가 빠르게 증식하는 세포를 죽이는 것은 독성이 강한 활성산소를 대량으로 만들어내기 때문이다. 모든 세포를 죽이는 항암제는 결국 발암제로 작용한다.

을 비롯해 각종 암과 신부전증, 심장질환, 관절염 등을 유발할 수 있다고 경고한다.[31]

사실 주류의사들의 주장은 천연과 합성(인공)을 구별하지 못하는 현대의학의 오류에 기인한다. 마치 분석을 위주로 하는 환원주의에 매몰돼 합성 나트륨과 소금, 합성 비타민과 야채를 구분하지 못하듯이! 2002년 영국 케임브릿지 대학의 우스터는 피부암의 원인은 유전적 결함과 합성화학물질이지 태양자외선이 아니라는 논문을 발표했다. 뉴욕 슬로안 캐터링 연구소의 마리안 버웍은 "태양자외선은 피부암인 흑색종과는 아무런 연관성이 없으며, 따라서 자외선차단제가 흑색종을 예방한다는 과학적 증거는 전혀 없다."고 결론을 내렸다. 다른 연구에서는 피부암을 일으키는 주요 원천이 자외선차단제라는 사실이 밝혀지기도 했다.[32] 사실 유전적 결함이라는 주장도 현대의학의 환원주의에서 벗어나지 못해서 나오는 결론으로 유전자는 올바른 음식과 환경을 통해 충분히 발현을 막을 수 있다.

자외선이 피부암을 유발한다는 내용의 연구는 화장품업체로부터 재정 지원을 받아 수행한 거짓연구며, 또한 인공자외선으로 실험한 연구결과를 마치 태양자외선인 것처럼 발표한 것이다. 주류의사들의 주장과는 달리 사실 피부암을 유발하는 것은 태양자외선이 아니라 형광, 할로겐, LED, 태닝 등에서 방출되는 인공자외선이다.[33]

그리고 극소수의 흑색종 등 피부암환자가 사망하는 까닭은 피부암 때문이 아니라 절제수술 과정에서 투여되는 마취제와 항생제 등 각종 약의 부작용과 독극물인 항암제**, 방사선***을 투여한 결과로 자연치유력이 급속도로 무너졌기 때문이다. 햇빛 속의 자외선은 우리 몸의 콜레스테롤을 호르몬의 일종인 비타민D로 변형시켜 자연치유력을 회복시켜 주고 뼈세포를 생성해 뼈와 치아를 튼튼하게 한다. 또한 햇빛 속의 적외선은 체내에서 열을 만들어 각종 염증과 암세포를 파괴하는 작용을 한다. 따라서 자연치유력을 회복시키려면 햇빛이 반드시 필요하다. 그러나 자외선과 적외선 등 여러 가지 광선도 상호조화를 이룬 햇빛을 통해 흡수해야 한다. 각 광선을 별도로 분리하면 상호조화가 깨지면서 오히려 건강을 무너뜨린다. 이런 이유로 인공의 원적외선은 건강에 유해하다. 원적외선 생성기, 전기장판, 물을 전기분해해 대량으로 만들어내는 산소수, 수소수 등 전기를 이용하는 의료기기에서는 유해한 인공전자파가 다량 생성되므로 피하는 게 현명하다.

사실 태양자외선은 피부, 귀, 눈, 뇌 등에 퍼져있는 멜라닌세포가 전

** 화학요법이 처음 등장한 것은 2차 세계대전 직후이다. 전쟁 중에 무차별 살포했던 나이트로겐이나 치클론B, 질소머스타드 등의 독가스가 살아있는 세포들, 특히 위장관의 세포나 골수, 림프계의 세포들처럼 빠르게 분열하는 세포들을 죽인다는 사실이 알려지면서 의사들은 빠르게 분화하는 암세포를 죽이는데 독가스를 이용하기 시작했다. 이것이 항암제다. 항암치료를 받으면 골수세포가 파괴돼 백혈병에 걸리고, 모골세포가 파괴돼 머리가 빠지며, 점막세포가 파괴돼 의식장애, 소화장애, 구토, 극심한 피로, 심장마비, 급성신부전, 구강점막염, 면역체계 파괴 등이 따르는 까닭이 그것이다. 항암제가 빠르게 증식하는 세포를 죽이는 것은 독성이 강한 활성산소를 대량으로 만들어내기 때문이다. 모든 세포를 죽이는 항암제는 결국 발암제로 작용한다.

*** 자연에 존재하는 방사선은 인체에 아무런 영향을 미치지 않지만 인공으로 이온화시킨 방사선은 초고주파의 파장을 일으켜 통증 없이 모든 세포의 유전자를 변형시키고 자연치유력을 급속도로 파괴한다. 대부분의 암은 X선, CT, PET 등 검진 및 진단기기에서 발생되는 방사선과 수시로 복용하는 병원 약의 부작용 때문인 것으로 밝혀지고 있다.

부 흡수하기 때문에 인체에 아무런 해를 미치지 않는다. 그리고 멜라닌세포가 흡수한 태양자외선은 호르몬의 일종인 비타민D를 합성해내고 칼슘을 활성화시켜주는 주요한 원천이다. 멜라닌세포는 가장 훌륭한 천연의 자외선차단제인 것이다. 반면 멜라닌은 인공자외선은 흡수하지 못하고, 인공자외선으로는 비타민D를 합성해낼 수 없다. 피부암이 발생하는 까닭은 자외선차단제에 다량으로 함유돼 있는 합성화학물질에 의해 면역체계가 무너져 멜라닌세포를 제대로 생성하지 못하기 때문이다. 면역력을 강화시켜 정상적인 멜라닌세포를 생성하면 피부를 아름답게 유지시켜줄 뿐만 아니라 전체적인 건강도 회복돼 각종 질병을 이겨낼 수 있다. 특히 햇빛은 우울증치료에도, 시력보호에도 꼭 필요한 요소다. 참고로 녹차 등에 풍부하게 들어있는 카테킨 성분은 인공자외선에 의해 파괴된 피부세포를 회복시켜주는 작용을 한다.

인공자외선이 포함된 인공광선****은 자연치유력을 크게 무너뜨리기 때문에 골다공증, 충치, 만성피로증후군, 과잉행동, 시력감퇴, 혈압증가, 뇌파증가, 내분비계교란 등을 일으켜 건강을 해치는 것으로 밝혀지고 있다. 그리고 모든 형광등에는 독성이 강한 수은과 납, 비소 등의 중금속이 들어 있다. 이들 중금속에 노출되면 뇌, 척추, 신장, 간에 치명적인 위험을 줄 수 있으며 손떨림, 기억상실, 행동장애 등이 나타날 수 있다.

**** 형광등에서는 인공자외선이 다량 방출되고, 파손되었을 때 수은 노출의 위험이 치명적이기 때문에 독일 등 유럽의 많은 병원에서는 형광등 사용을 금지하고 있다. 인공조명에서 방출되는 인공자외선은 면역체계 파괴, 시력 상실을 일으킬 뿐 아니라 내분비계 교란으로 세로토닌 분비를 억제해 우울증 등 정신질환을 야기하는 것으로 밝혀지고 있다.

테네시 대학의 독성연구소는 지구상에 존재하는 물질 중 인체에 가장 치명적인 위험을 끼치는 방사능인 플루토늄의 독성을 1,900으로 잡았을 때 수은이 그 다음으로 위험하다며 독성을 1,600으로 평가한다. 주류의사들은 수은의 독성을 이용해 매독, 폐렴, 암 등을 치료하다가, 부작용으로 대부분의 환자들이 사망하자 지금은 사용이 금지되었다. 그러나 지금도 입안의 세균을 제거하기 위해 아말감, 임플란트 등에 수은을 첨가하고 있다. 치과치료를 하는 환자는 치근이 부식되어 옆 이빨도 임플란트로 대체하게 되거나 결국 심장병, 암 등으로 이어지는 까닭이 이 때문이다.[34]

더욱 끔찍한 사실은 주류의사들은 피지선, 모공 등 피부조직이 완성되지 않은 어린이에게도 합성 폴리머와 나노입자가 함유된 자외선차단제를 바르도록 권장한다는 것이다. 자외선차단제뿐 아니라 방부제인 파라벤과 옥시벤존, 나노물질인 이산화티탄 등 대부분의 화장품에 들어 있는 합성화학물질들은 체내에서 환경호르몬으로 작용한다. 따라서 생식구조가 완성되는 사춘기 이전에는 특히 합성 화장품의 사용을 피해야 한다. 만일 화장품 등의 영향으로 에스트로겐 호르몬에 영향을 미쳐 유방과 자궁이 일찍 발달하거나 생리가 일찍 시작되면 조기에 유방암에 걸릴 위험이 크게 높아진다. 우리나라에서 기능성 화장품으로 선전되며 고가로 팔리고 있는 태반 화장품에도 합성 에스트로겐 성분이 들어 있어 조기 유방암의 위험이 지적되고 있다. 유럽에서는 이런 이유로 태반을 이용한 화장품 생산을 금지하고 있다.[35]

나노입자로 자외선을 차단하려는 노력은 다른 분야에서도 나타나고 있다. 폴리아마이드[*****] 섬유로 만든 의류는 자외선을 차단하는 작용을 한다. 세밀히 분포된 이산화티타늄에 자외선 흡수제를 첨가하면 자외선을 흡수해 피부에 도달하지 못하도록 방어해 준다는 것이다. 이 섬유는 주로 야외용이나 방수용 의류, 침대덮개, 피부가 약한 어린이나 갓난아기의 옷에 이용된다. 미세한 나노입자는 감촉이 섬유제품과 거의 유사하다는 장점이 있으나, 분자 크기여서 공기 중에 쉽게 기화되기 때문에 입, 코, 피부로 침투해 인체에 부작용을 일으킬 수 있다.

[*****]폴리아마이드는 방탄조끼, 낚싯줄, 방수용 기저귀 등의 재료로 사용되는 합성 섬유다.

07
미백 화장품은 환경호르몬으로 작용한다

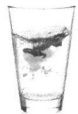

　여성들이 피부 노화 증상 중 가장 싫어하는 것이 흔히 기미라고 하는 멜라닌반점이다. 태양 자외선이 피부로 흡수되면 티로시나아제라는 효소가 작용해 세포에서 멜라닌을 합성해내므로, 멜라닌 생성을 억제하기 위해서는 티로시나아제의 작용을 억제해야 한다. 미백화장품에는 코직산이나 히드로퀴논이라는 티로시나아제 억제 성분 외에 글리콜산이 함유되어 있다. 글리콜산은 합성 계면활성제로 천연의 피부장벽을 제거해 코직산이나 히드로퀴논이 피부 속으로 쉽게 침투할 수 있도록 도와준다. 그러나 합성 코직산이나 히드로퀴논 성분은 체내에서 환경호르몬으로 작용해 각종 암을 유발하는 것으로 밝혀져 대부분의 나라에서 금지된 성분이지만 우리나라에서는 지금도 아무런 규제 없이 미백화장품에 사용되고 있다.
　게다가 미백화장품에서 납이나 수은, 과산화수소수, 합성 크롬 성분도 자주 발견돼 사회적 문제를 일으키기도 한다. 히드로퀴논과 같이 납이나 수은, 크롬 성분도 멜라닌을 파괴하기 때문에 일시적으로 피부를 희게 만들 수 있다. 하지만 항암치료를 받는 암환자처럼 면역체계가 완전히 파괴되지 않은 이상, 멜라닌은 다시 생성된다. 새로 생성된 멜라닌을 다시 미백제로 파괴하는 일이 되풀이 되면 결국 각종 암, 신부전증, 간부전증, 골다공증 등의 위험이 커진다. 이 때문에 히드로퀴논이나 납, 수은, 과산화수소수, 합성 크롬 등은 원칙적으로 화장품에 첨가가 금지되어 있다.

사실 야채나 과일 등에 풍부하게 들어 있는 3가크롬은 우리 몸에 필요한 미량원소로 당대사작용에 관여하기 때문에 당뇨병 치료에 도움을 주지만, 석유폐기물로 만들어져 시멘트에 다량 혼입시키는 6가크롬은 독성이 매우 강하고, 인체 내에서 DNA를 변형시키거나 파괴한다. 또한 공업용 방부제인 아스코르브산은 비타민C란 이름으로 화장품의 방부제로 쓰인다. 합성 비타민C뿐만 아니라 모든 합성물질은 부패하지 않으므로 방부제 기능을 한다. 피부의 진피층은 한번 파괴되면 재생이 불가능하기 때문에 극히 유의해야 한다.[36] 그런데 주류화학자들이 이 같은 독성물질들을 약이나 가공식품, 화장품, 건축자재 등에 첨가해도 안전하다는 거짓연구를 발표하는 까닭은 인류의 건강을 무너뜨려서라도 지하 창고에 그들만의 황금탑을 쌓으려는 탐욕 때문이다.

야채, 과일에 풍부하게 들어 있는 천연의 코직산이나 히드로퀴논, 비타민C는 면역력을 회복시켜 주는 유익한 물질이다. 그러나 분자구조가 동일하면 체내에서 동일한 작용을 한다는 잘못된 과학과 이윤을 극대화하려는 일그러진 자본주의 논리에 의해 약, 가공식품, 화장품 등에서 천연이 모두 사라졌다. 그리고 그 자리에 합성물질이 자리 잡았다.

천연과 합성은 전혀 다른 물질이다. 분자구조가 같다고 같은 물질이 아니다. 분자의 모양, 분자의 크기, 분자의 위치, 분자의 색 등 수만 가지의 모든 항목에서 완전히 일치해야 동일한 물질이고, 동일한 작용을 한다. 이 중 하나라도 다르면 다른 물질이고 다르게 작용한다. 그런데 천연과 동일한 작용을 하는 합성물질을 만들어내는 것은 과학적으로 불가능하다. 게다가 분자구조라는 것이 실제로 존재하는 것이 아니라 화학적 성질을 설명하기 위해 인위적으로 만들어낸 모델이 아닌가?

예컨대 버드나무에서 추출한 천연의 아스피린*은 인체에 아무런 부작용을 일으키지 않으며 완벽한 진통작용을 하지만, 석유 폐기물인 벤젠이나 페놀에서 분자구조를 바꿔 생산하는 합성 아스피린은 여러 가지 부작용을 일으키는 1급 발암물질이다. 주류학자들은 모든 합성물질의 이름에 천연물질과 동일한 이름을 붙이고, 합성물질의 부작용을 숨기기 위해 모든 질병의 원인을 담배와 술로 돌리려고 한다. 사실 천연의 담배와 천연의 술은 우수한 음식이자 약이다. 피임약의 성분인 합성 에스트로겐이나 콘돔에 첨가된 합성물질은 환경호르몬으로 작용해 위

---

* 아스피린은 아세틸살리실산을 주성분으로 하는 소염진통제로 오래 전부터 버드나무 껍질에서 추출해 사용해 왔다. 그러나 자연물질은 특허대상이 아니므로 분자구조가 비슷한 합성화학물질을 만들게 된다. 1874년 독일의 화학자 헤르만 콜베가 살리실산을 합성하는데 성공했고, 현재는 석유에서 추출하는 벤젠이나 페놀에 이산화탄소를 결합시켜 살리실산을 합성하고 이를 화학처리해 아세틸로 바꿔 대량생산한다. 또한 복용했을 때 물에 잘 녹게 하기 위해 이탄산나트륨을 첨가한다.
자연에서 추출하는 아스피린은 위궤양 등 부작용을 일으키지 않는 훌륭한 약이지만 제약회사에서 대량생산하는 아스피린은 합성화학물질이어서 심각한 위궤양, 유산, 신장질환, 뇌졸중, 간질환, 라이증후군, 알레르기 증상뿐 아니라 각종 암을 유발시킨다. 또한 응급상황에서 출혈이 멈추지 않아 수술을 하지 못하는 경우도 많이 발생한다. 아스피린은 전 세계에서 연간 9조 원 이상의 매출을 올리는데, 그 중 약 8조 원이 미국에서 판매될 정도로 미국은 약 중독국가다. 이 때문에 미국에서만 매년 7,600명이 아스피린 부작용으로 사망한다.

와 간, 신장, 폐 등을 파괴하면서 자연치유력을 급속도로 무너뜨린다. 그 결과 노화가 촉진되어 기미와 색소침착을 자극하기 때문에 건강한 피부를 원한다면 주의해야 한다. 화장품, 피임약, 향수 등을 적게 사용하는 남성이나 수녀가 일반 여성의 피부보다 탄력 있고 촉촉한 것은 합성물질에 덜 노출되어 있기 때문이다.

미백화장품은 인체의 자생력에 의해 정상적으로 생성된 멜라닌을 파괴하여 피부를 하얗게 만드는 작용을 한다. 피부에 멜라닌이 부족하게 되면 인공자외선은 물론 과도한 태양자외선으로부터도 피부를 보호할 수 없다. 게다가 멜라닌은 진피층 깊숙한 곳에서 생성되고 그곳에 저장되기 때문에 멜라닌을 파괴하기 위해서는 합성물질로 만든 강력한 침투제가 필요하다. 낮에는 자외선차단제로 천연의 항암물질인 멜라닌 생성을 억제하고, 밤에는 그나마 힘들게 만든 적은 양의 멜라닌을 미백제로 파괴하는 행위는 얼마나 어리석은 일인가? 특히 임신 중에 기미가 생기는 경우가 많은데, 이는 천연의 항암제인 비타민D를 스스로 합성하고 칼슘의 흡수를 촉진해 태아와 자신을 보호하기 위한 생명체의 정상적인 활동이다. 미백화장품을 이용해 인공적으로 제거하면 태아에게 치명적인 위험을 줄 수 있다.[37]

대부분의 자외선차단제, 바디로션, 미백화장품, 주름개선화장품에 함유된 트리에탄올아민(TEA)은 산도(ph)를 조절하고 계면활성제나 유화제의 용도로 사용하는 합성물질이다. 이는 주로 마루광택제, 수영장 소독제, 빨래용 세제, 변기세척제 등에 사용하는 성분이다. 그런데 트리에탄올아민은 화장품에 방부제로 첨가되는 포름알데히드와 반응해 니트로사민이라는 또 다른 발암물질을 만들어낸다. 따라서 이 성분이

들어 있는 화장품을 오래 사용하면 시력이 약해지고, 모발이 거칠어지며, 민감성피부 등의 피부질환이 유발된다. 또한 장기간에 걸쳐 체내에 축적되면 간암, 폐암, 유방암 등 각종 암을 유발시킨다. 특히 여성이 환경호르몬에 장기간 노출되면 천연의 여성 호르몬인 에스트로겐 분비를 교란시켜 유방암 등 각종 암을 유발시킨다. 태어나는 딸에게도 영향을 미쳐 유방이 일찍 발달하거나 생리를 일찍 시작하게 되어 유방암이 발병할 위험이 50퍼센트나 높아진다. 반면 아들에게서는 여성 에스트로겐의 과다 생성으로 생식불능을 일으키기도 한다.[38] 많은 화장품들이 트리에탄올아민을 약자인 TEA로 표기하는데 이를 '피부에 좋은 천연의 차가 함유된 화장품'으로 오해해서는 안 된다.

미백화장품을 비롯해 대부분의 화장품에 촉감을 좋게 하기 위해 첨가되는 프탈레이트는 태아에게 선천성장애를 일으킨다. 특히 태아가 남아일 경우, 남성 호르몬인 테스토스테론과 안드로겐의 생성을 방해해 정자수 감소, 고환 기능 퇴화, 선천성 음경 장애 등 평생 생식력에 문제를 일으킬 수 있다. 미국립질병센터(CDC)가 289명을 상대로 실시한 연구에 의하면, 프탈레이트가 남성의 생식력에 크게 영향을 미치고, 특히 가임기에 있는 20~40세의 여성에게서 체내 잔류량이 높다는 사실을 확인했다. 하버드 의과대학의 러스 하우저가 남성 379명을 대상으로 실시한 연구에서도 프탈레이트의 체내 잔류량과 정자의 수와 운동성은 서로 반비례한다는 사실이 밝혀졌다.[39]

이러한 이유로 유럽은 화장품뿐 아니라 유아의 젖병이나 어린이의 장난감에도 프탈레이트의 사용을 금지시켰지만 미국과 우리나라는 아무런 규제를 하지 않고 있다. 규제완화라는 희미한 유령이 우리의 다음

세대인 자식, 손자들의 삶까지 파괴하고 있는 것이다. 화장품, 의약품, 가공식품, 건축자재, 가구, 의류, 생활용품 등의 합성물질이 우리를 서서히 죽이고 있다는 사실을 모른 채 편리하고 쉽다는 이유만으로 자유롭게 사용하고 있다. 우리는 이런 지식을 대부분 대중매체의 광고를 통해 습득하는데, 광고는 절대 진실을 말해주지 않는다.

최근 의학계와 화장품업계가 대대적으로 선전했던 줄기세포치료**는 이전의 유전자치료와 같이 허구란 사실이 밝혀지면서 서서히 사라지고 있다. 주류의사들은 제약회사가 차려준 밥상인 임상실험에서 극히 미미한 효과가 나타나자 부작용이 나타나기 전에 임상실험을 중단한 채 이를 부풀려 선전했고, 주류언론은 이를 더 크게 부풀렸다. 이윤만을 추구하는 화장품업계 또한 이를 놓칠 리가 없다. 화장품업계는 별도의 피부 실험을 전혀 거치지 않은 채, 단지 의학계의 거짓연구만을 인용하며 고가의 안티에이징(노화방지제)화장품으로 판매하고 있다. 그러나 유럽에서는 줄기세포뿐만 아니라 합성호르몬이 세포 내의 DNA를 변형시킬 위험이 확인되면서 화장품성분으로 사용하는 것을 금지시켰다. 2011년 우리나라 식약청에서도 줄기세포 화장품의 치명적인 질병 감염 등 부작용이 크게 부각되면서 시판 금지를 논의했지만 결국 거대한 화장품업계의 압력에 눌려 무산되기도 했다.[40]

** 줄기세포란 태아로 발달하기 전의 수정란인 미분화상태의 세포로 신경세포, 혈액세포, 피부세포, 조직세포 등 인간의 어떤 세포로도 분화할 수 있다고 한다. 따라서 간이 파괴된 환자의 줄기세포에서 간을 양성시킨 후 이를 환자에게 이식하면 면역 저항이 일어나지 않아 완전한 치료를 할 수 있다고 한다. 하지만 일정 기간이 지난 후, 치료받은 환자에게서 각종 암, 뇌졸중, 신부전증, 간경화 등의 부작용이 보고되고 있다. 줄기세포 치료의 성공신화는 단기간의 효과를 주류의사와 주류언론이 과장해서 선전하기 때문이다.

암환자가 의사들의 가장 큰 수입원이듯, 줄기세포나 합성호르몬을 혼합시킨 화장품, 자외선차단제, 미백화장품 등 기능성화장품은 화장품업계의 가장 큰 수입원이기 때문이다. 최근 많은 연예인, 특히 젊은 나이의 연예인들이 암으로 사망하는 까닭도 기능성 화장품과 성형수술, 합성보충제 등의 부작용으로 인한 사례들이다.

합성호르몬은 여성호르몬인 에스트로겐과 비슷한 작용을 한다는 연구결과가 보고되면서 지난 1942년부터 여성 갱년기 증상 치료에 무차별 처방돼 왔다. 그러나 그 부작용으로 유방암이 급증하자 미국 여성건강협회(WHI)는 호르몬대체요법이 여성에 미치는 영향을 장기에 걸쳐 연구하다가 유방암, 심혈관계 질환 발생 위험을 높이는 부작용이 심하게 나타나자 2002년 임상실험을 조기에 중단했다.*** 중단할 때까지의 결과에 의하면 합성호르몬을 처방받은 여성이 그렇지 않은 여성에 비해 유방암 발생률이 약 27퍼센트, 뇌졸중은 41퍼센트, 심장질환 29퍼센트 높았으며 폐혈전은 2배, 간경화는 3배로 증가했다. 의사들이 호르몬대체요법을 권할 때 강조하는 것이 노령에 심장마비를 예방해 준다는 것인데, 오히려 심장질환은 29퍼센트나 증가했다.[41] 이 실험으로 합성 에스트로겐은 혈액을 응고시키는 작용을 해 심장질환, 뇌졸중을 유발

*** 1991년부터 40개 의료센터에서 161,000명의 갱년기 여성을 상대로 실시한 가장 규모가 크고 과학적인 임상실험이다. 2011년까지 진행될 예정이었으나, 호르몬대체요법의 부작용이 너무 커서 2002년에 중단됐다. 실험 중단 후 추적 조사한 결과 호르몬제를 복용하다가 중단한 경우에도 1)유방암에 걸릴 위험은 27퍼센트, 2)다른 암에 걸릴 확률은 24퍼센트 높았고, 3)대장암과 골절의 위험성은 약을 복용하지 않은 여성과 비슷했다. 자궁을 제거한 여성의 경우에는 유방암에 걸릴 위험은 조금 낮았으나 뇌졸중에 걸릴 위험은 훨씬 높았다.

한다는 사실도 밝혀졌다.

인체에서 생성해내는 에스트라디올이나 인슐린, 아드레날린 등의 천연호르몬은 1ppt(1조분의 1) 단위로 검출되기 때문에 이를 추출하기란 거의 불가능하다. 이는 대형수영장 10배에 해당하는 곳에 물 한 방울을 떨어뜨리는 것과 같은 양이다. 호르몬은 인체 전반을 관리하는데 꼭 필요한 대뇌의 지시사항이 담긴 편지다. 중요한 사실은 천연호르몬은 자기가 전달받은 명령을 해당 신체 부위의 호르몬 수용체(핵 속의 DNA)에 전달하고 곧 바로 체외로 배출되거나 간에서 분비되는 효소에 의해 분해되어 다른 물질을 만드는 재료로 사용된다는 것이다. 반면 합성호르몬은 거짓 명령을 전달하고도 사라지지 않고 인체의 지방층에 축적되기 때문에 거짓 명령을 계속해서 전달하게 된다. 세포가 계속 분열되어 이상 증식하게 되고(이것이 암이다), 피부의 각질이 비정상으로 생성되게 된다. 결국 각질이 늘어나기 때문에 합성 계면활성제가 다량 함유되어 있는 콜드크림을 더 자주 바르게 되고, 이로써 피부는 민감성 피부로 변하게 되는 것이다.

WHI의 연구 결과가 알려진 후 미국에서 가장 흔하게 처방되는 호르몬약물인 '프레마린'과 '프렘프로'은 2001년 6,100만 건에서 2004년 2,100만 건으로 감소했다. 그러자 유방암의 발병률도 8.4퍼센트 감소했다. 그러나 지금도 미국과 우리나라, 일본 등에서는 프레마린이 첨가된 기능성화장품이 고가에 팔리고 있고, 여성의 윤활촉진제로도 만들어져 시판 중이다. 2008년 미국 예시바대학 연구팀이 '국립암협회저널'에 발표한 연구에서도 프레마린을 복용하면(화장품을 통해 침투하는 경우에도) 유방질환 발병 위험을 크게 높이는 것으로 나타났다. 폐경이 지난 여성

1만 739명을 대상으로 7년에 걸쳐 진행된 연구에서는, 위약(플라시보)을 복용한 여성 중 77명이 유방질환에 걸린 반면, 프레마린을 복용한 여성 중에서는 115명이 발병했다. 다른 연구에서도 호르몬대체요법이 심장마비, 뇌졸중, 유방암 등의 중증 후유증을 유발할 수 있는 것으로 나타난 바 있다.[42]

특히 호르몬대체요법이 위험한 까닭은 약이나 화장품을 통해 합성호르몬 투여를 시작하면 결코 중단해서는 안 되기 때문이다. 인공적으로 합성호르몬을 투여하면 그나마 조금씩 유지되던 천연호르몬 생성 기능마저 퇴화되기 때문에 몸 전체의 조화가 깨진다. 그러므로 각종 부작용에 시달리게 되고, 이를 중단하면 천연호르몬이 거의 생성되지 않아 더 치명적인 부작용이 나타나기 시작한다. 그래서 미국, 캐나다, 영국, 일본, 우리나라 등 미국식 환원주의에 젖은 국가들 이외에서는 호르몬대체요법을 엄격하게 관리하고 있다.

08
세상에 안전한 화장품은 없다

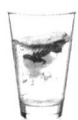

마취제 프로포폴(일명 우유주사로 불린다)은 중독성이 강한 약으로 의사, 연예인, 운동선수 들이 많이 사용하던 것인데, 마이클 잭슨이 사망하면서 일반에게 많이 알려졌다. 마이클 잭슨은 '하얀 피부'를 갖기 위해 되풀이되는 성형수술과 미백화장품의 부작용으로 나타나는 통증을 완화하기 위해 프로포폴을 사용했다. 피부 각질은 자연적으로 쉽게 재생되는 조직이지만 약과 레이저(방사선)를 이용한 박피수술을 받게 되면 면역체계가 파괴되기 때문에 피부재생이 거의 이뤄지지 않아 민감성피부로 변하게 된다. 피부질환의 일종인 민감성피부나 건조성피부는 화장품에 대해 거부반응을 일으키고 통증을 불러오기 때문에 결국 상습적으로 진통제(마약)를 투여해야 한다.

성형은 자기만족과 행복감을 추구하는 행위로 삶에 자신감을 표출할 수 있는 긍정적인 면도 있다. 그러나 문제는 무비판적으로 서양여성, 특히 백인여성을 쫓아가려고 한다는 것이다. 이러한 잘못된 환상을 부추기고 세뇌시키는 집단이 주류의사들이다. 멜라닌 성분이 적은 백인여성을 기준으로 고안된 의료기기와 시술방법, 의약품으로 흑인과 동양인을 백인과 비슷하게 바꿔 놓고 이를 미인의 전형으로 선전하면서 '백인 환상'에 젖어들게 하는 것이다. 때문에 미국에서는 성형수술이나 화장품이 주름제거, 가슴확대, 지방흡입에 치중하는데 반해 우리나라에서는 피부를 미백하거나, 눈코입의 형태를 서양여성처럼 바꾸는데 중점을 두고 있다. 사실 여성들이 목표로 하는 아름다운 몸에 대한 이상적인 기준은 매우 편협하고 규격화되어 있고 자주 변하기 때문에 완벽하게 그 기준을 성취하는 것은 거의 불가능하다는 점에서 여성을 심리적으로 위축시키고 있다.

모든 여성이 선망하는 아름다운 피부란 깨끗하고 청결하며 면역력이 강한 피부를 말한다. 피부 표면이 깨끗하고 촉촉하며 혈색이 좋고 만지면 탄력이 있고 상처가 나도 쉽게 치료되는 피부를 말하는 것이다. 이런 피부를 간직하기 위해서는 천연의 음식을 통해 면역체계를 회복시킴으로써 몸 전체를 건강하게 해야 된다. 천연의 비타민 C와 천연의 비타민A는 혈관의 탄력성을 좋게 해 혈류를 원활하게 하는 것으로 알려져 있다. 특히 천연소금은 삼투압작용을 통해 영양소를 골고루 흡수해 피부 곳곳에 분배해주므로 피부를 탄탄하고 생기 있게 유지시켜주는 기능을 한다. 천연의 식초 역시 면역체계를 회복시켜 각종 질병을 예방해주며, 혈류를 좋게 해 피부세포 곳곳에 영양분과 수분의 공급을 원활하게 해준다. 또 비타민C를 활성화시켜 주므로 매일 천연식초나 발효음식 등을 섭취하면 피부건강에 크게 도움이 된다.[44]

식초*는 발효술**, 효소와 함께 면역체계를 회복시켜 피부를 아름답게 해줄 뿐 아니라 각종 질병을 예방해주는 인류 최대의 발명품으로, 수만 년에 걸쳐 선조들이 경험을 통해 터득해 전수해준 음식이다. 그래서 모든 민족은 식초와 술, 효소에 관한 신화를 가지고 있으며 많은 문학가나 과학자는 이 세 물질을 신이 전해준 선물이라 부르기도 한다. 식초는 콜라겐 합성을 촉진시켜 피부를 탱탱하고 윤기 있게 만들어준다. 그리고 소금은 음식을 발효시켜 대사를 돕고, 나아가 면역체계를 회복시켜 준다. 우리가 음식을 섭취하면 24시간 내에 발효과정을 거치면서 위에서 효소로, 소장에서 술로, 대장에서 식초로 분해되어 각자 제 기능을 다하고 몸 밖으로 빠져나간다. 탄수화물을 이용해 효소를 발효시키려면 최소한 2~3개월, 술을 발효시키려면 3~6개월, 식초를 발효시키려면 6~12개월 이상이 소요된다. 이렇게 인위적으로 이 세 가지를

---

* 식초는 피부 각질을 제거하고, 신진대사를 촉진시켜 줌으로써 피부재생을 도와주므로 기미, 주름, 다크서클, 탄력부족 등의 증세를 완화해준다. 식초는 산도가 높으므로 화장수를 만들 때는 정제수에 희석시켜 피부에 맞게 조절해야 한다. 목욕물에 식초를 넣어도 좋다. 여드름이나 습진, 비듬, 티눈, 각종 피부염, 대상포진 등의 치료에도 도움이 되며, 농도를 낮춰 여성용 질세척제로도 이용할 수 있다.
식초는 신맛이 강하지만 알칼리성 식품이며, 성질은 따뜻하고 독이 없다. 따라서 많이 먹어도 부작용이 없다. 호흡기질환, 피부병을 치료해 주고 독충에 물렸을 때도 식초를 물에 희석시켜 마시면 독소가 중화된다. 피로회복에도 좋고, 비만과 변비, 불면증 치료에도 좋다. 몸속에 있는 염증과 종양을 풀어주며 합성물질이나 방사능으로 굳어진 혈관의 수축력을 회복시켜 고혈압이나 심근경색, 뇌졸중, 심장질환 등을 예방해준다.

** 여기서의 술은 화학술이 아니라 막걸리나 약주 등 효모를 이용해 전통적 방법으로 만드는 발효술을 말한다. 발효술은 각종 영양소와 미네랄, 효소가 다량 함유돼 있는 훌륭한 음식이자 약이다. 발효술은 약기운이 잘 퍼지게 하고, 나쁜 기운을 없앤다. 혈류를 좋게 해 고혈압, 심장질환, 뇌졸중 등을 치료해주고 피부를 윤택하게 하며 이뇨작용도 탁월하다. 그런데 현대의학은 이런 술의 효능을 무시하고, 오히려 술을 만성질병의 원인으로 매도하고 있다. 그 까닭은 현대의학이 바탕하고 있는 미국식 청교도가 술과 담배를 금기시하기 때문이다.

발효시키는데 2년 정도의 시간이 소요되지만, 인체는 36.5도의 체온과 적절한 염분, ph7.4를 유지하고 있어 단 24시간에 이 모든 것을 해낸다.

특히 음식이 발효되지 않으면 우리는 이를 소화, 흡수하지 못하고 에너지원으로 사용하지 못한다. 음식을 발효시키려면 반드시 적절한 소금과 효소, 박테리아가 필요하다. 그런데 피부를 건강하게 하기 위해서는 어느 특정 영양소가 아닌 모든 천연의 영양소와 미네랄, 천연효소를 골고루 섭취해 체내에서 원만하게 상호작용이 이뤄지도록 해야 한다. 그러기 위해서는 화학처리를 통해 각 성분을 별도로 추출하거나, 전기분해로 분자구조를 변형시킨 합성보충제가 아니라 자연에 그대로 존재하는 야채, 과일, 천일염, 발효음식, 햇빛 등을 통해 섭취해야 한다. 화장을 지우는 가장 우수한 클렌징 제품은 맑은 천연의 물(특히 계곡수나 지하수, 약수 등)이다. 적어도 잠잘 때만은 건강에 치명적인 영향을 미치는 합성화장품을 지우는 것이 현명하다. 아니 집에 들어와서 바로 화장을 지우는 게 현명하다.

피부는 인체와 별개의 조직이 아니며, 인체 중 가장 큰 비중을 차지하는 조직이다. 코와 입이 폐의 바깥 기관이고, 눈이 간의 바깥 기관이며, 귀와 이빨이 신장의 바깥 기관이듯이, 피부는 전체 내부 장기의 기능 이상을 그대로 보여주는 바깥 기관이므로 피부의 변화를 잘 살펴봐야 한다. 피부 건강을 유지하기 위해서는 합성물질로 만들어진 병원약과 병원검사(방사선이나 초음파 등)를 중단하고, 가공식품이나 화장품을 줄이면서 천연의 야채, 과일, 맑은 샘물, 천연식초 등을 주로 섭취해야 된다. 그러면 면역체계가 회복되어 여성호르몬인 에스트로겐이 조화롭게 분비되므로 피부도 탄탄하고 촉촉한 상태를 유지한다. 다시 말해 면역체계가 무너지면 갖가지 질병이 동시에 발병하고, 반대로 면역체계가 회복되면 모든 질병이 치료되고 피부도 아름답게 유지된다. 피부는 수분 70퍼센트, 단백질 15퍼센트, 지방 15퍼센트로 이뤄진 조직으로 이 비율이 조화롭게 유지될 때 건강한 피부가 된다.

주류의사들이 권장하는 수십 종류의 성형수술이나 수백 종류의 화장품은 모두 레이저나 합성물질을 이용한 것이다. 그 이름만 제각각 다르다 뿐이지 원리나 성분은 비슷하다. 주름진 피부에는 보톡스나 필러, 합성 콜라겐을 주입하고, 검어진 피부는 발암물질인 마취제와 방사선을 이용한 레이저로 깎아 내거나 합성물질로 덮는 원리다. 이러한 치료의 결과로 기형, 신체마비, 면역체계 파괴, 각종 암 등 치명적인 부작용이 보고되고 있지만 주류의사들은 아무런 부작용이 없는 안전한 수술이라며 성형수술과 화장을 권한다. 요즘 들어 아토피나 비염, 천식 등 알레르기질환이 급증하는 것은 여성들의 성형수술, 박피수술, 화장품과 향수의 남용이 크게 작용하는 것으로 밝혀졌다. 2007년 한국소비자원은 지난 3년간 성형수술과 관련된 부작용사례를 보고했는데 그 중 레이저 수술이 가장 많은 수를 차지했다. 부작용으로는 색소침착, 화상, 효과 불만족 등이 보고되었다.[45]

몸매관리도 야채와 과일 등 천연의 음식을 섭취하며 운동을 통해 유지해야 한다. 합성물질로 만들어진 '살 빼는 약'을 복용한다고, 또는 급격한 운동을 한다고 지방층이 쉽게 빠지는 것이 아니다. 비만은 약과 가공식품, 화장품 등을 통해 체내로 흡수된 합성물질이 지방층에 서서히 축적되어 면역체계를 무너뜨리고, 그 결과 대사과정에 이상을 일으키며 나타나는 증상이다. 비만인 사람은 아무리 음식을 많이 먹어도 이를 소화시켜 에너지로 사용하지 못하고 체내에 축적되기 때문에 계속해서 허기를 느끼게 된다. 이때 병원에서 처방하는 비만치료제가 메리디아나 펜펜, 또는 리탈린[***] 등의 주의력결핍증후군 치료제나 고혈압 치료제인 포시코르 등이다. 이런 약은 식욕감퇴, 구토 유발이라는 부작용을 이용한 것으로 모두 면역력을 크게 파괴시켜 불면증, 관절염, 치주질환, 심장질환, 신경파괴, 뇌졸중, 암 등을 유발시키는 극히 위험한 독극물이다.

사실 성형수술이나 화장품 광고에 나오는 미인은 화장술과 조명을 활용한 카메라 기술, 그리고 포토샵의 결과일 뿐이다. 유명 연예인을 가까이에서 보게 되면 사진과는 달리 피부가 좋지 않다는 것을 느끼게 된다. 광고 속에 등장하는 완벽한 미모에 주름 하나 없는 탱탱하고 뽀얀 피부는 현실에서는 존재하지 않는다. 이런 거짓 광고는 특히 고가의 수입 기능성 화장품의 경우 극에 달한다.

한 예로 2012년 11월 1일자, '컨슈머타임스'는 이렇게 보도했다.
"일본산 수입화장품인 SK2는 최근 신제품 '스템파워크림'을 출시하면서 사용자 대다수가 피부의 촉촉함을 경험했다며 마케팅 행보를 잇고 있다. 해당 제품은 '동안크림'이라는 별칭이 붙어 백화점 기준 17만

[***] 리탈린, 덱스드린, 애더럴, 벤저드린 등은 모두 같은 성분으로 제조회사 이름만 다른 주의력결핍증후군 치료제다. 이들 약은 20년 이상 처방되어 왔으며 합성 코카인이나 합성 암페타민(히로뽕), 또는 합성 모르핀보다 더욱 강력한 향정신성의약품이자 합성 마약이다. 이들은 자연치유력을 무너뜨려 각종 질병을 유발할 수 있다.

원대(80g)에 판매되는 제품이다. 업체 측은 우편물과 각종 유인물을 통해 응답자 98.2%가 '피부 깊이 촉촉해짐을 느꼈다'고 답했고 92.7%는 '피부에 차오르는 탄력을 느꼈다'고 응답했다고 전했다. 또 83.6%는 '모공이 눈에 덜 띈다'고 답한 것으로 소개했다. 소비자들이 '모공 수축 기능이 뛰어난 제품'으로 인식할 수 있도록 각 수치들을 나열한 셈이다.

문제는 실험에 참여한 대상 자체나 실험기간이 너무 부실했다는 것이다. '스템파워크림'의 경우 55명, '스템파워 리치크림'은 33명을 대상으로 실험했으며, 실험 기간 역시 10일에 불과해 신뢰도에 대한 의문도 제기된다."[46] 더구나 실험에 참여한 사람들이 누군지도 전혀 밝히지 않았다. 이 같은 과장 광고는 언론에서 수시로 확인할 수 있다.

초음파를 이용한 지방흡입술 또한 치명적인 부작용의 위험이 있으므로 조심해야 한다. 특히 시술 중에 손상된 혈관으로 섞여 들어간 지방이 정맥을 타고 폐로 들어가 폐의 혈액순환을 막는 폐동맥 지방색전증은 사망으로 이어질 수 있는 치명적인 부작용이다. 또 초음파로 지방을 뽑아내는 과정에서 발생되는 열이 피하조직을 손상시켜 화상이나 멍, 출혈이 생길 수 있으며, 시술 부위가 아무는 과정에서 혈액 등 체액이 고이거나 탄력을 잃어 쭈글쭈글해질 수 있다. 장시간 초음파에 노출될 경우엔 수술 부위에 체액이 고이는 장액종을 유발할 수 있다.

반면 시술 받은 부위는 지방세포 자체를 흡입하는 것이어서 지방세포수는 줄어들지만 과식하거나 운동을 하지 않으면 지방세포 속에 지방이 다시 축적돼 원상태로 돌아가게 된다. 또한 지방흡입술을 받기 전에 시행하는 X선 촬영은 방사선을 다량 방출시키고, 마취제와 시술 후에 복용하는 회복제는 발암물질이어서 면역체계에 치명적이다. 특히 성형수술에 있어 마취제의 부작용은 가장 심각하고 치명적이다. 이렇게 성형수술이 위험한 수술임에도 불구하고, 주류의사들은 부작용에 관한 사전 설명은 거의 하지 않는 것으로 확인됐다.[47]

3장

생수는 가공식품이다

01
역삼투압 정수기 물은 산성수다

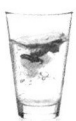

　대기오염이 극심해지면서 남극의 오존층에 구멍이 뚫리고 있다는 소식, 지구의 한 쪽 구석에서 비밀리에 핵무기 실험을 했다는 소식, 폭발이나 누출의 위험은 전혀 없다던 원자력발전소가 폭발했다는 소식이 계속해서 들려온다. 많은 사람들이 산성비를 피하기 위해 비오는 날에는 꼭 우산을 챙긴다. 산성비로 인해 체액이 산성으로 변하게 되면 탈모에서 피부염, 심장질환, 암 등이 발생할 위험이 커진다. 그런데 재미있는 사실은 대부분의 사람들이 산성비는 피하면서 산성음료는 거리낌없이 들이킨다는 것이다. 자연에 존재하는 레몬 등도 산성음식이지만 이들은 체내에서 면역력을 회복시켜 주는 중요한 작용을 한다. 그런데 콜라, 사이다, 이온음료, 다이어트음료 등은 모두 강산성이다. 게다가 우리나라 전체 가구의 80퍼센트, 식당이나 커피전문점 등 거의 모든 곳에 비치되어 일상적으로 마시는 역삼투압 정수기의 물도 산성수*다. 산성비는 건축물이나 기계 등을 부식시키고, 산성수는 모든 생명을 죽이고 부식시키는 성질을 가지고 있는 독성물질이다.

역삼투압 정수기는 0.0001마이크로미터, 즉 나노입자인 물 분자와 같은 크기의 미세구멍을 통해 강한 압력으로 물을 여과시키는 원리로 미국에서 원자력잠수함의 승무원들에게 바닷물을 정수해 음용수로 공급하기 위해 개발한 것이다. 역삼투압 정수기로 정수한 물은 중금속뿐만 아니라 미네랄, 박테리아 등 모든 물질을 여과하기 때문에 정수되어 나오는 물은 증류수이며, 산도 5.8~6.2 정도의 약산성을 나타낸다. 증류수이고 약산성인 물**은 비타민 같은 영양소나 미네랄, 효소 등이 전혀 포함돼 있지 않기 때문에 장기적으로 면역체계를 크게 무너뜨리므로 다른 방법으로 미네랄을 보충할 기회가 적은 유아들은 피해야 한다.[48] 게다가 역삼투압 정수기는 물의 낭비가 많아서 보통 20퍼센트만 사용하고, 80퍼센트는 버려지게 된다.

예를 들어 어항이나 화분에 증류수 또는 역삼투압으로 정수된 물을 공급하면 각종 미네랄이나 산소 등이 없기 때문에 물고기나 꽃은 모두

---

* 우리나라 환경부의 식수 기준은 산성도 5.8~8.5, 세계보건기구(WHO)의 기준은 산성도 6.5~8.50이다. 강산성이나 강알칼리성의 물은 치명적인 독성을 갖고 있다. 그런데도 우리나라의 모든 지자체는 약수 적합도 기준을 정할 때 산성도나 합성화학물질의 함유 정도는 무시하고 대장균 등 박테리아의 검출 여부만을 검사한다. 그러나 진짜 중요한 것은 산성도와 합성화학물질 함유 여부이다. 대부분의 대장균은 면역력을 키워주는 역할을 하지만 합성화학물질은 체내에서 처리하지 못하고 독성으로 작용하기 때문이다.

** 증류수는 산성도가 정확히 7.0으로 중성이지만 공기나 그릇 등과 만나면서 적은 양의 이물질이 포함되기 때문에 약산성을 띠게 된다. 순수 증류수는 화학실험이나 반도체생산에 필요하지만 식용으로는 적합하지 않다.

죽게 된다. 국립수산과학원의 실험에 의하면, 물고기 10마리가 들어 있는 어항에 역삼투압 정수기 물을 넣고, 다른 어항에는 염소를 제거한 수돗물을 넣었다. 그 결과 역삼투압 정수기의 물을 넣은 어항에서는 24시간 내에 10마리 중 8마리가 죽었지만 수돗물을 넣은 어항에서는 10마리 모두가 건강하게 살아 있었다. 역삼투압 정수기로 여과한 물처럼 산성수이고 동시에 증류수인 물은 실험실에서 의약품 실험을 할 때 또는 공장에서 반도체의 표면을 세척하거나 원자력발전소에서 노심을 냉각시키는데 사용하는 물이지 생명체가 먹는 물이 아니다. 맑은 샘물이 없다면 차라리 수돗물이 더 좋을 수 있다.[49] 수돗물에는 치명적인 독극물이자 발암물질인 염소와 피임약, 항암제, 항생제 등 각종 의약품 성분이 배설물을 통해 강으로 흘러들어가 섞여 있다. 그래도 산성수이며 죽은 물인 정수기 물보다는 좋다. 특히 염소는 휘발성이 강하기 때문에 그릇에 담아 20분 정도 놔두면 모두 사라진다.

박테리아가 완전히 제거된 증류수가 '죽은 물'***이라면 박테리아뿐 아니라 모든 미네랄마저 제거된 역삼투압 정수기의 물은 산성수이면서 '완전히 죽은 물'이다. 실험실에서 만들어진, 화학적으로 순수한 염소와 나트륨만으로 된 염화나트륨($NaCl$)이 인체에서 독으로 작용하듯이, 실험실에서 여러 번 정제과정을 통해 모든 비타민이나 미네랄이 제거된 채 화학적으로 순수한 수소와 산소만으로 구성된 증류수(H_2O)는

*** 판매용 생수는 지하수를 역삼투 방식으로 정수한 후 자외선으로 살균소독한 것이다. 정수 과정에서 모든 미네랄과 영양소가 제거되기 때문에 다시 합성영양제와 합성미네랄을 첨가하고 방부제, 살균제, 표백제, 보존제 등을 더한 가공식품인 셈이다. 자외선 살균을 하면 모든 미량영양소가 파괴되고 물 분자가 변형되기 때문에 인체에 위험할 수 있다.

인체 내에서 독으로 작용한다. 마찬가지로 질소, 산소, 탄소 등 여러 가지 기체가 혼합된 자연의 공기는 생명체에 반드시 필요하지만, 순수한 산소만을 추출하면 1급 발암물질이다.

45억 년의 진화과정을 거치는 동안, 생명체는 순수 염화나트륨이나 증류수, 순수 산소에는 적응하지 못했기 때문이다. 전기분해로 만들어 내는 이들 물질은 자연에 존재하지 않는 물질이다. 즉 의약품이지 생명체가 수시로 섭취할 음식이나 공기가 아니란 말이다. 다만 피부도 약산성이라는 점과 수돗물에 들어 있는 염소가 피부트러블을 일으킬 위험이 크다는 점을 고려하면, 피부장벽이 약한 아토피성 환자나 어린이, 민감성피부를 가진 사람, 노인 등의 목욕물이나 세숫물로 좋을 수도 있다. 역삼투압 정수기로 정수한 물은 약산성이고 염소가 제거된 물이기 때문이다. 그러나 이렇게 세숫물로 사용할 때에도 단기간만 사용해야 한다. 오래 사용하면 피부 부작용의 우려가 크기 때문이다.

펩시콜라에서 생산하는 '아쿠아피나'는 수돗물을 증류한 후에 각종 합성 미네랄과 합성 영양소 등을 첨가한 물이다. 합성 미네랄이나 합성 영양소는 천연과 달리 인체에서 독으로 작용하는 성분들이다. 코카콜라에서 생산하는 '다사니'****도 수돗물을 여러 차례 정화하고 방사선과 오존으로 살균처리한 후 다시 합성 미네랄과 합성 영양소를 첨가한 물이다. 방사선은 물 분자를 변형시키고, 오존은 강독성 물질이다. 결국 둘 다 수돗물을 1,000배 이상 비싸게 사먹는 꼴이다. 그런데 방사선은 영양소의 분자구조뿐 아니라 물의 분자구조까지 바꾼다. 분자구조가

**** 우리나라에서는 '순수'라는 상품명으로 판매되고 있다.

바뀐 물은 자연에 존재하지 않는 물이어서 20~30년이 흐른 후에 인체에 어떻게 작용할지 아무도 예측할 수 없다.

생수 업체는 자외선 살균을 한다고 주장하지만, 인공 자외선은 초단파에 고주파의 전자 흐름이란 점에서 방사선과 동일하다.

> 먼지가 뿌옇게 일어나는 학교 운동장, 아이들은 저마다 운동에 열을 올리고, 운동장 한쪽에선 흠뻑 젖은 아이 몇몇이 수도꼭지에 입을 대고 벌컥벌컥 물을 마신다. 불과 십여 년 전만 해도 전국 어디에서나 쉽게 볼 수 있는 모습이었다. 그러나 이젠 아무리 목이 말라도 그냥 수돗물을 마시는 아이들을 찾아보기 힘들다.
>
> 정부는 위화감 조성, 지하수 고갈과 환경오염 등의 문제를 고려해 생수 판매를 허용하지 않았다. 그러나 생수업자들은 생수 판매 허용을 요구하며 줄기차게 소송을 제기했다. 결국 헌법재판소의 결정으로 1994년 3월에 생수 시판이 시작된다. 생수시장은 꾸준히 성장해 현재는 5,000억 원에 달하는 시장 규모를 갖고 있다.
>
> 그러나 이런 상황에 대해 우려의 목소리도 높다. 생명의 원천이라는 물의 본질적인 가치보다 상품성에 초점이 맞춰져 무분별하게 지하수 개발을 하거나 암반을 뚫는 바람에 일부 국토에서 사막화 현상이 일어나고 있다는 주장도 제기된다. 물 전문가들은 "향후 50년 뒤엔 물이 석유보다 비싸게 될 확률이 높다."고 한다.
>
> 2011년 3월 16일. 경향신문

02
차라리 수돗물을 먹어라

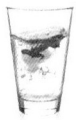

칼슘, 칼륨, 나트륨, 마그네슘, 철분 등의 미네랄은 고체 상태로 존재할 경우, 생명체가 이용할 수 없다. 미네랄 성분이 물이나 음식에 완전히 이온상태로 용해돼 있거나 나노 크기의 콜로이드로 녹아 있어야만 세포막을 통과할 수 있다. 물맛을 결정하는 이러한 미네랄은 야채와 과일에도 풍부하게 들어 있다. 그런데 생수시장이 연간 2배 이상씩 성장할 수 있었던 까닭은 주류의사들의 거짓연구를 앞세워 생수업체가 수돗물에 대한 공포를 세뇌시켰기 때문이다. 세균과 중금속 공포!

사실 대장균 등 세균의 대부분은 인간에게 면역력을 향상시켜 주는 등 유익한 작용을 하고 건강에는 거의 해를 끼치지 않는다. 계곡물이나 지하수가 '살아 있는 생명수'인 까닭은 세균 등 미생물이 적절히 함유돼 있어 자연치유력을 회복시켜 주기 때문이다. 세균공포는 주류의사들의 국민 기만극이었다. 사실 수돗물에 염소, 불소, 비소*, 납 등 치명적인 발암물질이 들어 있는 것은 사실이지만 그렇다고 생수가 수돗물보다 더 안전하다는 것은 아니다. 생수에는 프탈레이트, 불소, 비소, 납 등 수돗물보다 더 많은 종류와 더 많은 양의 발암물질이 함유돼 있기 때문이다. 특히 불소는 심장과 폐를 파기하는 유독물질이다. 결국 주류의사들을 앞세운 생수업체의 거짓 선전으로 거리 곳곳에 있던 대부분의 공공급수대는 사라지고 모든 슈퍼나 가정에 생수병이 즐비해졌다. 이로 인해 대중의 면역력이 빠르게 무너지면서 각종 만성질병에 시달리게 되었고, 생태계도 합성물질이나 중금속으로 파괴되면서 인류와 지구는 고통스러워하고 있다

지표면의 70퍼센트가 물로 이뤄져 있지만 대부분의 물은 바다와 극지방의 얼음으로 존재한다. 인간이 이용할 수 있는 물은 2퍼센트밖에 되지 않는다. 게다가 대부분 지하에 존재하고 인간이 음료수로 이용할 수 있는 물은 전체의 0.1퍼센트에도 미치지 못한다. 이 0.1퍼센트밖에 되지 않는 적은 양의 물은 인류 전체의 공동자산이다. 그런데 지금 천연의 샘물은 탐욕에 젖은 주류학자들의 거짓연구와 황금탑만을 추구하는 기업들의 기만으로 그 부존량이 빠른 속도로 한계에 달하고 있다. 인류 공동의 자산을 인류의 동의도 없이(단지 정치인에게 더러운 돈을 건네고

---

* 천연의 비소는 생명체에 아무런 위해를 미치지 않지만 합성 비소는 치명적인 발암물질로 단기적으로는 피부변색, 복통, 구토, 설사 등을 일으키고, 장기적으로는 폐암, 방광암, 신장암, 간암, 전립선암 등의 원인으로 작용한다. 또 신경마비나 실명을 일으키기도 하는 것으로 밝혀졌다. 합성 비소는 목재용 방부제, 페인트, 염색제, 의약품, 반도체, 비료, 살충제 등에 쓰이는 주요 성분이다. 한편 비소는 닭의 성장을 촉진한다는 이유로 가금류의 사료에도 성장촉진제로 첨가되고 있다.

넘겨받은 채굴허가권만으로) 함부로 끌어올려 '천연수'라는 이름으로 고가에 판매하고 있다.

천연의 물은 우리의 생명을 건강하게 유지시켜주는 필수물질이다. 지구 표면적과 마찬가지로 우리의 몸도 70%의 물로 구성되어 있다. 건강 유지를 위해서는 이 비율을 계속 유지해야 한다. 체내에 물이 충분히 있어야 섭취하는 영양소나 효소들을 활성화시킬 수 있다. 면역체계가 튼튼한 어린이의 경우 체중의 85퍼센트가 물이다. 성인은 70퍼센트, 노인은 55퍼센트까지 물의 함량이 줄어든다. 면역체계가 무너진 암환자의 경우에는 40퍼센트까지 물의 비중이 줄어든다. 즉, 노화란 몸에서 수분이 줄어드는 현상이다. 때문에 나이가 들어감에 따라 물의 섭취량은 줄어든다. 특히 뇌세포는 95퍼센트가 물로 구성되어 있고, 한 번 파괴되면 재생이 불가능하기 때문에 적절한 물의 유지는 매우 중요하다.[50] 면역체계를 회복시키기 위해서는 합성화학물질이 들어 있지 않고, 인체의 산성도와 같은 ph7.4의 물을 계속해서 섭취해야 한다. 이런 조건에 맞는 물이 계곡물이나 지하수다.

우리 선조들은 일찍부터 물의 효능에 대해 인식하고 있었기 때문에 허준의 동의보감 "수부(水部)"편에서는 물을 33가지로 분류해 그 성질과 효능에 대해 상세하게 기록하고 있다. 동의보감 역시 가장 효능이 좋은 물로 계곡물과 깊은 우물에서 퍼 올린 지하수를 꼽고 있다. 바닷물은 피부병을 치료하고 체했을 때 마시면 효능이 좋다고 한다. 또한 온천수에 대해서도 기록되어 있는데 중풍 등으로 근육이나 신경이 약해진 사람이 이 물로 목욕하면 증상이 개선된다. 다만 온천수에는 유황이 함유돼 있기 때문에 마셔서는 안 된다고 한다. 즉 계곡물 등 좋은 물엔 자연의 기운인 태양의 힘, 땅의 힘, 미생물의 힘 등이 모두 들어 있어 생명을 건강하게 유지할 수 있다는 것이다. 최근에 과학적으로 알려진 사실은 물이 기운이나 정보를 기억하고, 그 정보에 따라 분자의 형태가 바뀐다고 한다.[51]

따라서 면역체계를 유지하기 위해서는 천연의 물을 원활하게 공급해주어야 한다. 우리의 건강을 지켜주는 물은 아무런 화학처리를 하지 않은 물, 자연에 존재하는 것과 동일한 물이어야 한다. 인체가 수분을 필요로 할 때 가공식품인 커피나 차, 콜라, 생수, 맥주, 소주, 피로회복제 등을 마시게 되면 우리 몸은 그들 가공식품에 들어 있는 수분보다 더 많은 양의 수분을 배출시켜 탈수현상을 일으키게 된다. 이는 인체의 자생력에 의해 합성화학물질을 배출시키는 과정에서 추가로 수분의 배출이 따르게 되는 현상이다. 이때 체내의 수분량이 적절하게 조절되지 않아 탈수현상이 일어나게 되면 각종 질병이 야기된다. 천연의 물은 그 자체로 부작용이 전혀 없는 훌륭한 이뇨제다. 관상동맥혈전증이나 뇌졸중, 신부전증, 당뇨병 등 고혈압과 관련된 합병증들은 천연의 물과 천연소금이 부족한 상태인 탈수현상에서 오는 질병이다. 따라서 천연의 물을 꾸준히 섭취하면 면역체계가 회복되면서 이 같은 질병은 쉽게 치유된다.[52]

따라서 계곡수 등 좋은 물을 적어도 하루 2리터 이상은 마시는 것이 좋다. 설악산의 오색약수와 같은 천연의 광천수는 오염물질이 들어 있지 않고, 천연의 미네랄이 풍부해 예로부터 위장병과 당뇨뿐 아니라 각종 질병을 치료하는데 효험이 큰 것으로 알려져 있다.

천연의 물(계곡물, 약수, 지하수 등)은 비만 치료제이기도 하다. 약과 가공식품을 중단하고 천연의 물, 천연효소, 천연소금 등을 섭취하면 면역체계가 회복되어 비만뿐만 아니라 고혈압, 당뇨병, 신부전증, 골다공증, 자폐증, 심장질환, 각종 암 등 모든 만성질병이 동시에 치료된다. 약알칼리성인 천연의 물은 지방을 분해하는 작용을 하는 리파아제를 활성화시켜 체지방을 줄여준다. 약과 가공식품을 줄이고 천연의 물과 천연의 소금을 많이 섭취하면서 적당한 운동을 하면 아무런 부작용 없이 1~2개월에 10~20킬로그램을 쉽게 조절할 수 있다. 미국의 잡지인 '여성 세계(Woman's World)' 2001년 1월 5일자 특집기사에 의하면 합성카페인, 인공감미료, 액상과당, 방부제 등이 들어 있지 않은 천연의 물을 매일 8잔 이상 여유 있게 마심으로써 안면홍조, 두통, 관절염, 피로 등 각종 질병을 치료하고 체중도 쉽게 조절할 수 있다고 한다. 특히 85퍼센트의 물로 구성되어 있는 뇌는 체중의 2퍼센트밖에 되지 않지만 체내 수분의 20퍼센트를 사용한다. 천연의 물은 뇌 건강에도 필수적이다. 뇌는 물에 극도로 민감해서 1퍼센트만 부족해도 파킨슨병, 알츠하이머병, 다발성경화증, 뇌졸중 등의 각종 신경질환을 불러온다. 게다가 뇌세포는 조직세포나 피부세포와 달리 한 번 파괴되면 영구히 재생되지 않는다.[53]

우리 몸이 필요로 하는 물은 ph7.4에 가까운 약알칼리성을 띠면서 비타민, 칼슘, 칼륨, 나트륨, 마그네슘, 황, 철, 인 등 각종 미네랄이 풍부하게 함유되고, 합성화학물질이 들어 있지 않은 물을 말한다. 산속의 맑은 계곡물이나 샘물, 약수, 지하수, 야채나 과일즙 등이 좋은 물이다. 자연의 빗물은 평균 산성도 5.6으로 약산성을 띠고 있고, 오렌지 등 과즙은 산성도 2~3의 강산성을 띠고 있지만 체내로 들어왔을 때, 산성도 2.0

의 강산성인 담즙산과 미생물, 기생충, 효소, 미량영양소 등의 작용에 의해 곧바로 약알칼리성으로 바뀌기 때문에 건강에 유익하게 작용한다. 그러나 역삼투압, 합성화학물질, 전기분해, 방사선 살균 등의 인공적인 방법으로 변화시킨 산성수나 가공생수는 체내에 들어와도 미생물 등에 의한 변화가 일어나지 않는다.

마찬가지로 합성화학물질로 만들어진 빙초산도 체내에서 상호작용을 일으키지 못하고 독으로 작용한다. 인류가 수천 년 간 섭취해 왔던 천연의 식초는 활성산소를 제거해 암을 예방하고, 칼슘의 흡수를 도와 골다공증을 막아준다. 강산성인 식초가 체내에서 전혀 해를 끼치지 않는 까닭도 위와 같은 원리다. 새콤한 맛으로 입맛을 사로잡는 식초는 몸을 정화시키는 최고의 식품이다. 해로운 음식을 먹거나 과식을 하면 몸속에서 영양소들이 부패해 독을 만든다. 식초는 이런 나쁜 균이나 바이러스를 없애주는 강력 살균제다. 특히 약과 가공식품, 화장품 등을 통해 체내로 들어와 축적된 합성물질을 배출시키는데 탁월한 효능을 보인다. 식초는 우리 몸을 깨끗하게 해주는 정화제이고, 신진대사를 원활히 해주는 촉진제이며, 자연치유력을 최고로 높여주는 면역증강제라 할 수 있다.

03

몸이 산성화되면 암세포가 자란다

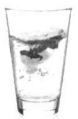

　각종 암이나 만성질환이 만연하게 된 이유는 약이나 가공식품을 통해 체내로 들어오는 합성화학물질뿐 아니라 역삼투압 정수기를 통해 산성으로 바뀐 물을 마시는 것도 주요한 원인으로 밝혀지고 있다. 또한 수돗물을 소독하는 과정에서 염소의 부산물을 제거하기 위해 명반(황산알루미늄칼륨)을 첨가하기도 하는데 명반이 첨가된 수돗물은 산성으로 바뀌게 되어 수도관을 부식시키고, 인체 내에서 각 조직을 망가뜨린다. 특히 알루미늄은 뇌조직에 축적돼 치매나 알츠하이머병을 유발하는 것으로 밝혀졌다.[54] 우리가 흔히 접하는 콜라나 사이다, 기타 다이어트 음료, 맥주 등은 산성도 2.5~3.0의 강산성 음료다. 강산성음료가 체내에 들어오게 되면 우리 몸은 산-염기 평형을 유지하려고 하고 이 과정에서 폐와 간, 신장, 각종 호르몬샘 등에 과부하가 걸리고, 혈액이 산성으로 변하게 된다.

　또한 혈액의 점성이 높아지면서 혈액을 통한 산소와 영양소, 노폐물 등의 운반이 어려워지고, 그 결과 극심한 육체피로뿐 아니라 각종 만성 질병을 일으킨다. 특히 산성화된 혈액은 혈관뿐만 아니라 신장, 심장, 간 등을 부식시켜 고혈압, 신장질환, 각종 암의 주요원인이 된다. 건강한 사람의 혈액은 산성도 7.4의 약알칼리성이어서 산성 환경을 좋아하는 암세포는 제대로 자랄 수 없다. 혈액이 조금만 산성화 되어도 각종 질병이 유발되고 결국 심장이 이완돼 박동이 중단된다. 또한 혈액이 산성도 7.4에서 조금만 더 알칼리성이 된다면 심장이 수축돼 역시 각종 질병을 유발하고 결국 박동이 중단된다.[55] 이것이 심장마비다.

일본의 요코타 쇼스케의 연구에 의하면 순환계질환, 각종 암, 고혈암 등 만성질환자의 혈액을 검사한 결과 공통적으로 산성도 6~7의 산성 상태였다고 한다. 게다가 대기오염에 의해 변형된 산성비는 유기체를 분해해 자연으로 환원시키는 작용을 하는 토양미생물을 죽여 생태계를 크게 파괴한다. 미생물이 죽어 사라진 지역에서는 작물이 토양영양분을 흡수할 수 없어 자라지 못한다. 이때 산성화된 혈액을 알칼리로 바꿔주는 작용을 하는 것이 야채와 과일에 풍부하게 들어 있는 천연의 칼륨과 칼슘, 나트륨이다. 또한 설탕*이나 포도당이 에너지로 소비되지 않으면 피르브산으로 전환되는데 이때 비타민B1이 필요하다. 비타민B1이 부족하면 체내에 젖산이 만들어져 혈액이 산성화 된다. 그리고

---

* 액체 고기인 우유, 가공설탕, 액상과당, 합성포도당은 모두 산성이다. 따라서 병원에서 처방하는 포도당 정맥주사는 혈액을 산성으로 변형시킬 위험이 크다. 혈액이 산성으로 변하면 이를 중화시키기 위해 뼈, 치아 등에서 칼슘이 빠져나오게 되고, 상처가 났을 때 출혈이 멈추지 않으며, 충동조절이 되지 않는다. 칼슘은 야채와 과일, 샘물 등에 풍부하게 들어 있으므로 합성화학물질로 만들어진 칼슘보충제로 보충할 필요가 없다.

햄, 콜라, 과자 등 가공식품에 다량 함유되어 있는 인**은 칼슘의 흡수를 방해한다.

'약알칼리인 인체에서는 암세포가 자라지 못한다.'는 말은 천연의 야채와 과일을 통해 면역체계가 정상적으로 회복된 상태를 의미하는 것이지, 중성인 염화 세슘이나 알칼리인 세슘을 혈액에 강제로 투여하는 방법으로 약알칼리 상태를 유지한다는 것이 아니다. 이런 방법을 쓰면 심장부정맥이나 사망 등 치명적 부작용이 일어난다. 인체는 외부에서 강제로 투여한 물질에 의해서 절대 약알칼리로 변하지 않는다.[56]

미국인 스타마티스 모라이티스는 1976년 폐암으로 9개월밖에 못 산다는 진단을 받았다. 그는 고향에서 임종을 준비하려고, 그리스의 이카리아 섬으로 갔다. 그런데 자연으로 돌아가 약을 끊고 천연의 생수와 천연의 야채, 과일, 술, 커피를 즐기며 생활한 결과 모든 악성종양이 사라지고 36년이 지난 2012년 11월, 97세가 된 현재까지 건강하게 살고 있다. 자연생활을 하는 이카리아 사람들에게는 심장질환도, 신부전증도, 뇌졸중도, 관절염도 심지어 알레르기도 전혀 없다고 한다.[57] 암 진단을 받은 후 현대의학의 모든 치료를 거부하고 산속으로 들어간 환자들이 1~2년 만에 완쾌되었다는 소식을 종종 듣는다. 그들이 현대의학이 포기한 질병을 쉽게 치료할 수 있었던 까닭은 약과 방사선, 가공식품을

** 햄, 소시지, 아이스크림, 주스, 콜라, 사이다, 치즈, 통조림, 어묵, 라면, 간장 등의 가공식품에 가장 많이 쓰이는 첨가물이 합성 인(인산나트륨)이다. 합성 인은 방부제 기능 외에도 내용물의 점착성을 높이고 식품의 외관을 변하지 않게 해주고, 다른 합성화학물질의 작용을 증가시키는 보조제로도 기능한다. 우리가 흡수하는 전체 나트륨의 40퍼센트는 인산나트륨을 통해서이다.

중단하고 맑은 공기, 천연의 음식과 약초, 천일염 그리고 자연에 가까운 물을 섭취해 면역력이 회복됐기 때문이다. 모든 만성질병은 약, 가공식품, 화장품, 대기오염, 왜곡된 물 등으로 면역체계가 무너졌기 때문에 생긴다. 망가진 생명체가 어머니 자연으로 돌아가면 쉽게 회복되는 이유는 모든 생명체가 자연에서 왔기 때문이다.

산성수뿐만 아니라 약, 가공식품, 중금속 등에 들어있는 합성물질도 우리 몸을 산성으로 변화시킨다. 산(acid)은 동맥을 부식시켜 심장마비나 뇌졸중을 일으키고, 관절을 부식시켜 관절염을 일으키기도 하며, 심장질환과 각종 암을 유발하기도 한다. 또한 산은 적혈구의 산소 교화, 염증치유, 혈액응고, 호르몬 생성, 신경세포의 전달 능력에 영향을 미치기도 한다. 콜라, 사이다, 스포츠음료 등 모든 가공음료가 산성수이다. 몸의 균형을 유지하려면 과일과 채식 위주의 식단, 깨끗한 천연의 물, 천연소금이 반드시 필요하다. 그러나 과일을 선택할 때에도 주의할 것이 있다. 가공된 채 봉투나 캔, 병에 담긴 과일은 위험하다. 복숭아, 귤, 포도 등 먹기 좋게 껍질만 제거한 음식들의 비밀은 염산이다. 독성과 부식성이 강한 염산을 이용해 껍질만 녹인 후, 합성 카제인나트륨[***]을 혼합해 염산을 중화시키는 것이다.

[***] 카제인나트륨은 분말이 물에 잘 녹도록 해주는 합성화학물질이다. 염산이 묻어 있는 과일을 카제인나트륨 용액에 담그면 염산이 용해되어 물에 씻겨 나온다. 카제인나트륨은 의약품, 접착제나 페인트, 아이스크림 등의 원료로 사용되는 카제인에 양잿물(가성소다, 기름때를 녹이는 세제의 주성분)이라고도 하는 수산화나트륨을 혼합시켜 만드는 합성화학물질이다.

가공식품의 상큼한 맛과 방부 효과를 위해 사용되는 합성 비타민C는 산성도 3~4의 강산성으로, 체내에서 안식향산나트륨(벤조산나트륨)과 반응해 치명적인 1급 발암물질인 벤젠****을 생성한다. 사실 천연의 비타민C는 냄새도 없고, 색깔도 없다. 모든 비타민C 제품이 노랗고 상큼한 이유는 석유의 콜타르에서 추출해낸 아스코르브산에 옥수수전분과 합성 아세톤*****을 혼합하고 아스파탐을 첨가해 만들어내는 합성 비타민이기 때문이다. 식품업계나 제약업계가 비타민C를 노란색과 새콤한 맛으로 세뇌시킨 것은 레몬이나 오렌지를 연상시키려는 의도다. 주류의사들을 동원해 이렇게 합성으로 만들어진 비타민C를 광고하면서 100배의 가격으로 판매하는 것이다.

합성물질로 만들어진 안식향산나트륨은 식품 보존제로도 쓰이지만 거담제, 해열진통제, 류마티스 관절염 치료제, 방광염 치료제, 만성 기관지염 치료제 등에도 쓰이는 의약품의 성분이다. 심한 흥분, 요실금 증상을 일으키고 DNA를 변형시키고, 간부전이나 파킨슨병을 유발하는 것으로 알려진 물질이다. 향긋한 냄새를 가진 벤젠은 음료수, 아이

**** 벤젠(C_6H_6)은 달콤한 향이 특징이지만 폐암과 백혈병을 일으키는 치명적인 1급 발암물질이고 기형아 출산의 원인이다. 광천수 등 자연에 존재하는 천연의 벤젠은 인체에 아무런 해를 미치지 않지만 합성 벤젠은 치명적이다. 합성 벤젠의 향 때문에 무카페인 커피, 화장품, 향수, 음료수, 아이스크림, 과자, 생수 및 나일론, 폴리스티렌, 폴리카보네이트, 접착제, 세제, 염료, 살충제, 합성고무, 의약품 등 거의 모든 생산품에 첨가된다. 자동차의 배기가스나 휘발유, 스프레이 형태의 모기약에서 향긋한 냄새가 나는 것은 벤젠 때문이다. 휘발유에는 페인트와 유성펜에 들어 있는 치명적인 크실렌도 다량 함유되어 있다.

***** 합성 아세톤은 매니큐어, 페인트 제거제, 플라스틱과 나일론의 원료 등으로 쓰이는 발암물질이다.

스크림******, 과자 등 대부분의 가공식품과 화장품, 향수, 세제, 샴푸, 장난감, 가구, 살충제, 휘발유, 의약품 등에 포함되어 있다. 향긋한 냄새를 쫓다가는 순간적으로 삶을 달리할 수 있는 치명적인 독극물이다.

또한 햄 등 가공육의 색깔을 먹음직스럽게 보이게 하는데 사용되는 아질산나트륨은 방부제로, 흔히 사용하는 소르빈산과 반응하면 발암물질인 에틸니트릴산을 생성한다. 또한 아질산나트륨에 열을 가하면 발암물질인 니트로사민이 생성된다. 탄산음료뿐 아니라 대부분의 가공식품에 산도조절제와 보존료, 향미제 등으로 첨가되고 청소용세제의 원료로도 사용되는 합성 인산나트륨은 칼슘의 체내 흡수를 방해해 골다공증과 폐암을 유발시키고 치아를 보호해주는 에나멜층을 부식시키는 것으로 확인되고 있다. 또한 인산나트륨은 피부를 검게 만들고 기미, 주부습진, 피부노화의 원인이 되며 관절염과 신부전증을 일으키기도 한다.[58]

생수병에는 발암물질인 안티몬 등 각종 합성화학물질이 함유되어 시간이 흐르면서 물에 녹아나온다. 페트병에서는 프탈레이트*******가, 폴리에틸렌 제품에서는 스티로폴의 원료인 스타이렌이, PVC제품에서는 비스페놀A라는 발암물질이 나오는 것으로 확인됐다. 1990년 이후

****** 아이스크림의 점도를 높여주는 합성화학물질은 규토인데, 이는 석면과 함께 폐를 굳게 만드는 규폐증과 폐암의 주요원인이다. 주류의사들은 아이스크림에 첨가된 규토가 폐로 들어가는 것이 아니므로 폐암과는 무관하다고 한다. 하지만 인체는 전체로 작용하기 때문에 코로 들어가나, 입으로 들어가나, 피부로 들어가나 모두 동일한 질병을 일으킨다.

******* 프탈레이트는 가소제의 일종으로 PVC 같이 단단한 물질을 부드럽게 해주는 성분으로 고무, 비닐, 로션, 향수, 샴푸, 분유통 등에 광범위하게 사용된다. 유방암, 고환암 등의 원인으로 밝혀져 유럽연합에서는 2005년부터 사용이 금지되었지만 미국과 우리나라에서는 아무런 규제를 하지 않고 있다.

그 용도가 폭발적으로 늘어나 물병, 음료수 병의 거의 95퍼센트를 차지하고 있는 폴리에틸렌 테레프탈레이트(PET, 페트)는 석유의 부산물에서 나오는 테레프탈산과 에틸렌글리콜을 화학처리하여 생산하는 합성물질이다. 오랜 시간이 흐른 후, 치명적인 독성이 발견되어 인류를 경악에 빠뜨릴 가능성이 크다.

04
슈퍼용 생수는 가공식품이다

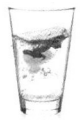

많은 사람들이 슈퍼에서 판매하는 생수나 정수기로 정수한 물을 '좋은 물'로 잘못 알고 있다. 사실 판매용으로 생산하는 모든 생수는 방부제와 살균제, 표백제, 보존제 등이 들어 있는 가공식품이다.* 미국 태평양연구소 피터 글레익의 연구에 의하면, 생수 한 병이 소비자에게 전달되기까지는 생수병 용량의 4분의 1만큼의 석유가 소비된다고 한다. 우리나라의 경우 전량 수입하는 석유는 재생이 불가능하면서 고가여서 국가재정에 큰 부담을 안겨주고 있다.[59] 판매용 생수는 필터를 통해 모든 미네랄이나 박테리아를 제거한 후, 합성영양소와 합성미네랄, 방부

---

* 봄가을, 자연의 물을 그릇에 담아 놓으면 보통 4일 정도 간다. 그런데 페트병에 담긴 생수는 방부제, 살균제, 표백제를 첨가했기 때문에 1~2년간 유지된다. 생수는 가공 중에 방사선이나 오존으로 살균하는 경우가 대부분인데 방사선에 의해 물 분자가 변하기도 하고, 물에 잘 녹는 성질에 의해 방사능이 물에 잔존하는 것으로 밝혀지고 있다. 오존은 극미량으로도 폐를 파괴하는 강독성 가스. 보존기간이 길어질수록 페트병에서 치명적인 1급 발암물질인 프탈레이트, 비스페놀A 등이 녹아나온다.

제, 살균제, 표백제 등을 새로 첨가한다. 그런데 산소가 첨가됐다는 '산소 함유 생수'는 단지 선전문구일 뿐이다. 인체는 소화기관을 통해서 산소를 전혀 흡수할 수 없다. 인체가 산소를 흡수하는 통로는 유일하게 폐뿐이다. 인위적으로 물의 용존산소량을 늘려봐야 모두 트림으로 배출된다. 또한 폐로 산소가 다량 흡입될 경우 폐포를 파괴하는 등의 치명적인 부작용을 일으킬 수도 있다.

게다가 면역력이 약한 어린이에게 용혈성요독증을 유발시키는 O157:H7(이콜리) 박테리아는 슈퍼용 생수(먹는 샘물)에서도 발견된다. 1999년 3월 미국 연방정부가 103개 브랜드의 생수를 조사한 결과 3분의 1에서 강독성 중금속인 비소와 역시 강독성 합성화학물질인 불소, 그리고 O157:H7 박테리아가 검출됐다. 생수를 담는 페트병에서는 1급 발암물질인 프탈레이트와 비스페놀A뿐만 아니라 각종 환경호르몬 등이 녹아나오고 있다. 앞서 화장품에서와 마찬가지로, 규제완화를 실시하고 있는 많은 나라에서 생수의 수질 감독을 기업 자율에 맡기기 때문이다.

미국, 캐나다, 일본, 우리나라에서 신부전증으로 인해 투석을 받고 있는 어린이는 대부분 용혈성요독증이 원인인데, 용혈성요독증의 85퍼센트는 O157:H7균 때문에 발병한다. 또한 미국에서 발병하는 용혈성요독증은 연간 7,500건으로 네덜란드의 연간 25건에 비해 300배에 달한다.[60]

우리나라에서도 매년 용혈성요독증으로 사망하거나 불구가 되는 사례가 100건 이상 발생하고 있다. 그런데 중요한 사실은 이토록 치명적인 O157:H7 박테리아가 원래는 인간에게 아무런 해를 미치지 않으며 긴 진화과정을 함께 해온 '좋은 박테리아'란 사실이다. 그런데 항생제, 살균제 등을 우리의 몸과 자연에 쏟아 부으면서 그들이 악성으로 변형된 것이다.

 '소화불량, 만성설사, 위장 내 이상 발효, 위산과다에 효과가 좋다.'는 광고와 함께 시판되고 있는 알칼리 이온수기는 사실 정수기가 아니다. 1960년대에 일본에서 개발된 의료용기기로, 알칼리수를 응급환자의 위산을 중화시키기 위한 약물(ph9.2~9.8)로 쓰기 위한 것이다. 병원에서 치료용으로 사용하는 알칼리액은 순수한 증류수인 중성의 물을 전기분해하여 얻는 것으로 치료에 필요할 때 단기로 사용하는 약물이지 평소에 음료수로 섭취할 수 있는 물은 아니다. 산성의 물이 강독성이듯, 알칼리성의 물도 강독성이어서 모두 조직을 파괴하고 심장질환, 뇌졸중, 각종 암을 유발한다. 활성산소를 없애준다는 환원수도 사실은 물을 전기분해할 때 음극에서 생성되는 물로 알칼리 이온수와 동일하다.[61] 즉, 자연에 존재하지 않는 물이다. 또한 기억력을 좋게 해준다는 수소수는 자연의 물에 인공적으로 수소를 다량 첨가한 물로 역시 변형된 물이다. 피로와 어깨결림을 풀어 준다는 탄산수도 마찬가지다. 천연에 존재하는 탄산수가 면역체계를 회복시켜주면서 이 같은 작용을 하는 것이지, 콜라와 같이 합성화학물질로 만든 탄산을 첨가한 합성탄산수는 오히려 몸에 해롭다.

 그동안 인류는 천연의 식물성기름에 인공적으로 수소를 첨가한 마가린**이 콜레스테롤을 낮춰준다는 주류의사들의 거짓연구에 속아 수

** 식물성지방을 수소처리한 정제가공유지인 마가린이나 쇼트닝에는 트랜스지방이 다량 함유되어 있는데 빵, 과자, 라면, 피자, 초콜릿 등 거의 모든 가공식품에 함유되어 있다. 초콜릿은 대부분 쇼트닝에 아스파탐, 합성 캐러멜, 촉촉한 느낌을 주는 합성 레시틴, 각종 방부

십 년간 이를 섭취해 왔고, 결과적으로 전 세계 수억 명에게 심장마비, 뇌졸중, 각종 암을 유발시켰다. 사실 천연의 콜레스테롤(HDL, 좋은 콜레스테롤)은 각종 호르몬을 만들어내는 필수성분이지만, 혈관을 부식시키면서 심장질환을 일으키는 산화된 콜레스테롤(LDL, 나쁜 콜레스테롤)은 약과 가공식품을 통해 체내로 들어온 합성화학물질이다. 인체는 산성도 7.4인 약알칼리 상태이다. 강산성뿐 아니라 강알칼리성도 치명적인 독으로 작용한다. 게다가 자연에는 전기분해해서 생성되는 물이나 수소가 정상 이상으로 포함된 물은 존재하지 않기에 이를 장기 섭취하면 면역체계가 무너질 수밖에 없다. 반면 칼슘, 마그네슘, 황, 인 등 미네랄이 풍부하고 항산화력이 있으며 적당히 탄산도 포함되어 있고, 동시에 합성화학물질이 들어 있지 않은 물은 최고의 물로 면역체계를 회복시켜주며 피부도 아름답게 해준다. 바로 계곡을 흐르는 맑은 샘물이나 약수다. 특히 샘물에는 적당히 박테리아가 함유되어 있어 더욱 좋다. 면역력을 키워주기 때문이다.

또한 정육면체 구조를 가진 육각수, 식욕을 억제해주는 물, 천연 탄산이 들어있는 소다수, 산소가 농축되어 혈액을 맑게 해주는 물 등등, 모두 과학적으로 입증된 것이 아니라 단순한 선전문구에 불과하다. 사실은 천연 탄산수라는 것도 허구다. 천연의 탄산가스는 제조과정에서 쉽게 부패하거나 냄새가 변하기 때문에 이를 제거하고 다시 합성 탄산을

제 및 향미제 등을 첨가해 만들어진다. 따라서 초코파이, 케이크, 아이스크림 등에 들어가는 초콜릿은 대부분 합성 초콜릿이라 할 수 있다.

첨가했기 때문이다. 일종의 가공식품인 것이다.*** 사실 빙하수, 해저심층수라는 이름으로 선전하는 대부분의 판매용 생수는 단지 지하수 또는 수돗물을 끌어올려 역삼투여과를 거치고, 방사선으로 살균소독한 후 합성 탄산가스 등을 첨가해 원가의 2,000배 가격으로 판매하는 것이다. 역삼투여과를 하게 되면 모든 미네랄과 탄산가스가 제거되어 산성으로 변하기 때문에 다시 합성 미네랄 등을 첨가하는 것이다.[62] 방사선으로 살균하는 과정에서 모든 미량영양소가 파괴되고 물 분자를 변형시켜 물의 ph농도를 산성으로 변화시키므로 약알칼리를 띠고 있는 인체에는 치명적일 수밖에 없다.

*** 산소는 치명적인 발암물질이므로 폐로 산소가 다량 흡입될 경우 폐포를 파괴하는 등의 치명적인 부작용을 일으키며 사망으로 이어질 수 있다. 또한 육각수, 비만 억제 생수, 소다수, 비타민O 함유 생수, 자기장 생수 등은 과학적으로 입증된 것이 아니라 단순한 선전문구일 뿐이다. 비타민O 생수는 단지 소금을 미량 포함시킨 것으로 확인됐다.

05
페트병이 성조숙증을 불러온다

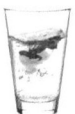

　천연성분과 합성성분은 전혀 다른 물질이어서 체내에서 작용하는 과정도 전혀 다르다. 합성물질은 설령 천연물질과 분자구조가 같다고 하더라도 진화과정을 통해 접해보지 못한 이물질이어서 치명적인 부작용을 일으키고 생태계를 파괴할 수 있다. 때문에 유통기한이 지난 제품을 처리할 때도 천연물질은 비료로 사용하거나 강물에 그대로 버려도 되지만 합성물질은 정확히 회수해 전문 처리업체에서 섭씨 1,000도의 고열로 소각해야 한다. 그리고 그 연기에는 다이옥신, 벤조피렌 등 치명적인 1급 발암물질이 생성되기 때문에 연기도 철저히 재처리 과정을 밟아야 한다. 병원처방약, 화장품, 식품첨가제, 일상용품, 건축자재 첨가물 등은 정확히 회수하고 철저하게 소각 처리해야 하는 것이다.

　천연의 물질은 대사과정을 통해 체내에서 쉽게 배출되기 때문에 인체에 아무런 해를 미치지 않는다. 그러나 자연에 존재하지 않는 합성화합물질은 쉽게 배출되지 않고 지방층에 서서히 축적되어 면역체계를 무너뜨리다가 한계량에 도달하면 각종 질병을 유발한다. 예컨대 시아나이드(청산가리)는 야채와 과일에도 들어 있지만 인체 내에서 여러 가지 미량영양소와 효소 그리고 박테리아의 상호작용에 의해 해를 미치지 않고 몸 밖으로 배출된다. 반면 합성 시아나이드는 호흡에 반드시 필요한 시토크롬 효소를 파괴한다. 마찬가지로 천연의 설탕은 에너지를 공급하고 몸 밖으로 배출되지만, 합성감미료인 아스파탐은 체내에서 분해되면서 치명적인 발암물질인 포름알데히드로 변해 지방층에 축적되어 심장질환, 신부전증, 다발성경화증, 각종 암 등을 유발시킨다. 다행히도 PET병은 유리나 플라스틱 병에 비해 재활용 비율이 높다. 생수업체에서는 물맛에 영향을 줄 우려가 있기 때문에 대부분 생수병으로 재가공하지는 않지만 소비자들이 휴대용 생수병으로 사용하기도 하고, 가공공장으로 들어가 분쇄된 후 섬유, 카펫, 노끈 등으로 재활용된다. 그러나 우리나라의 경우 PET병의 재활용 비율은 30퍼센트에도 미치지 못하고 있다. 재활용 비율을 높이기 위해 맥주병과 소주병, 콜라병 등에 적용하고 있는 공병세 징수 방안을 검토해볼 필요가 있다.

10여 년 전까지만 해도 주류의사들은 수많은 거짓 실험을 내세우며 "PET에는 비스페놀A, 프탈레이트 같은 합성화학물질이나 납 등의 중금속이 녹아나오지 않기 때문에 건강에 아무런 위험을 주지 않는다."고 했지만, 많은 양심적인 학자들의 연구로 다이옥신*을 제외한 대부분의

---

*   천연의 다이옥신은 나무, 풀 등이 연소될 때나 화산, 산불 등에서 발생하지만 인체에는 아무런 해를 미치지 않는다. 반면 염소를 포함하고 있는 비닐, PVC, 플라스틱 등이 연소하면서 대량으로 발생하는 합성 다이옥신은 1급 발암물질이다. 다행히도 합성 다이옥신은 염소가 섭씨 370도 이상의 고온에서 연소될 때에만 발생한다.

합성화학물질이 녹아나오는 것으로 밝혀졌다. 그러자 주류의사들은 "PET에서 누출되는 합성화학물질은 극미량이어서 건강에 아무런 위험을 주지 않는다."고 한다. 그러나 이렇게 수정된 주장도 허구다. 미국 국립보건원(NIH) 등이 보관하고 있는 백여 편의 연구 자료에 의하면 페트병에서 녹아나오는 합성 에스트로겐과 비슷한 비스페놀A 등의 합성화학물질은 극미량으로도 남성의 정자수를 감소시키고 여성의 사춘기를 일찍 불러오는 등의 치명적인 위해를 일으킬 수 있다고 경고하고 있다.[63]

그러나 생수업체는 비스페놀A 등 합성화학물질에 대해서는 아무런 검사나 예방 조치도 하지 않는다. 2012년 10월 우리나라 시판 생수를 조사한 결과, 대부분의 생수를 담는 페트병에서 성조숙증, 생식기질환 등을 유발시키는 프탈레이트, 비스페놀A 등 합성 에스트로겐이 발견됐다. 합성 에스트로겐은 여성 호르몬 에스트로겐과 유사한 구조를 지닌 환경호르몬으로 자궁내막증, 자궁선근증, 성조숙증, 극심한 생리통, 영유아 생식기 이상 발달, 정자 파괴 등을 유발한다. 특히 소녀에게서 성조숙증이 발생하면 이른 시기에 유방암에 걸릴 위험이 2배 이상 높아진다. 그리고 남성은 생식능력을 잃게 된다.[64]

많은 사람들이 건강에 좋은 물로 알고 즐겨 마시는 생수에 관한 실체도 우리를 슬프게 한다. 의약품뿐만 아니라 화장품, 가공식품, 건축자재, 생활용품 등 현대사회에서 생산되는 대부분의 공산품들이 우리의 건강을 해치는 방향으로 끝없이 나가고 있다. 우리의 건강과 행복을 지키기 위해 정부는 엄격한 규제강화 정책을 채택해야 할 것이다.

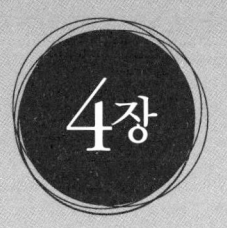

단맛의 역습

01
액상과당은 독극물이다

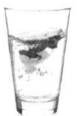

합성화학물질뿐 아니라 가공식품도 비만의 주요한 원인이 되고 있다. 특히 음료수나 패스트푸드, 아이스크림, 탄산음료, 각종 양념 등 대부분의 가공식품에 사용되는 액상과당(고과당 옥수수 시럽, HFCS)*은 설탕보다 6배 이상 단맛을 내면서 방부제 역할을 하는 합성화학물질이다. 1980년대부터 미국에서 대량생산되고 있는 유전자조작 옥수수를 화학처리하여 만든 불량식품이다. 설탕보다 더 많은 정제과정을 거치며 옥수수에서 달지 않은 성분과 소화를 방해하는 모든 성분을 제거한다. 단맛과 빨리 소화되는 성분, 그리고 새로 첨가된 합성첨가제로 인

---

* 포도당은 혈액에서 뇌로 쉽게 이동하지만 과당은 뇌혈관 장벽을 통과하기가 어렵다. 때문에 뇌는 혈중 포도당 농도는 쉽게 감지해 식욕을 조절하지만 혈액을 떠도는 과당의 양은 인식하지 못해 포만감을 느끼지 못한다. 포도당은 인슐린 분비를 자극하지만 과당은 그렇지 않기 때문에 뇌가 위에서 전하는 포만신호를 감지하지 못해 렙틴도 분비하지 않는다. 게다가 과당은 포도당보다 쉽게 지방으로 전환되어 비만을 유발한다.

해 소비자는 결국 비만과 당뇨병환자가 된다. 그럼에도 불구하고 당뇨 증상이 있어 설탕을 섭취해서는 안 되는 사람도 안전하게 섭취할 수 있다는 거짓 선전과 함께 가공식품에 광범위하게 첨가되고 있다. 수십 번의 화학처리를 통해 옥수수기름과 액상과당을 추출하고 남은 옥수수 찌꺼기에는 다시 항생제와 성장호르몬이 투여되어 가축사료의 원료로 쓰인다.

설탕은 체내에서 소화효소에 의해 단당류로 분해되는 과정을 거쳐야 하지만 액상과당은 대사과정을 거치지 않고 그대로 흡수되므로 비만을 촉진하게 된다. 게다가 탄수화물이나 설탕, 꿀 등을 섭취해 정상적으로 인슐린이 분비되면 식욕 억제 작용을 하는 렙틴호르몬의 농도가 증가해서 포만감을 느끼지만, 액상과당이 포함된 음식을 섭취하면 인슐린 분비가 제대로 되지 않아 포만감을 느끼지 못해 과식하게 된다. 액상과당은 폭식을 유발하는 대표적인 비만 식품으로 현재 청량음료, 냉면육수, 빵, 과자, 주스, 아이스크림, 냉동식품 등 거의 모든 가공식품에 첨가되고 있다.[65]

캘리포니아 대학과 미네소타 대학의 연구에 의하면 액상과당은 일반 설탕에 비해 트리글리세리드 비중이 32퍼센트나 높고, 오메가-6지방이 많이 포함되어 있기 때문에 의약품과 함께 비만을 유발시키는 두 번째 요인으로 밝혀졌다. 액상과당은 당뇨병과 고혈압, 신경마비, 뇌졸중, 심장질환, 신장결석 등을 유발시키는 것으로 밝혀졌다. 특히 음식에서 항산화제인 오메가-3와 혈관에 염증을 유발하는 오메가-6 지방산의 비율은 1:1~1:2 정도가 정상이지만 액상과당이 함유된 가공식품 때문에 그 비율은 극히 비정상적인 1:25~1:50이 되었다고 한다. 가공분유의 경우에도 1:10이다. 약과 가공식품을 남용한 결과로 모유의 비율도 1:5 정도로 비정상인 것은 사실이지만 가공분유에 비해서는 월등히 아기에게 좋다. 오메가-6는 지방세포를 합성해내 비만을 일으키는 작용을 하고, 오메가-3는 지방세포 합성을 억제해 비만을 예방하는 기능을 한다.[66]

많은 연구에 의하면 비만의 정도가 심할수록 지방세포를 구성하고 있는 주된 성분이 오메가-3가 아니라 오메가-6이다. 다시 말해 지방층 세포를 형성하는 지방 성분이 자연의 조화를 이루지 못한 상태라는 것이다. 그러나 오메가-3 비율이 적다고 보충제로 섭취해서는 안 된다. 보충제는 대부분 합성화학물질로 만들어지기 때문에 인체에서 오메가-3 기능을 하지 못하고 환경호르몬으로 작용해 오히려 면역체계만 무너뜨린다. 오메가-3와 오메가-6의 비율을 균형 있게 유지하기 위해서는 야채, 과일, 천연생수(계곡물, 지하수, 약수 등), 천연소금, 천연효소, 생선, 약초 등 가공이 덜 된 음식을 섭취하는 것이 가장 현명한 방법이다.

02
이스라엘인의 역설

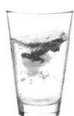

인체에서 식욕을 관장하는 호르몬은 그렐린과 렙틴이다. 그렐린은 위에서 분비되며 위가 비어 있을 때 식욕을 일으키는 작용을 한다. 반면 렙틴은 포만감을 느낄 때 지방조직에서 분비되며 식욕을 억제하는 기능을 한다. 특히 렙틴은 식욕뿐만 아니라 근육이나 다른 인체 기능을 위해 칼로리를 에너지로 전환하는 속도에도 영향을 준다. 따라서 렙틴 수치가 떨어지면 신진대사도 떨어진다. 인슐린도 포만감을 일으켜 식욕을 억제하는 작용을 한다. 맬버른 대학의 연구에 의하면 흡연 자체가 강한 식욕 억제효과를 일으켜 비만을 예방해준다고 한다. 그리고 이 결과는 쥐 실험에서도 동일한 결과가 확인됐다.[67] 가공이 적게 된 담배는 천연의 약초이기 때문에 비만뿐만 아니라 심장질환, 신부전증, 각종 암 등 만성질병을 예방해주고, 감염성질병도 막아준다. 면역체계가 잘 유지될 때 그렐린과 렙틴 호르몬은 적절하게 시소게임을 하며 식욕을 부추기기도 하고 억제하기도 한다. 그러나 액상과당은 소화를 촉진시키는 반면 렙틴 분비를 억제하므로 뇌가 배부르다는 신호를 받지 못해 끊임없이 먹도록 한다.

사실 비만의 원인은 합성물질로 만들어진 약이나 화장품 또는 곡물의 정제과정을 통해 영양소를 제거하고 식품첨가제를 추가한 가공식품이지 탄수화물이나 지방이 아니다. 약과 가공식품, 화장품, 오염된 실내공기 등으로 들어오는 합성물질에 의해 면역력이 무너져 대사과정을 정상적으로 수행하지 못하는 질병이 비만이다. 따라서 현재 인류 중 10억 명은 기아로 인해 죽음으로 내몰리지만, 다른 10억 명은 질병으로 비만해져 죽음으로 내몰리고 있다. 우리 선조들은 오랜 세월 동안 자연의 탄수화물과 지방을 통해 영양분을 공급받으며 건강한 삶을 유지했다. 뇌와 신경전달 조직인 뉴런, 세포 등은 대부분이 동물성지방으로 되어 있고 비타민 D 등 호르몬도 동물성지방의 일종인 콜레스테롤에서 만들어진다.

한때 식품업계로부터 더러운 돈을 받고 '콜레스테롤이 심장질환의 원인'이라는 거짓연구를 통해 콜레스테롤 공포를 조작했던 안셀 키스에 의해 인류는 마가린과 함께 저지방과 저콜레스테롤 음식을 수십 년간 섭취해 왔다. 거짓과 허구로 버무려진 콜레스테롤 가설을 맥거번 상원의원이 정치적으로 보호해줌으로써 이는 미국의 교리가 되었고, 이 교리는 미국문화를 추종하는 우리나라, 일본 등에까지 전파됐다. 그러나 저지방과 저콜레스테롤 음식, 그리고 콜레스테롤 저하제를 먹은 수억 명의 인류는 비만과 당뇨병, 심장질환으로 고통을 겪기 시작했고 결국 수억 명의 인류가 주류의사들에게 재산도 잃고 생명도 잃고 있다. 문제는 진실이 밝혀져서 전 세계적으로 콜레스테롤 가설의 공포가 사라지고 있음에도 불구하고, 그 가설을 무비판적으로 수용했던 주류의사들에 의해 아직도 선전되고 있다는 것이다. 아직도 대부분의 병원은 콜레스테롤 저하제를 처방하고, 저지방 음식을 강조하고 있다.

지중해에 위치한 이스라엘은 버터와 돼지고기를 적게 먹는 나라다. 이스라엘인은 종교적 관습에 의해 돼지고기는 물론 육류와 유제품을 적게 먹는 반면 야채와 과일을 즐기는 민족이다. 그런데 미국의 영향을 받기 시작하면서 포화지방*인 마가린과 액상과당을 많이 섭취하고 있다.** 결국 그들은 오메가-3와 오메가-6 비율이 비정상적인 1:50이 되어 미국에 이어 두 번째로 당뇨병, 심장질환, 각종 암, 비만 등에 시달리고 있다. 지중해식으로 야채와 과일을 즐기면서도 다른 지중해 민족과는 달리 질병이 극심한 이스라엘의 상황을 '프랑스인의 역설'에 빗대 '이스라엘인의 역설'이라고 한다.[68]

---

* 천연의 식물성지방은 수소 분자 하나가 부족한 불포화지방으로 화학반응을 통해 수소분자를 흡수해 인체가 ph7.4를 유지하게 한다. 불포화지방(산화되지 않은 지방)이란 이 같이 수소가 채워질 자리가 비어 있다는 말이다. 그러나 마가린 등 인공지방은 화학처리를 통해 수소분자 하나를 채워 놓은 포화지방으로 미생물이 거의 침입하지 않기 때문에 방부제로 쓰인다. 산업체가 주류의사들을 동원해 "마가린 등은 심장질환을 막아주는 식물성지방이다."라고 거짓 선전을 해왔지만 오히려 심장질환, 암, 뇌졸중의 원인으로 밝혀졌다.

** 미국에서 만들어진 '콜레스테롤—심장질병' 가설을 적극적으로 받아들인 덕분에 그들은 미국인과 비슷하게 동물성지방을 줄이고 가짜 식물성지방인 마가린을 즐기게 되었다.

03
그들은 왜
합성 감미료를 만들었나?

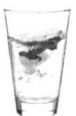

　많은 가공식품에 따라다니는 '무설탕'이란 문구는 설탕 대신 비만과 당뇨병, 암의 주요원인으로 알려진 액상과당이나 치명적인 합성화학물질로 만들어진 아스파탐*, 사카린, 스플랜다, 아세설팜칼륨 등을 첨가했다는 말이다. 이들은 모두 뇌와 신경조직을 파괴하는 발암물질로

---

* 몬산토에서 독점 생산하는 아스파탐은 합성화학물질인 페닐알라닌 50퍼센트와 아스파라긴 40퍼센트, 그리고 메탄올 10퍼센트를 혼합하여 만들어진다. 페닐알라닌과 아스파라긴은 장내에서 아미노산으로 분해되기 때문에 단백질과 동일한 양의 에너지(4kcal/g)를 공급한다. 메탄올은 그 자체도 발암물질이지만 몸속으로 들어가면 포름알데히드로 변하는데 이는 독성물질로 실험실에서 살균제 또는 방부제로 쓰이는 물질이다. 주류의사들은 천연의 채소, 과일에도 메탄올이 존재하기 때문에 아스파탐에서 나오는 메탄올도 건강에 해롭지 않다고 한다. 그러나 천연의 메탄올이 체내에서 분해되어 배출되는 것과 달리, 합성 메탄올은 지방층에 축적되어 환경호르몬으로 작용하며 각종 암을 유발하는 것으로 밝혀졌다.
아스파탐은 두통, 어지럼증, 우울증, 시력상실, 건망증, 구토증, 평형감각상실, 근육경련 등을 일으키므로 심장병이 있는 사람은 특히 조심해야 한다. 아스파탐은 장에서 페닐알라닌이란 물질로 분해되는데 아미노산을 소화시키지 못하는 페닐케톤뇨증(PKU) 환자에게는 치명적이므로 대부분의 나라에서 아스파탐을 첨가한 경우 '페닐알라닌 함유'라고 표시하도록 하고 있다. 구조나 화학작용, 효능 면에서 아스파탐은 MSG와 유사하다.

밝혀지고 있다. 스플랜다는 살균제로 쓰이는 염소와 메탄올, 그리고 중금속인 비소로 설탕을 화학처리해서 단맛을 중화시킨 것이다. 이렇게 성질이 변한 스플랜다는 인체 내에서 수크로오스(수크랄로스라고도 하며 설탕의 주요 성분이다)로 변형돼 위장과 DNA를 파괴하고 성기능장애를 일으킨다. 야채와 과일에 풍부한 천연의 수크로오스는 건강에 아무런 영향을 미치지 않지만 인공으로 합성해낸 수크로오스에는 바닷물을 전기분해하는 과정에서 폐기물로 대량 생성되는 염소가 들어 있어 건강을 크게 해친다.

그럼에도 불구하고 식품회사에서 합성 수크로오스를 많이 첨가하는 까닭은 방부제로 다량 첨가되는 나트륨의 쓴맛을 단맛으로 덮을 수 있고, 튀기거나 구운 식품에 합성 수크로오스를 첨가하면 갈색의 먹음직스러운 색깔과 모양을 내기 때문이다. 아세설팜은 치약, 구강세척제, 커피의 감미료, 의약품 등에 주로 사용되는 감미료로 황과 질소를 함유하고 있는 발암물질이다. 지금도 미국의 심장협회는 각종 합성첨가물로 범벅이 된 가공식품에 대해 '심장에 좋은 식품'이라는 로고의 사용권을 팔고 있다. 탐욕에 젖은 주류의사들은 지금도 거짓연구로 인류를 계속해서 속이려 하고 있다.

약과 가공식품, 산성수 등에 대한 위험은 가리고 효능은 미화시킨 주류의사들의 연구로 인해 탄수화물과 지방이 비만의 주범으로 등장하고 있기 때문에 일반 대중은 혼돈을 겪고 있다. 이런 이유로 많은 사람들은 조금만 아프면 의사에게 달려가 마약인 진통제를 받아 상시 복용하고, 독극물로 범벅이 된 가공식품을 영양이 풍부한 음식인 줄 알고 섭취하며, 살을 빼기 위해 합성 마약을 복용한다. 미국 펜실베니아 대학의 폴 로진이 음식에 대한 대중의 의식을 조사한 연구에 의하면, 대중들은 지방, 소금, 쇠고기, 설탕, 초콜릿 등은 건강을 해치는 유해성분으로 꼽는 반면 수은에 대해서는 거의 무관심하다는 사실을 확인했다. 그러나 사실 합성 나트륨이 아닌 천연소금과 트랜스지방이 아닌 천연지방은 콜레스테롤이 풍부해 생명유지에 필수적인 성분이고, 천연의 쇠고기와 천연의 설탕, 천연의 초콜릿은 영양소와 항산화제가 풍부해 건강에 유익하다. 반면 수은은 치명적인 독극물로 극미량으로도 질병을 유발시키거나 죽음으로 내몰 수 있는 유해성분이다.[69] 이런 사례는 헤로인에서도 발견된다. 헤로인의 금단현상에 대한 보고는 모두 합성 헤로인인 엑스타시, 히로뽕, LSD 등에 의한 것이다. 천연의 헤로인에 대한 금단현상은 아직 한 번도 의학계에 보고된 적이 없다.

그럼에도 불구하고 천연과 합성을 구별하지 못하게 하려는 주류의사들과 주류화학자들에 의해 일반 대중은 천연물질과 합성물질을 구별하지 못하고 있다. 천연수은인 메틸수은과 합성수은인 에틸수은도 생명체와 생태계에 전혀 다르게 작용한다. 바닷가의 주사(붉은 모래)에 열을 가해 생산하는 천연의 수은은 금, 은, 구리, 주석 등 광물질의 독을 풀어 주고, 정신을 맑게 하고 뇌졸중을 낮게 하고, 탈모를 막고, 악창(종기)을 치유한다. 또한 죽은 태아(계류유산)를 체외로 배출시키는 데도 활용된다. 반면 합성수은은 모래나 바닷물 등을 전기분해해 대량생산한다. 합성수은은 주로 아말감, 임플란트, 백신 등을 통해 체내로 들어와 신경과 뼈를 파괴하고, 근육을 굳게 한다. 합성수은은 신체마비 증상이 나타나는 다발성경화증, MND, 소아마비, 파킨슨병, 근무력증, 루게릭병 등의 주요원인으로 밝혀지고 있다.

천연수은과 합성수은은 전혀 다른 물질이고, 생명체에도 다르게 작용함에도 불구하고, 환원주의 과학에 매몰된 주류의사들이나 주류화학자들은 천연과 합성에 동일한 이름을 사용하고 있다. 따라서 우리 대중은 이를 정확히 구별해 판단함으로써 우리의 건강을 스스로 지켜나가야 한다.

그러나 지구를 덮고 있는 합성화학물질로 인해 이제는 다이어트도 채식만으로는 어렵다. 이미 체내에는 각종 합성화학물질이 잔뜩 축적되어 있어 면역체계가 계속 무너지고 있기 때문이다. 다이어트를 하거나 만성질병을 치료하기 위해 가장 먼저 거쳐야 할 과정이 체내에서 합성화학물질인 독소를 제거하는 작업이다. 독소가 제거되지 않으면 면역체계는 회복되지 않고, 면역체계가 회복되지 않으면 비만도 만성질병도 효과적으로 치료하지 못한다.

그런데 사실 독소를 제거하는 방법은 생각보다 쉽다. 그냥 약과 가공식품, 화장품, 향수 등 합성화학물질이 다량 함유된 물질을 피하고 집안에서는 가능한 한 환기를 자주 하는 것이다. 그리고 천일염(또는 죽염)과 천연효소를 섭취하면서 1년에 한 번씩 5~10일 정도의 단식을 주기적으로 시행하면 된다. 특히 단식은 "칼을 대지 않는 수술"이라고 할 정도로 부작용 없이 합성물질을 배출시키는 효과적인 방법이다. 그러면서 야채와 과일 등 가공되지 않은 천연의 음식과 천연의 물, 천연의 소금, 천연의 효소 등을 일상에서 자주 섭취하면 면역체계는 서서히 회복되고 알레르기, 신부전증, 당뇨병, 골다공증, 뇌졸중, 각종 암 등 모든 만성질병은 쉽게 치료된다.[70]

몸속에 축적돼 있는 독소를 배출시키는 데는 숯가루도 효과적이다.

숯**은 전해질인 탄소로 구성돼 있는 천연의 해독제로 탄소와 수없이 많은 미세구멍으로 인해 체내에 수십 년간 축적돼 있는 방사능이나 전자파뿐만 아니라 각종 합성물질도 아무런 부작용 없이 효과적으로 배출시킨다. 이 때문에 현재 미국이나 유럽, 우리나라, 일본 등 전 세계는 숯을 공식적인 의약품이자 건강보조식품으로 승인하고 있다. 그뿐만 아니라 숯은 자연의 전자파를 발생하는 천연의 탄소로 구성되어 있어 실내오염을 구성하는 방사성 라돈(시멘트에서 방출), 수은(주방가스에서 방출), 포르말린(각종 가구에서 방출), 석면(보온재나 방음재에서 방출), 벤젠(화장품이나 가구에서 방출), 전자파(각종 전기기구에서 방출) 등도 중화시켜 주기 때문에 숙면에도 효과적이다. 면역력을 회복시키기 위해서는 햇빛과 소금, 숙면이 절대적으로 필요하다.

특히 주의해야 할 사항이 있다. 건강보조식품도 천연 그대로거나 전통방법으로 끓이거나 농축한 것이 아니라 화학적으로 가공된 것이라면 유해물질이므로 피해야 한다. 가공과정에서 어떤 합성첨가제가 들어갔는지, 어떻게 분자구조가 바뀌는지 알 수 없기 때문이다. 상추, 깻잎, 사과, 딸기, 포도 등 야채나 과일 등에는 재배와 유통과정에 살충

** 18세기 독일의 과학자 허셀에 의해 발견된 원적외선은 19세기 중반부터 질병 치료에 사용되기 시작했고 우리나라에서도 온열치료기로 알려져 있다. 그러나 전기의료기에서 나오는 원적외선은 자연의 원적외선과 다른 초단파로 부작용이 존재한다. 자연의 원적외선이란 햇빛, 숯, 돌, 흙 등에서 나오는 열이다.
숯의 강력한 진통, 해열, 해독, 지혈효과가 과학적으로 밝혀져 일본, 미국, 유럽 등 대부분의 나라에서 숯을 의약품으로 정식 인정하고 있다. 흔히 고기가 탈 때 발암물질이 나온다고 하는데, 이는 천연물질과 합성물질을 구별하지 못하기 때문에 생긴 오해이다. 발암물질인 니트로사민은 고기 등에 첨가하는 방부제인 아질산나트륨이 고온에서 단백질의 아민과 반응하면서 만들어지는 것이다. 자연 상태의 고기나 채소는 무관하다.

제, 제초제, 합성비료, 성장억제제인 데믹, 숙성촉진제인 카바이드나 에틸렌, 코팅제인 합성수지 등 유해한 합성물질이 다량 첨가된다. 천일염을 녹인 물이나 천연식초를 엷게(20대 1 정도) 희석시킨 용액으로 씻은 다음에 흐르는 물로 헹군 다음 섭취하는 것이 좋다.

04
무설탕에 숨겨진
무서운 비밀

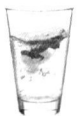

　가공식품의 핵심은 이윤이다. 이윤을 많이 남기기 위해서는 많이 팔아야 하고, 많이 팔려면 맛과 향, 색이 좋아야 하고 유통기한이 길어야 한다. 이런 이유로 식품산업은 소비자의 건강은 고려하지 않고 벤젠, 아스파탐, 아질산나트륨, 염화메틸렌, 액상과당 등 합성화학물질로 만들어진 식품첨가제로 범벅한 제품을 만들어낸다. 초거대 화학기업인 몬산토가 인공감미료인 아스파탐을 개발해 특허를 확보하자, 일그러진 자본주의 논리에 젖어 탐욕만을 불태우는 주류의사들은 몬산토가 건네주는 더러운 돈을 세느라 침을 흘리며 거짓연구를 시작했다. 그들은 "의학적으로 설탕은 비만, 당뇨병, 고혈압, 심장질환 등 각종 질병을 유발하는 것으로 확인됐기 때문에 설탕을 금하고, 아스파탐 같은 열량이 없고 안전한 첨가제를 섭취하는 것이 필요하다."고 선전했다. 사실 설탕이 건강에 해롭다는 주류의사들의 주장은 사카린과 아스파탐을 선전하기 위한 거짓연구다.

여기서 숨겨진 진실을 짚고 가자. 합성 감미료인 사카린, 시클라메이트, 아스파탐 등은 유사한 원리와 유사한 합성물질로 만들어진 독극물로 방광암을 유발시킨다는 사실이 밝혀졌다. 그 결과 시클라메이트는 사용이 금지되어 시장에서 사라졌는데, 사카린과 아스파탐은 아직도 전 세계적으로 가장 많이 팔리는 감미제이다. 그 이유는 간단하다. 사카린은 몬산토의 특허품이고, 아스파탐은 보수파의 대부인 도널드 럼즈펠드*가 회장이자 대주주로 있는 서얼사의 특허품으로 1983년에 몬산토가 2조 3,000억 원에 사들인 제품이다. 즉 사카린과 아스파탐은 몬산토의 제품이기 때문에 시장을 장악하고 있지만, 시클라메이트는 경쟁사인 듀폰의 제품이기 때문에 시장에서 퇴출된 것이다.

사실 설탕 그 자체는 인류가 수천 년 전부터 이용해왔던 자연의 음식이자 훌륭한 감미료다. 그러나 이윤만을 추구하며 인류의 건강을 무시하는 식품산업에 의해 설탕이 변질되기 시작했다. 서로 엉겨 붙지 않게 하는 알루미늄, 희게 보이게 하는 표백제, 물에 잘 녹게 하는 카제인나트륨 등 각종 합성물질이 첨가되면서 해로운 음식으로 변해갔다. 그래도 설탕은 천연물질에 첨가제를 투여한 정도이지만, 아스파탐은 성분 전체가 석유폐기물에서 추출해낸 치명적인 독극물로 설탕에

---

* 타미플루는 '길리어드 사이언스'사가 개발하여 특허를 확보한 약물이다. 백신에 포함된 바이러스는 실험실에서 합성해낸 바이러스로 미국 특허 '# 2008/0069821 A1'에 의해 보호된다. 타미플루는 비상사태가 내려진 상황에서 어떠한 임상실험도 거치지 않은 채 생산에 들어갔다. 그런데 길리어드사는 네오콘의 보수강경파이자 부시 정부의 국방장관이던 도널드 럼즈펠드가 1988년부터 계속 이사로 있었고, 1997년부터 2001년까지는 대주주이자 회장으로 재직했던 회사다. 럼즈펠드는 조류 인플루엔자 대유행 직전에 길리어드사의 주식 1,800만 달러어치를 추가로 매입했다. 그는 신종플루를 전염병 최고 위험 등급인 '대유행'으로 조작해 폭등한 특허료와 주가로 억만장자 대열에 올라섰다.

비해 훨씬 인체에 해롭다. 그러나 주류의사들의 거짓연구로 인해 모든 가공식품에 첨가되고 있고, 이로 인해 인류는 클론씨병, 다발성경화증, 집중력결핍증, 우울증, 뇌신경마비, 알레르기, 간암, 뇌암, 심장질환 등으로 고통받고 있다.

사실 '무설탕'이란 문구는 설탕 대신 치명적인 합성화학물질로 만들어진 아스파탐이나 사카린, 스플랜다, 아세설팜칼륨, 액상과당 등을 첨가했다는 말이다. 아스파탐이나 사카린, 스플랜다 등은 합성화학물질로 만들어진 식품첨가제로 뇌와 신경조직을 파괴하는 발암물질이며, 주의력결핍장애(ADHD)와 우울증의 원인으로 밝혀지고 있다. 스플랜다는 살균제로 쓰이는 염소와 메탄올, 그리고 중금속인 비소로 설탕을 화학처리해서 만든다. 이렇게 성질이 변한 스플랜다는 인체 내에서 수크랄로스라는 물질로 분해돼 위장세포와 DNA를 파괴하고 성기능 장애를 일으킨다. 단맛이 느껴진다 해도 사카린, 아스파탐, 스플랜다 등의 합성감미료는 천연의 설탕과는 전혀 다른 물질이다. 주류의사들은 천연과 합성이 분자구조가 비슷해 동일하게 작용한다고 주장하지만 그것은 거짓이다. 주류의사들이 식물성지방이라고 60여 년을 거짓 선전했던 마가린에 바퀴벌레나 쥐가 접근하지 않듯이, 꿀벌은 아스파탐 등의 합성 감미료에는 얼씬도 하지 않는다. 동물은 본능적으로 음식과 독을 구분할 수 있는 능력을 갖고 있기 때문이다.

텍사스 대학교의 헬렌 헤저드는 성인 474명을 대상으로 6개월간 실험을 진행한 결과, 아스파탐, 스플랜다 등이 함유된 다이어트 음료를 마신 사람들이 일반 설탕이 함유된 음료를 마신 사람들에 비해 비만이 평균 70퍼센트 빠르게 증가했다고 한다. 이는 다이어트 음료에 들어 있는 합성 감미료 성분이 식욕을 왜곡시켜 오히려 단맛에 대한 욕구를 증가시키고 따라서 더 많은 음식을 먹게 하기 때문이다.[71] 특히 스포츠음료, 이온음료 등으로 시판되는 대부분의 음료에 향미증진제라는 이름으로 들어 있는 L-글루타민산나트륨**은 비만뿐만 아니라 뇌신경을 파괴하는 것으로 밝혀진 화학조미료다.

주류의사들이 비만과 당뇨병의 제1원인으로 지목하고 있는 설탕은 비만과 당뇨병의 원인이 아니다. 천연 설탕은 비타민, 칼슘, 철 등 미네랄과 효소가 풍부해 건강에 반드시 필요하다. 설탕의 주성분인 천연의 수크로오스는 체내에서 쉽게 포도당과 과당으로 변해 미토콘트리아에서 일어나는 생명활동에 필수적인 에너지로 사용된다. 특히 포도당은 뇌가 필요로 하는 유일한 에너지원이기 때문에 설탕을 적절히 섭취하면 뇌의 활동이 원활해져 기억력이 증강하고 치매를 예방할 수 있다. 다만 설탕의 제조과정에 첨가하는 방부제, 표백제, 보존제, 착색제, 용해제 등 수십 가지의 합성화학물질들이 면역체계를 무너뜨리기 때문에 지방이나 단백질, 탄수화물 등을 대사시키지 못해 지방층이 두꺼워지면서 비만, 알레르기 등을 유발하는 것이다. 따라서 합성첨가제가 들어 있지 않은 유기농 설탕은 건강에 좋다. 마찬가지로 우유도, 밀가루도, 옥수수도, 커피도, 술도, 담배도 그 자체로는 비만과 당뇨병 등 모든 만성질병의 원인이 아니다. 오히려 비만을 비롯해 각종 만성질병을 예방해주는 천연의 음식이자 약초다. 단지 가공과정에서 수십 가지

** L-글루타민산나트륨(MSG)은 합성 아미노산으로 만들어지며 뇌신경 파괴뿐만 아니라 위장장애, 뇌졸중, 각종 암의 원인으로 밝혀지고 있다.

의 식품첨가제를 범벅하기 때문에 해로울 수 있고, 우유나 계란 등은 사육과정에서 곡물사료, 항생제, 성장호르몬, 고기사료 등을 투여하기 때문에 해로운 것이다.

천연의 우유나 밀가루는 선조들이 먹던 음식으로 오히려 건강에 좋다. 가공식품을 섭취하면 혈당수치가 크게 오르는 것은 그 안에 함유된 지방, 단백질, 탄수화물 때문이 아니라 식품첨가제로 다량 함유되어 있는 합성화학물질로 인해 췌장의 기능이 약해져 인슐린을 제대로 분비하지 못하기 때문이다. 이때 현대의학은 췌장의 기능을 회복시키려는 노력은 하지 않고 합성 인슐린을 투여해 간 기능을 약화시켜 혈당수치만 내리려고 한다. 그러면서 당뇨병은 치료가 불가능하기 때문에 평생 합성 인슐린으로 혈당수치를 유지해 합병증으로 진행되는 것을 예방해야 한다고 한다. 고혈압이나 당뇨병, 고지질혈증, 간질환 등과 같이 평생 약을 복용하라는 말이다. 이렇게 강제 투여된 합성인슐린으로 인해 췌장은 더욱 기능이 약해지고 결국 완전히 기능을 잃게 된다. 합성인슐린이 혈당치를 내려주는 기전은 간 기능을 약화시켜 간에서 글리코겐(포도당으로 이루어진 다당류)을 분해하지 못하게 하는 것이다. 간에서 글리코겐을 분해하지 못하면 췌장에서 인슐린을 분비할 필요가 없어 췌장의 기능은 약해지게 된다. 또한 포도당을 혈액으로 끌어 내지 못해 저혈당에 빠질 위험이 크다.

수많은 연구에 의하면 당뇨병환자에게 인슐린 등 약과 가공식품을 중단시키고 천연의 음식을 섭취하게 하면서 햇빛과 천일염을 적절하게 활용하면 당뇨뿐만 아니라 고혈압, 고지질혈증, 간질환, 폐결핵 등 대부분의 만성질병이 쉽게 치료된다고 한다. 고혈압환자도 약과 가공식품을 중단하고 천연의 음식을 섭취하면 쉽게 치료된다는 사실이 수많은 연구에 의해 확인됐다. 합성감미료는 대부분 강산성이기 때문에 혈액을 산성으로 전환시켜 간이나 폐, 신장, 혈관, 신경 등 각 조직을 파괴해 치명적인 질환을 유발시킨다.

05

우울증부터 뇌종양까지, 아스파탐의 치명적 부작용

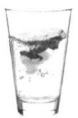

　1965년 서얼사에서 항궤양성 심장질환 치료제를 개발하던 제임스 슈래터는 심장질환 치료제를 만들기 위해 석유폐기물에서 추출해낸 벤젠이나 콜타르 등을 여러 가지 방법으로 혼합하는 연구에 몰두하고 있었다. 그러다가 우연히 합성 페닐알라닌 50퍼센트, 합성 아스파라긴산 40퍼센트, 합성 메탄올 10퍼센트를 혼합한 결과 극도로 단맛이 난다는 사실을 알아내고 이를 아스파탐이라고 불렀다. 이렇게 우연히 발견된 아스파탐은 슈래터와 서얼사에게는 황금탑을 안겨줬지만 인류에게는 재앙으로 돌아왔다.

　페닐알라닌과 아스파라긴산은 아미노산의 일종이지만 사실은 화학의 속임수다. 천연의 페닐알라닌과 아스파라긴산은 체내에서 아무런 부작용을 일으키지 않고 분해되지만 석유폐기물에서 추출해낸, 물질의 분자구조를 바꿔 페닐알라닌과 아스파라긴산이라 이름 붙인 합성화학물질은 자연에 존재하지 않는 독극물이다. 이 둘은 혈류를 타고 뇌세포로 들어와 뇌호르몬을 교란시키고, 뇌신경세포를 파괴시킨다. 게다가 메탄올 자체도 발암물질이지만 메탄올이 몸속으로 들어가면 포름알데히드로 변하는데 이것은 암을 일으키는 치명적인 독성물질로 실험실에서 방부제로 쓰이는 물질이다. 포름알데히드는 청산염이나 비소화합물과 같은 정도로 유독하고, 인체의 지방층에 저장되어 침묵의 살인자로 불리는 물질이다.

이 독극물은 식품첨가제로 FDA의 승인을 받기까지 1년이 걸렸다. 아스파탐의 안전성을 검사한 많은 동물실험에서 뇌종양이 발생했기 때문이다. 그러나 주류의사들의 거짓연구와 자료조작, 자료은폐 등 우여곡절 끝에 1966년에 승인을 받았지만 9년 만인 1975년에 승인이 취소됐다. 9년간 많은 사람들에게 자살, 우울증, 정신착란, 뇌신경마비 등 끔찍한 부작용을 남긴 채…. 위스콘신대학의 실험에 의하면 우유에 아스파탐을 첨가하여 어린 원숭이 7마리에 투여한 결과 300일 만에 5마리 원숭이에게서 발작증세가 나타났으며, 1마리는 죽는 등 여러 연구에서도 그 부작용이 확인됐다. 서얼사는 조작한 연구 자료를 끊임없이 제출하면서 거액의 로비를 벌였지만, 1980년 FDA는 만장일치로 승인을 부결했다.

그러나 다음 해인 1981년, 새로 FDA 국장으로 취임한 아서 헐 헤이즈 2세는 FDA 내의 심사위원회를 해산한 채 아스파탐의 사용을 일방적으로 승인한다. 이에 격분한 다른 학자들이 관련 연구 자료를 면밀히 검토했다. 그 결과 해당 물질이 뇌종양을 일으킬 수 있다는 사실을 고의적으로 은폐한 사실을 밝혀냈고, 학자들 사이에서 서얼사를 형사고발하자는 의견이 들끓었다. FDA는 시판을 보류하고 진상조사위원회를 만들었다. 위기에 직면한 서얼사는 정치적 해결을 모색한다. 결국 서얼사는 백악관에 끈을 대고 있는 정치인을 찾기 시작했고, 그 결과 극우반공주의의 중심인물로 알려진 강경파 도널드 럼즈펠드 전 국방장관을 회장으로 임명한다.

때마침 근본주의 청교도 세력의 지원을 받는 레이건 전 캘리포니아 주지사가 대통령으로 당선되자 럼즈펠드는 레이건 행정부의 국방부 각료로 입각하게 되고, 1981년 레이건 행정부는 럼즈펠드의 제청으로 FDA 국장을 경질한다. 신임국장은 펜실베니아 대학의 아서 헐 헤이즈 주니어였다. '시판보류' 결정으로 전전긍긍하던 업체는 기다렸다는 듯이 시판승인을 다시 신청했다. 수년 전에 제출했던 자료 그대로였다. 헤이즈 신임 국장은 몇몇 전문가에게 조언을 구하는 듯했지만 요식행위에 불과했다. 그해 7월 아스파탐은 시판보류가 해제되고 정식으로 승인된다. 설탕이 비만과 당뇨병을 비롯해 각종 질병의 원인이라는 대대적인 선전과 함께!* 사실 설탕이 비만과 당뇨병의 원인이라는 주장은 아스파탐을 선전하기 위한 거짓연구였다.[72] 지금도 주류의사들은 칼로리가 없고 대사를 통해 흡수되지 않다는 이유로, 아스파탐을 안전한 다이어트 첨가제로 선전하고 있다. 칼로리가 없거나 대사과정에서 흡수되지 않는 것은 자연에 존재하지 않는 물질이기 때문이다.

---

* 설탕이 당뇨병과 비만의 원인이고, 동물성지방이 콜레스테롤을 형성해 심장질환을 유발하고, 소금이 고혈압을 유발하며, 담배가 폐암의 원인이라는 등의 연구는 대부분 미국의 모넬연구소에서 수행된 것들이다. 비영리단체인 모넬 연구소는 1년 예산 1,750만 달러의 절반이 연방 예산이고 나머지 절반은 제약회사, 식품회사, 화학회사 등의 재정 지원으로 채워지는 친기업형 관변 연구소다.

헤이즈에 대해 비난 여론이 쏟아지는 가운데 다른 부패사건까지 발각되자 그는 FDA를 떠나 아스파탐 제조기업인 서얼사의 자회사인 버슨마스텔러의 홍보담당 이사로 자리를 옮긴다. 그 후 이 회사는 에이전트 오렌지, 제초제, 소 성장호르몬, 유전자조작 등으로 유명한, 세계 최대의 화학기업인 몬산토에 흡수된다. 당시 서얼의 법률이사로 아스파탐 승인을 주도했던 로버트 샤피로는 몬산토의 아스파탐 담당 사장으로 승진하고, 1995년부터 1999년까지 몬산토의 최고경영자가 되어 유전자조작을 적극 지휘한다. 샤피로는 1982년 헤이즈의 부패사건과 아스파탐의 불법 승인에 대해 수사를 담당했던 검사로 수사 도중 검사직을 사임하고 몬산토 이사로 자리를 옮긴 인물이다.

놀라운 사실은 아스파탐과 유사한 합성감미료 사카린, 유전자조작 특허의 95퍼센트, 베트남전쟁에 다량 살포했던 고엽제, 인류를 공포로 몰아넣었던 PCB, 치명적인 부작용을 유발시킨 소 성장호르몬 모두가 몬산토가 개발해 특허를 확보한 주력상품들이란 것이다. 사카린도 발암물질이라는 사실이 입증되면서 FDA에서 승인이 취소됐다가 압력과 뇌물의 힘으로 1975년에 다시 승인을 받았다. 그 후 1985년에 아스파탐은 식품첨가제로 승인되어 모든 가공식품에 사용이 허가된다. 아스파탐은 장내에서 페닐알라닌이란 물질로 변형되는데 아미노산을 소화시키지 못하는 페닐케톤뇨증(PKU) 환자에게는 치명적이므로 '페닐알라닌 함유'라고 표시해야 한다. 페닐알라닌은 뇌의 구성성분 중 한 가지로, 뇌의 발육 부진을 일으켜 정신이상 증세를 유발한다.

"수많은 연구를 검토한 결과, 아스파탐은 인체에 아무런 부작용을 일으키지 않는다."는 주류의사들의 거짓연구와 거짓 선전에 의해 아스파탐은 거의 모든 가공식품에 첨가되고 있다. 아스파탐은 글루타민산나트륨과 마찬가지로 뇌에 공급되는 천연 포도당의 흡수를 방해한다. 포도당은 뇌세포의 활동에 사용되는 유일한 에너지원인데, 이것이 뇌세포로 흡수되지 않으면 뇌의 조절 기능과 중추 신경을 파괴해 두통, 현기증, 기억력 감퇴, 뇌신경 파괴, 뇌종양 등의 장애를 유발할 수 있다.

탄산음료에 아스파탐이 첨가되기 시작한 지 2년이 지나서 세인트루이스에 있는 워싱턴대학 의대 교수인 J. W. 올니는 미국의 뇌암 발병률이 평균 10퍼센트가 증가하여 한 해 동안 약 1,500명의 신규 환자들이 발생하고 있다는 사실을 확인했다. 1991년 이 연구가 계기가 되어 미국 국립보건원은 아스파탐의 부작용을 167가지로 분류하여 그 위험성을 경고했다. 1992년 미 공군은 아스파탐 섭취 후에는 비행을 금지하라고 지시했다. 1994년 미국 보건복지부는 아스파탐이 유발하는 질병 88가지를 상세히 분류하여 공개했다. 여기에는 선천성 결손증, 우울증, 정신지체, 뇌종양, 유방암, 간질, 다발성 경화증, 파킨슨씨병도 포함되어 있다. 아스파탐이 미국을 비롯해 전 세계 60개국에서 사용되는 이유에 대해 영국의 독극물 전문가인 베일리 헤밀턴은 이렇게 말한다. "빳빳한 현금만큼 강력한 힘은 없을 것이다."[73]

아스파탐은 미국 FDA에서 승인한 물질 중, 부작용이 따르는 성분으로 보고된 것의 75퍼센트를 차지할 정도로 가장 위험한 것으로 알려져 있다. 1994년 2월에 미국 보건복지부 보고서에 따르면 아스파탐이 일으키는 부작용 중에서 가장 심각한 것은 발작과 암, 사망이다. 아스파탐 제조회사에서 자체적으로 실시한 2년간의 연구에 의하면 320마리의 쥐 중 아스파탐을 먹인 12마리의 쥐에서 뇌종양이 발생했다. 뇌종양이 생긴 12마리 중 5마리는 소량의 아스파탐을 먹은 쥐였다. 또 미국의 MIT 대학에서 아스파탐을 섭취하고 발작을 일으킨 80명을 조사한 결과 아스파탐이 원인이라는 사실을 밝혀내고 "아스파탐은 시민들의 건강에 절박한 위험을 주는 화학물질이므로 FDA는 아스파탐을 빨리 시장에서 회수하고 승인을 취소해야 한다."고 촉구하기도 했다.[74]

독일의 독물학자 헤르만 크루제가 "아스파탐이 각종 암을 일으킬 수 있음이 연구 결과 확인됐다."는 인터뷰를 하자 몬산토는 영업을 방해했다는 이유로 거액의 손해배상 청구 소송을 제기했다. 그러나 2000년 뒤셀도르프 법원은 "지금까지 발표된 166건의 연구 결과 중 50퍼센트인 83건에서 아스파탐이 암을 유발할 수 있음을 확인했다."며 그에게 무죄를 선고했다. 유럽의회에서는 1996년부터 어린 아이가 먹는 식품에 아스파탐을 포함하는 감미료 사용을 금지하고 특히 임산부의 복용을 주의하도록 경고하고 있다. 반면 우리나라에서는 1985년부터 모든 식품에 첨가를 허용하고 있다. 2009년 2월에는 호주에 수출했던 소주에서 아스파탐이 검출되어 전량 반송 처리되기도 했다.[75]

호주는 아스파탐 사용이 금지된 국가다.

인류의 건강을 희생시키며 철저히 산업을 보호하던 럼즈펠드와 부시의 시대가 지나가면서 세계는 미국의 거짓으로부터 벗어나기 시작했다. 그 첫 번째로 2007년 영국 슈퍼마켓 연합은 독극물인 아스파탐을 판매하지 않기로 결의했고, 2009년에는 인도네시아, 필리핀, 미국 뉴멕시코 주, 캘리포니아 주, 하와이 주에서 아스파탐의 사용을 금지하는 법을 통과시켰다. 세계는 빠른 속도로 아스파탐의 악몽에서 벗어나고 있지만 우리나라는 미국 문화를 절대적으로 추종하기 때문에 아직도 아무런 규제를 하지 않고 있다. 오히려 지금도 탐욕에 젖은 주류의사들은 흰 가운을 입고 TV에 나와 "아스파탐은 인체에 안전합니다."라고 거짓 선전을 하고 있다. 심지어 의사들이 처방하는 임산부용 식이 비타민제에도 아스파탐이 함유돼 있다.

5장

음식을 닮은 가짜 음식

01
프림은 마가린 가루다

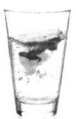

우리가 가장 흔하게 마시는 음료는 커피일 것이다. 모닝커피부터 커피전문점의 커피, 자판기 커피 그리고 편의점의 캔 커피까지, 습관적으로 하루 4~5잔을 마시게 된다. 우리가 커피를 줄여야 한다는 강박관념에 시달리는 이유는 주류언론에서 커피가 건강에 나쁘다는 연구결과를 발표하며 혼란을 일으키기 때문이다. 그러나 필자는 확실히 말할 수 있다. 커피는 좋다. 단 가공되지 않은 천연에 가까운 커피라면!

그러나 가공되지 않은 커피를 마실 수 있는 기회는 거의 없을 것이다. 모든 커피에는 합성화학물질로 만들어진 식품첨가제가 들어간다. 게다가 커피에는 늘 커피크리머(흔히 프림이라는 상표명으로 통용된다)를 넣는다. 얼마 전 커피크리머에 함유된 카제인나트륨의 유해성이 이슈가 된 적이 있다. 카제인나트륨은 세제의 원료로 사용되는 계면활성제(양잿물)로 우유단백질을 화학처리해 추출해낸 카제인에 방부제인 나트륨을 혼합해 합성한 물질이다. 커피크리머가 물에 잘 녹도록 하는 작용을 하는 것이다. 그리고 굳어지지 않고 물에 잘 풀어지도록 하기 위해 알루미늄을 첨가한다. 그런데 알루미늄은 맛이 쓰기 때문에 쓴맛을 감추기 위해 아스파탐을 다시 첨가한다. 아스파탐은 뇌암과 뇌신경 파괴의 원인물질이다.

그런데 커피크리머에서 문제가 되는 것은 카제인나트륨뿐만이 아니다. 커피크리머는 액체 상태인 식물성지방에 중금속인 니켈 촉매를 이용해 수소를 첨가하는 방법으로 고체 상태로 만든 다음, 방부제, 표백제, 연화제, 향미제 등 수십 가지의 합성화학물질을 첨가한 것이다. 때문에 커피크리머는 식물성지방이 아니라 새롭게 분자의 성질이 변형된 합성화학물질이다. 한마디로 말해 커피크리머는 수천만 명의 생명을 심장마비와 암으로 앗아갔던 마가린 가루라 할 수 있다. 몇 년 전, 한 커피회사가 카제인나트륨을 빼고 농축 유단백분말을 넣은 건강한 커피믹스를 개발했다며 대대적으로 선전을 했다. 그런데 유단백분말 역시 지방과 카제인을 제거하는 과정에서 화학처리를 하기 때문에 건강에 해롭기는 마찬가지다.

마가린은 수만 명의 기형아을 유발했던 DES(탈리도마이드를 포함)와 함께 현대의학의 추악함을 보여주는 대표적 사례다. 수소분자가 섞인 식물성지방(고체로 만든 식물성지방)은 자연에 존재하지 않는 합성물질인 트랜스지방이다. 합성 트랜스지방은 가공되지 않은 유제품에 풍부하게 들어 있는 천연의 트랜스지방과 이름만 같을 뿐이지 구조와 작용은 전혀 다른 가짜다. 중금속인 니켈로 화학처리해서 수소분자를 집어넣은 마가린에서 생성되는 트랜스지방(산화지방)은 인간이 진화과정을 통해 접해보지 못한 이물질이다. 트랜스지방은 인체가 좋은 콜레스테롤인 필수지방산을 흡수하지 못하도록 방해하므로 혈관과 근육을 굳게 만들고 심장질환을 유발하다.

　좋은 콜레스테롤은 육류를 통해서도 흡수하지만 인체 스스로 간에서 합성해 낸다. 인류가 45억 년의 진화과정을 통해 좋은 콜레스테롤의 합성능력을 유지해온 까닭은 생명체를 유지하는데 반드시 필요하기 때문이다. 따라서 콜레스테롤이 심장병의 원인이므로 콜레스테롤 수치를 낮추기 위해 간기능을 약화시키는 콜레스테롤 저하제를 투여하는 현대의학의 처방은 어처구니 없는 짓이다. 호르몬의 주성분인 콜레스테롤 생성을 장기간 억제하면 결국 간경화나 간암으로 발전하게 되기 때문이다. 사실 나쁜 콜레스테롤은 트랜스지방과 같은 합성물질로 천연 콜레스테롤과는 전혀 다른 물질이다.

　나쁜 콜레스테롤이라고 하는 합성물질의 수치가 높아지면 혈관이 굳어져 피의 흐름이 나빠지기 때문에 고혈압, 심장마비, 뇌졸중 등 각종 질병의 원인이 된다. 마가린이 얼마나 유해한지는 쉽게 확인해 볼 수 있다. 마가린을 베란다에 그대로 방치해 두고 5~6개월 후에 관찰해 보면 어떤 미생물이나 벌레, 쥐도 건드리지 않을 뿐 아니라 전혀 부패하지 않고, 색깔만 조금 변한 채 그대로 쭈그러들어 있는 것을 볼 수 있다. 자연에 존재하는 모든 물질은 부패하지만 합성물질은 부패하지 않는다. 부패하지 않는 물질은 음식이 아니라 독극물이다. 이런 현상은 햄버거나, 케이크, 빵, 마요네즈 등 대부분의 가공식품에서도 볼 수 있다. 보통 생우유는 냉장고에서 이틀 정도면 상하지만 가공우유는 일주일쯤은 멀쩡하다.

02
커피는 약, 추출한 카페인은 독이다

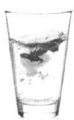

주류과학자들은 합성나트륨으로 실험한 결과로 소금이 건강에 해롭다고 오해하는 것과 마찬가지로 합성카페인으로 실험한 결과로 커피에 대한 편견을 만들고 있다. 천연의 커피는 우리 몸에 유용하지만 커피를 화학처리해 별도로 추출한 카페인이나 실험실에서 만들어진 합성 카페인은 당연히 독이다. 공기 중에서 산소만을, 담배에서 니코틴만을, 소금에서 나트륨만을 따로 추출해내면 독이 되는 것과 마찬가지로, 커피에서 카페인만을 따로 추출해 섭취하면 죽음으로까지 이어질 정도로 독성이 강하다. 한 번에 10그램의 카페인을 마시면 치명적이라고 한다. 그러나 카페인을 한 번에 10그램 복용하기는 쉽지 않다. 우리가 보통 마시는 한 잔의 커피에는 0.1그램 이하의 카페인이 들어있다. 또한 카페인만 들어 있는 것이 아니라 폴리페놀, 비타민 등 다양한 성분들이 조화를 이루고 있다. 각 성분들이 체내에서 박테리아, 기생충들과 상호조화를 이루기 때문에 독성이 중화되는 것이다. 가공되지 않은 유기농 커피를 적절하게 섭취하면 건강을 지키는데 유리하다. 가공되지 않은 녹차나 홍차에도 천연의 카페인이 다량 들어 있고, 천연의 항산화제인 카테킨이 풍부하다.

그런데 주의해야 할 것이 있다. 약국에서 파는 피로회복제에 함유돼 있는 카페인이나 니코틴산아미드는 천연의 커피나 천연의 담배에서 추출해낸 성분이 아니라 석유폐기물인 페놀의 분자구조를 변형시켜 만들어낸 합성화학물질이다. 아이들이 좋아하는 콜라나 초콜릿에도 합성 카페인이 다량 들어 있다. 천연의 물질에서 특정 성분만을 추출해도 독으로 작용하는데 자연에 존재하지 않는 합성화학물질은 얼마나 위험하겠는가? 자연에 존재하지 않는 물질은 모두 독극물이다. 대중들을 혼동하게 해 이익을 얻기 위해 합성물질에 천연물질과 동일한 이름을 붙이는 것뿐이다.

카페인을 따로 추출하면 독이지만, 커피로 섭취하면 아무런 해가 없고 오히려 질병을 예방해주는 훌륭한 항산화제 작용을 한다. 산업 부산물로 생성되는 염소(Cl)와 나트륨(Na)*은 치명적인 독극물이지만 염화나트륨(NaCl)과 각종 미네랄이 조화롭게 섞여 있는 천연소금은 생명의 원천이고, 면역력을 회복시켜주는 원동력인 것과 마찬가지다.

커피가 아닌 카페인을 대상으로 한 실험을 통해 커피가 몸에 나쁘다는 가설이 만들어졌고, 카페인 섭취를 줄이기 위해 무카페인 커피가

---

* 브롬 등의 특정화합물을 생산하기 위해 바닷물을 전기분해하는 과정에서 부산물로 생성되는 것이 염소와 나트륨이다.

등장했다. 그런데 커피에서 카페인 성분을 중화시키기 위해 사용되는 것은 페인트의 원료이며 발암물질인 벤젠이나 염화메틸렌**, 매니큐어 제거제로 쓰이는 아세트산에틸(아세톤) 또는 솔벤트다. 1990년대까지는 카페인 제거를 위해 트리클로로에틸렌***을 사용하기도 했다.

설상가상으로 카페인이 중화된 커피는 맛이 없다는 이유로 각종 향미제, 감미제, 유화제 등 합성첨가물로 맛을 낸다. 천연의 항산화제인 카페인을 빼내고, 치명적인 합성물질을 추가하는 것이다. 그리고 중요한 사실은 염화메틸렌 등을 첨가한다고 카페인 성분이 제거되지 않는다는 것이다. 카페인 성분이 염화메틸렌 등과 섞여 새로운 화학물질로 변한다. 이렇게 만들어진 합성화학물질이 건강에 치명적으로 작용할 것은 자명하다.

2005년 미국 심장학회는 187명을 세 그룹으로 나눠 실험을 진행했다. A그룹에는 하루 3~6잔의 커피를, B그룹에는 무카페인 커피를, C그룹에는 전혀 커피를 공급하지 않았던 것이다. 일정 기간이 지난 후에 조사한 결과, 세 그룹은 인슐린과 혈당수치에서 차이점이 나타나지 않았다. 그런데 무카페인 커피를 마신 그룹에서 심근경색과 심장마비, 파킨슨병의 위험이 크게 높아졌다. 이 실험으로 커피는 당뇨병의 원인

** 염화메틸렌은 발암물질인 솔벤트 또는 클로로포름을 원료로 만들어지는 무색의 합성화학물질로 페인트, 우레탄발포제, 고무, 왁스, 소화기용 액체, 세탁소 용해제 등 화공약품으로 주로 쓰인다. 간을 크게 훼손시키고 알레르기를 일으키는 것으로 알려져 있다.

*** 트리클로로에틸렌은 치명적인 부작용이 밝혀지면서 마취제나 곡물 훈증용 소독제, 카페인 제거제 등으로의 사용이 금지되었다. 그러나 페인트 제거제, 화장품 제거제, 카펫용 세제, 기계 윤활유 제거제 등으로는 아직도 사용되고 있다. 이 합성물질은 수돗물에서도 자주 발견된다.

이 아니며, 카페인 성분을 제거하는데 사용되는 메틸알코올, 아세트산에틸, 솔벤트 등의 합성물질이 혈관을 부식시켜 심장질환을 일으킬 수 있음이 확인됐다. 천연의 카페인은 유방암을 비롯해 각종 질병을 예방해주는 작용을 한다.[76]

카페인의 해악을 조작하고 과장하는 까닭은, 만성질병의 원인을 약과 합성화학물질이 아닌 커피로 돌리려는 이른바 '관심돌리기 전략'이며 청량음료 업계를 비호하려는 의도다. 사실 커피에는 항산화제인 천연의 카페인, 비타민, 토코페롤 등이 풍부하지만 콜라 등 청량음료에는 합성 카페인과 합성 인산이 다량 들어 있다. 합성 카페인은 뇌세포와 신경조직을 파괴하는 원인물질이다.

셀레늄도 마찬가지다. 암과 당뇨병 예방, 혈당 조절, 성기능 강화에 도움을 주는 항산화제 셀레늄은 토양에 풍부하게 들어있는 미네랄로 우리가 야채나 과일, 천연소금, 천연식초, 계곡물 등을 통해 충분히 섭취할 수 있다. 반면 합성 셀레늄은 면역체계를 무너뜨리고 심장근육을 파괴해 심장마비를 유발시키는 등 건강을 크게 해치는 것으로 밝혀졌다. 2007년 존스 홉킨스 대학의 요하킴 브레이스는 평균 63세인 노년층 1,200명을 두 그룹으로 나눠 7년간의 연구를 수행했다. 한 그룹에는 합성 셀레늄을, 다른 그룹에는 플라시보를 제공하면서 관찰한 결과 합성 셀레늄을 복용한 그룹에서 당뇨병, 탈모, 위경련, 손톱 이상, 신경장애 등의 발병률이 크게 높아졌다. 영국에서 60세부터 74세의 노인 501명을 대상으로 진행한 연구에서도 합성 셀레늄은 미미하게 콜레스테롤 수치를 조절해주기는 하지만 부작용으로 각종 치명적인 질병을 유발시키는 것으로 밝혀졌다.[77]

커피는 성질이 뜨겁고 건조하며 위장에 좋으며, 귀가 아픈 것에서부터 눈과 간의 질병까지 모두 치료하는 효능이 있다. 그리고 신체 각 부위를 튼튼하게 하고 피부를 맑게 하며 피부의 습기를 없애주고 온몸에서 좋은 향기가 나게 한다.

― 이슬람 의학자 아비센나(10세기)

03
악마가 전해준 음식, 라면과 햄

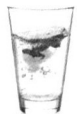

　온 국민이 좋아하는 가공식품의 대표, 라면은 한마디로 악마의 음식이다. 라면에는 그 어떤 가공식품보다 많은 합성화학물질이 첨가제라는 이름으로 함유되어 있다. 특히 라면 스프는 합성 첨가제 덩어리다. 약간의 습기가 있는 상태인 라면 스프가 어떻게 유통기한이 6개월 이상인지 생각해보기 바란다. 합성 나트륨이라는 방부제를 다량 첨가했기 때문이다. 라면에 사용하는 수입산 밀가루는 유전자 조작된 밀일 가능성이 높다. 미국 시민들의 반대로 미국 내에서는 유전자조작 밀의 재배를 금지해 왔지만, 2013년 5월 미국에서도 몬산토가 비밀리에 재배하고 있다는 사실이 밝혀졌다. 전 세계 유전자조작 특허의 95퍼센트 이상을 가지고 있는 세계 최대 화학회사인 몬산토에 의하면 유전자조작 밀의 개발은 2011년 이미 시작됐으며 현재 미국 노스다코타 주에서 재배 중이라고 한다.[78] 또한 미국은 제초제, 살충제, 합성 비료 등 합성 물질을 가장 많이 사용하는 나라로 유명하다. 이렇게 재배된 밀가루에는 1년 이상 태평양을 건너는 동안 부패하지 않고 굳어지지 않고 색이 변하지 않고 또한 냄새가 나지 않도록 각종 살충제, 방부제, 합성 알루미늄, 표백제, 착색제, 냄새제거제 등이 다량 투여된다.

가공식품과 현대의학의 허구를 파헤치며 인류의 건강을 지키는 일에 앞장서고 있는 일본의 칼럼니스트 이마무라 고이치는 "유전자조작 밀가루와 합성화학물질로 만들어진 라면을 3주간 계속 먹게 되면 아무리 건강한 사람이라도 뇌가 파괴되어 정신이상을 일으킨다."고 경고했다.[79] 라면은 어린이를 가장 괴롭히는 아토피나 알레르기 비염의 주요원인으로 지목되고 있다. 특히 컵라면에는 프탈레이트뿐 아니라 비스페놀A, 다이옥신, 스티렌다이머 등 각종 발암물질이 다량 함유되어 있어 면역체계를 크게 무너뜨린다. 라면을 튀길 때 사용하는 팜유는 마가린의 일종이고, 라면에는 합성 나트륨도 다량 들어 있다. 면을 쫄깃하게 만들어주는 인산나트륨, 국물 맛을 좋게 하는 합성 아미노산 등은 뼈를 부식시키고 신장을 망가뜨리는 것으로 유명하다.

라면의 유통기한을 늘리고 변색과 악취를 방지하기 위해 천연의 비타민, 천연의 섬유소, 천연의 미네랄 등 대부분의 천연물질을 제거하고, 동일한 이름을 붙인 합성물질로 보충하기 때문에 영양 면에서도 라면은 불량식품이다. 라면 1개당 인공조미료인 글루타민산나트륨(MSG)이 평균 1.7그램 이상 들어 있는데, 세계보건기구(WHO)는 인공조미료의 위험성을 경고하며 1일섭취허용량을 4그램으로 제한하고 있다. 아스파탐의 일종인 인공조미료 MSG는 신경세포와 뇌세포를 파괴하는 치명적인 독극물이다.[80] 하루에 라면 1봉지를 먹고 그 외에 몇 가지 가공식품을 섭취하면 1일섭취허용량을 훨씬 초과한다.

차라리 국수가 훨씬 안전하고 영양이 풍부하다. 물론 국수도 유전자 조작 밀가루로 만들고 합성첨가물이 들어가긴 하지만, 라면에 비해서는 월등히 적게 들어간다. 그러나 식품회사로부터 재정지원을 받는 주류학자들은 라면이 한국인의 입맛에 맞고 필요한 영양소가 모두 들어가 있는 로컬푸드라고 거짓 주장을 펼친다. 또 건조식품이어서 방부제를 첨가하지 않으며 나트륨은 천연소금과 동일한 성분이라 건강에 전혀 해를 끼치지 않는다고 한다.[81]

라면 다음으로 위험한 불량식품은 햄이다. 햄에 사용되는 원료는 육류의 가공과정에서 나오는 찌꺼기, 유통기한이 지나 회수된 제품, 변색되어 반품된 제품 등이다. 이렇게 모든 찌꺼기를 한데 모아 각종 방부제, 냄새제거제, 발색제, 살균제 등의 합성첨가물로 범벅을 한다. 방부제인 소르빈산나트륨과 아질산나트륨도 다량 첨가한다. 천연 방부제 역할을 하는 천일염 대신 값싼 화학 방부제인 나트륨을 첨가한다. 발색제로 사용하는 합성 아질산나트륨*은 육류에 들어 있는 아민 성분과 반응해 니트로소아민이라는 1급 발암물질을 생성한다. 니트로소아민은 혈액 속에서 산소와 영양소를 운반하는 작용을 하는 헤모글로빈을 파괴하기 때문에 온 몸의 세포를 괴사시키고 산소를 필요로 하지

---

* 먹음직스러운 붉은 색을 띠게 하는 첨가제인 아질산나트륨은 각종 암 특히 위암을 유발시키는 물질로 확인되어 유럽에서는 1970년대부터 사용이 금지되었다. 그러나 미국과 우리나라에서는 아직도 모든 육류제품에 아무런 규제 없이 사용되고 있다. 아질산나트륨은 발암물질이기도 하지만 독극물이기도 하다. 가장 치명적인 독극물인 청산가리의 치사량이 0.15그램인데 아질산나트륨의 치사량은 0.18그램에 달한다. 이 같은 치명적인 독극물이 아이들이 즐겨 먹는 햄에 아무런 규제 없이 첨가되고 있다.

않는 암세포로 변형시킨다. 물론 아질산나트륨은 시금치 등 자연의 식물에도 풍부하고, 니트로소아민은 천연의 고기 속에서도 발생한다. 그러나 천연의 아질산나트륨이나 니트로소아민은 체내에서 각종 영양소, 미네랄, 효소, 미생물들과 상호작용을 일으켜 발암성이 완전히 중화되지만 합성된 물질은 이런 상호작용을 일으키지 않아 위험하다.

통조림햄은 흔히 스팸(미국 호멜 사의 상표)이라고 통용된다. 통조림햄이 대중에게 알려지게 된 것은 제2차 세계대전 때다. 영양이나 건강은 상관없이, 오로지 군인들의 전투력을 위해 칼로리 보충과 휴대 간편성, 보존기간에만 관심을 갖고 개발된 정크푸드다. 라면 역시 제2차 세계대전 때 만들어진 음식이다. 라면과 햄 등 가공식품이 만들어지기 시작한 초기에는 천일염으로 방부 처리했으나 현재는 화학산업에서 대량 생산되는 폐기물인 나트륨을 사용하고 있다.

햄의 쫄깃한 맛을 내기 위해 결착제로 첨가하는 합성 인산나트륨은 체내에서 칼슘을 배출시켜 신부전증, 골다공증과 치아질환을 유발하는 것으로 확인된 물질이다. 고기를 적게 넣고도 고기의 질감을 내기 위해서는 무미, 무취, 무색의 말토덱스트린이라는 옥수수 전분과 물을 첨가한다. 이 때 사용하는 옥수수는 당연히 유전자조작 작물이다. 이렇게 해서 찌꺼기 고기 100그램이 130그램의 햄과 소시지로 변신한다. 여기에 마지막으로 방부제와 착색제 작용을 하는 합성 비타민C와 합성 아질산나트륨을 첨가한다. 그러면 회색빛을 띤 햄이 먹음직스럽고 신선한 느낌을 주는 붉은 색으로 변하는 것이다.[82] 라면 스프, 빵, 어묵, 통조림 햄 등 촉촉한 상태로 유통되는 가공식품에는 다른 건조식품에 비해 더 많은 합성물질이 첨가되므로 특히 피해야 한다. 또 통조림 햄이 담긴 알루미늄 용기는 내부 부식을 방지하기 위해 비스페놀A를 첨가한다. 알루미늄은 알츠하이머의 주원인이고, 비스페놀A는 각종 암과 뇌졸중, 심장질환을 일으킨다.

04

MSG를 오래 먹으면 치매에 걸린다

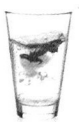

화학의 사기 중 또 다른 하나가 코리네 박테리아의 유전자를 조작해 대량생산하는 L-글루타민산나트륨(MSG)이다. MSG 역시 아미노산의 일종이지만, 천연의 글루타민산나트륨과 합성 MSG에 들어 있는 유전자조작 글루타민산나트륨은 전혀 다른 물질이다. 다시마, 우유 등의 음식으로 섭취하고 인체 내에서도 합성되는 천연의 글루타민산은 뇌와 장에서 신경조직을 작동하게 하고, 통증을 전달해 주며, 생식을 조절해 주는 물질이다. 하지만 합성 MSG는 뇌와 장의 신경조직을 파괴시켜 죽음 또는 신체장애를 유발한다. 주류화학자들과 주류의사들은 천연물질과 유전자조작 물질이 전혀 다름에도 불구하고 분자구조($C_5H_9NO_4$)가 같다는 이유로 두 가지에 동일한 이름을 붙인다. 일반 대중들이 천연과 합성을 구별하지 못하도록 하려는 과학 사기다. 화학회사와 식품회사로부터 더러운 돈을 받은 거짓연구들은 "유전자조작 MSG는 천연 글루타민산나트륨과 동일하게 작용하므로 인체에 아무런 영향을 미치지 않으며, 평생 섭취해도 안전하다. 지구상에 MSG만큼 안전한 인공감미료는 없다."는 끔찍한 선전을 서슴없이 한다. 합성 MSG는 아로마, 카라기난, 말토덱스트린, 글루텐, 효모추출물 등의 첨가물과 함께 대부분의 가공식품에 들어간다.[83]

합성 MSG의 안전성 연구에서 대조하기 위해 위약으로 선정된 첨가제가 '지구상에서 가장 안전한 감미제'라는 아스파탐이다. 대조 첨가제(아스파탐)에 비해 유해성이 더 높지 않기 때문에 MSG는 안전하다는 의미다. 이런 실험은 인류를 대상으로 한 사기행각이지 과학이 아니다. 합성 MSG와 아스파탐은 합성되는 구조와 원리가 비슷하다. 따라서 뇌신경마비, 근육마비, 뇌졸중, 간질병, 경련, 현기증 등 부작용도 거의 비슷하다. '안전하다고 확인된 대조 첨가제와 위험성이 거의 비슷하니 안전하다.'는 연구는 얼마나 어이없는가? 기가 막힌 사실은 아스파탐의 안정성을 검사하는 동물실험에서는 대조 첨가제로 MSG가 사용된다는 것이다.[84]

게다가 동물실험은 자연환경과 전혀 다른 무균실에서, 무균동물을 대상으로 한다. 이런 인위적 환경은 단지 '과학이론을 위한 실험'이지 인간의 건강을 위한 실험이 아니다. 주류의사들이 진행하는 의약품의 안전성 검사도 대부분 이런 식이다. 그리고 MSG를 생산하는 기업은 식약처에 압력을 가해 천연 음식에도 라벨에 'No MSG'라는 표기를 하지 못하도록 법규를 만들었다. 이는 MSG에 대한 논란을 근원적으로 종식시키기 위한 거대한 음모다. 마치 유제품이나 육류에 'No 성장호르몬'이라고 표기하지 못하도록 한 것과 동일하다.

사람들은 천연과 합성을 구분하지 못하기 때문에, 천연 MSG로 실험하고서도 합성 MSG의 결과인 것처럼 발표하기도 하므로 현명한 판단이 필요하다. MSG는 체내에 서서히 축적되면서 면역력을 빠르게 파괴시켜 비만, 간질병, 신경마비, 뇌세포파괴, 뇌졸중, 각종 암 등을 유발시킨다. MSG의 즉각적 부작용이 바로 '중국음식점 증후군'이다. 중국음식을 먹은 사람들에게서 목에서 팔까지 번지는 마비증세, 현기증, 가벼운 경련, 두통, 가슴 통증, 기억상실 등이 일어나는 것을 말한다. 중국음식에는 다른 어떤 음식보다 많은 MSG가 사용된다.

천연의 글루타민산나트륨은 통증 전달, 성장 조절, 체중 조절, 생식 과정에서 중요한 역할을 한다. 뇌의 중앙조정실 역할을 하는 시상하부에서 가장 중요한 전달물질 중 하나다. 시상하부는 호르몬분비를 조절해 중요한 신체기능을 유지하고, 감정과 신체의 반응이 서로 조화를 이루게 하며, 감각을 조절하기도 한다. 신경조직에 악영향을 미치는 아스파탐이나 MSG가 첨가된 라면, 햄, 청량음료 등을 자주 섭취하는 어린이들에게 주의력결핍장애증후군(ADHD)이 나타나는 것은 우연이 아니다. 주류의사들은 ADHD의 원인물질인 아스파탐이나 MSG의 섭취를 중단시켜 원인을 치료할 생각을 하지 않고, 오히려 합성 마약인 리탈린을 처방해 간질, 파킨슨병, 뇌졸중, 심장질환, 암 등 더 치명적인 질병으로 유도한다. MSG는 식품첨가제인 알루미늄을 뇌세포로 끌어들임으로써 뇌세포를 파괴해 결과적으로 중증 치매인 알츠하이머병을 일으킨다. 식품회사는 가공식품에 MSG와 알루미늄을 더 많이 넣으려고 하고, 제약회사는 MSG와 알루미늄이 뇌세포로 침입하지 못하도록 신경경로를 차단하는 약을 만들어내는 웃기는 일이 벌어지고 있다.[85]

상황이 이 지경인데도 국가는 아무런 조치를 취하지 않고 철저히 식품회사와 제약회사에 일임한다. 현재 MSG의 부작용으로 나타나는 알츠하이머병 치료제로가장 많이 처방되는 약이 메만틴이다.

다시마나 우유 등 천연의 음식을 통해 MSG를 섭취할 때는 인체의 조절 기능에 의해 필요량 이상을 섭취하지 못하도록 제어한다. 혹시 필요량 이상 섭취했을 경우에도 여분은 배출시키게 된다. 그러나 합성 MSG는 신경조직을 파괴해 맛을 교란시키기 때문에 과다하게 섭취한 후에도 이를 제어하지 못한다. 이 때문에 비만이나 당뇨병이 유발되는 것이다. MSG의 이러한 식욕 유발 작용을 이용해, 작물의 성장촉진제로 개발된 것이 옥시그로다. 옥시그로를 투여해 큼지막하게 자란 배나 사과, 딸기 등은 사실 심각한 비만에 걸린 과일이다. 즉 불량식품이다. 성장호르몬과 항생제를 투여해 심각한 비만과 관절염, 심장질환, 암 등 각종 질병에 시달리는 가축도 마찬가지다.

시판 간장에 사용되는 단백가수분해물질의 경우도 합성 아미노산의 달콤한 맛을 이용한 가짜 음식이다. 단백가수분해물질은 콩깻묵의 단백질을 염산이나 에탄올 또는 헥산으로 분해해 아미노산액을 추출해 만들어진다. 그런데 염산이나 에탄올, 헥산 등은 모두 강독성의 발암물질이다. 여기에 산도 조절을 위해 탄산수소나트륨, MSG 등을 첨가하고 약간의 발효 간장을 첨가해 '발효 간장'이라는 상표를 붙인다. 효모를 이용해 적절한 온도와 산소가 결합된 상태에서 1년 이상 발효시켜 만들어 내는 것이 진짜 간장이다. 그러나 오로지 이윤만을 추구하는 식품산업은 아미노산을 추출하기 위해 서슴없이 염산 등의 독성 물질을 사용한다. 모두 알다시피 염산은 쇠도 녹이는 강산성 물질이며 발암물질로, 합성 비타민C를 만들거나 대부분의 음료수나 과자를 만들 때 사용한다. 그런데 더 심각한 문제는 MSG나 합성 아미노산, 구아닐산나트륨 등이 구체적인 성분명이 아닌 '향미증진제'라는 이름으로 표기되어 소비자를 혼동에 빠뜨린다는 것이다. 식약청에서 공개한 자료에 의하면 간장을 만들 때 탈지대두(콩깻묵)를 염산으로 가수분해하는 과정에서 유해물질인 3-MCPD가 생성되는 것으로 밝혀졌다.[86]

배가 고팠던 소년은 설탕이 먹고 싶었다. 부엌을 여기 저기 뒤지던 소년의 눈에 커다란 봉지에 담긴 하얀 가루가 보였다. 소년은 그것이 설탕이 아니란 것을 알고 있었다. 국을 끓일 때나 김치를 담글 때, 나물을 무치고 심지어 전을 부칠 때도 엄마가 이 하얀 가루를 넣는 모습을 본 적이 있다. 소년은 아마 설탕과 비슷한 맛일 거라고 생각했다.

소년은 커다란 그릇에 물을 반쯤 채우고 봉지에 남은 가루의 절반 정도를 쏟아 부었다. 그리고 숟가락으로 한참을 휘저었다. 하얀 가루가 다 녹자 소년은 미소를 띠며 물을 들이켰다. 입 안 가득 한 모금을 삼킨 소년은 배를 움켜쥐었다. 비릿하면서도 뭐라고 표현할 수 없는 이상한 맛에 더 이상 넘길 수가 없었다. 토할 것 같았지만 구토는 나지 않았다.

맛이 이상했지만 소년은 남은 것을 버릴 수가 없었다. 억지로 조금씩 천천히 넘겼다. 너무 힘들 때는 한참 쉬었다가 다시 넘겼다. 결국 반 그릇을 다 마신 소년은 역겨운 속을 달래려고 물을 들이키기 시작했다. 아마 두 그릇은 마셨으리라. 소년은 한 시간이 지나고 두 시간이 지나도 아무것도 먹을 수 없었지만, 엄마에게 이 사실이 발각되지 않았다는 사실에 안도감을 느꼈다.

그러나 그날 밤 소년은 계속되는 구토와 설사에 시달리고, 밤새 몸이 뒤틀리며, 극심한 복통과 두통에 잠을 이루지 못했다. 결국 소년은 사흘간 아무것도 먹을 수 없었고, 몸이 뒤틀리는 극심한 두통은 열흘이나 계속됐다.

05
방사선 살균 식품은 DNA를 변형시킨다

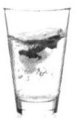

1980년대 미국건강과학위원회(ACSH) 소속 주류의사들은 방사선이 인체에 해롭지 않다며 가공식품에 방사선조사를 할 것을 권고하고 나섰다. 합성 방부제의 유해성이 대중에게 알려지면서 이를 거부하는 움직임이 일어났기 때문이다. 식품에 방사선을 쪼이면 유통과정에서 싹이 나거나 부패하는 것을 막을 수 있다. 핵산업계의 재정지원을 받던 에버릿 쿠프, 엘리자베스 웰런 등의 주류과학자들은 "방사선조사식품에서 생기는 화학적 변화는 해롭지 않고, 방사선조사 과정에서 생성되는 활성산소*는 식품안전에 영향을 미치지 않는다. 마치 태양에너지로

---

* 원자의 핵은 쌍으로 된 전자에 싸여 있다. 만약 핵을 둘러 싼 전자 하나가 없어지면 그 원자는 불안정한 상태가 되어 주위의 세포막이나 유전자로부터 전자를 빼앗기 위해 활성이 증가되는데 이러한 활성산소를 유리기라 한다. 활성산소란 음식을 소화시키는 과정에서 나타나는 산화된 찌꺼기로 노화나 동맥경화, 암 등의 원인이 되며 대사과정, 스트레스, 자외선, 세균에 의해서도 만들어진다. 우리가 호흡하는 산소의 2퍼센트 정도가 활성산소가 되는데, 그 정도의 양은 세균이나 이물질로부터 몸을 지켜주지만 그 양을 초과하면 정상

성장한 식물이 태양에너지를 방출하지 않는 것과 마찬가지로 방사선을 쪼인 식품도 방사능을 방출하지 않는다."고 대대적으로 선전했다.

당연한 말이다. 방사선은 에너지, 즉 '기운'이지 물질이 아니다. 열이 물질이 아니고 에너지이듯이. 그러나 고농도로 응축되고 이온화된 에너지이기 때문에 음식의 조직과 DNA를 변화시키고 파괴한다. 방사선으로 살균하는 원리가 바로 미생물의 조직과 DNA를 파괴해서 세포를 죽이는 것이다. 그러나 미생물의 조직과 DNA만 파괴될 리가 없다. 음식의 분자 조직과 DNA도 파괴된다. 이렇게 '음식과 비슷한 가짜 음식'은 자연에 존재하지 않는 물질이므로 몸안으로 들어오게 되면 인체 조직과 DNA가 연쇄적으로 파괴되거나 변형되기 때문에 건강에 치명적이다.

더욱 염려스러운 것은 방사선을 통해 변형된 DNA의 재결합이 이루어질 경우, 어떤 일이 일어날지 짐작조차 할 수 없다는 것이다. 한 예로 지방질에 방사선을 쪼이면 결장암을 유발하는 등 인체에 해로운 것으로 판명된 시클로부탄이 생성된다. 방사선에는 안전치란 것이 존재하지 않으며 노출 정도에 따라 암의 위험이 정비례로 상승한다. 그럼에도 불구하고 통조림이나 술, 음료수, 과자 등 대부분의 가공식품은 방사선으로 살균한다. 그런데 방사선을 투여한다 해도 식중독을 유발하는 보톡스균이나 어패류의 노로바이러스, 광우병을 유발하는 프리온 등은 거의 제거하지 못한다. 또한 현재의 방사선 조사량으로는 일반적

세포까지 공격해 각종 질병과 노화의 주범이 된다. 즉 환경오염과 화학물질, 자외선, 혈액순환장애, 스트레스 등으로 과잉 생성된 활성산소는 DNA의 유전정보와 세포막을 붕괴하며 비정상적인 세포 단백질을 형성한다.

인 균도 완전히 죽이지 못해 살아남은 5퍼센트의 균에게 치명적인 내성을 일으킨다. 그런데 이것이 다가 아니다. 핵폐기물인 방사선 조사 기계를 관리하는 주체도 국가가 아니라 개별 기업체라는 사실은 방사능유출 사고에 대한 우려를 크게 하고 있다.

체르노빌 지역에서 진행된 방사선 피해 연구에 의하면 원자력발전소 근처 주민이 방사선에 노출되면 '급성 방사선조사증후군'이 생긴다고 한다. 처음 1주일 동안은 식욕감퇴, 구토, 피로, 설사, 두통 등의 증상이 나타나고, 그 후 방사선 노출량에 따라 뇌 등 중추신경계 장애, 위나 대장 등의 소화관 출혈, 골수 등 조혈기관의 기능 저하가 나타날 수 있다. 이런 증상이 나타나면 사망할 가능성이 높아진다. 만약 생존하게 되더라도 10~30년 뒤에 백혈병, 갑상선암, 유방암, 폐암, 피부암 등 각종 암이 생길 수 있다고 한다.

FDA가 방사선조사법을 승인할 때도 사기극이 벌어졌다. 제출된 실험보고서 441건 중 과일과 채소를 상대로 미량의 방사선을 사용했던 실험 보고서 7건만을 선별해 검토하고 승인했던 것이다. 비주류과학자들은 성명을 통해 "핵 산업계로부터 재정지원을 받고 1968년부터 조작된 연구결과를 FDA에 제출했으며, 1986년 미국 식품의약국(FDA)의 전문과학자들마저도 조작된 것이라 문제 삼았던 연구 결과를 토대로 승인을 했다."고 비판했다. 국제식량농업기구(FAO), 세계보건기구(WHO), 국제원자력기구(IAEA)등은 방사선조사 식품이 인체에 안전하다고 결론을 내렸으나, 유럽연합과 미국의 소비자단체들은 의심의 눈초리를 거두지 않고 있다.

방사선조사법은 현재 52개국에서 각각 다른 내용으로 허용하고 있다. 유럽에서는 프랑스와 영국, 헝가리 등 8개국을 제외하고는 사용을 금지하고 있고, 중국과 일본은 제한적으로 허용하고 있다. 특히 일본은 감자 한 품목에 대해서 발아 방지를 위한 용도로만 허용하고 있다. 반면 우리나라는 37가지 식품에 허용하고 있다. 방사선조사에 사용되는 방사선은 핵폐기물인 코발트 60, 세슘 137 등의 방사선 동위원소에서 나오는 감마선으로 근육종, 골수암, 폐암 등을 일으키는 원인으로 알려져 있다. 코발트는 반감기가 6년이고, 세슘은 30년이다. 이처럼 핵폐기물인 방사선을 이용하는 것이 병원에서 사용하는 X선과 CT, PET 등이고, 갑상선암 환자에게 처방하는 방사성 요오드 호르몬제다.[87] 방사성 요오드는 방사능 양이 반으로 줄어드는 반감기가 8일이므로 대개 한 달 이후면 그 수준이 미미해진다. 그러나 몸에서 완전히 배출되려면 1개월 정도 걸리고, 갑상선암 환자는 보름에 한 번 이상 방사성 요오드를 복용하므로 체내에는 방사성 물질이 늘 존재하게 된다. 몸안에 존재하는 방사성 요오드 성분으로 인해 갑상선 유전자가 입은 상처는 시간이 지나도 치유되지 않을 수 있다.

06

가공식품은
합성화학물질의 축제장

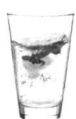

　유통과정에서 영양분이 쉽게 부패한다는 사실을 안 식품업체는 정제과정에서 영양분을 거의 제거하고 각종 식품첨가제로 새로운 맛과 색, 냄새를 만든다. 하나의 가공식품을 정제하는 과정에서 평균 25가지 영양소를 제거하고 비타민, 미네랄, 인터페론 등 방부제 역할을 하는 5가지 합성화학물질을 보충한다. 판매량을 늘리기 위해 섬유소*와 같이 소화가 되지 않는 성분은 제거하고, 대신 소화를 촉진시키고 맛을 내는 액상과당을 추가한다. 이런 정크푸드는 인슐린을 지속적으로 과다하게 분비시켜 췌장에 과부하를 주고 면역체계를 파괴해 당뇨병,

---

*　섬유소가 체내에서 소화되지 않으며 식품을 빠르게 부패시킨다는 사실을 알게 된 과학자들은 가공과정에서 섬유소를 모두 제거했고, 그 결과 많은 사람들에게서 각종 질병이 나타났다. 그 후 섬유소가 비만과 각종 암 등 질병을 예방해주는 기능이 있음이 확인되자 과학계는 폴리덱스트로스, 구아검, 펙틴 등의 합성 섬유소를 식품에 첨가하기 시작했다. 천연물질은 부패하는 반면 합성물질은 부패하지 않기 때문에 모든 첨가물은 방부제 역할을 한다.

고혈압, 심장병, 신장병 등의 질환을 불러온다.

천연의 영양소와 효소, 비타민, 미네랄이 부족하고 합성화학물질로 범벅이 된 가공식품은 생명체의 에너지를 만들어 내는 미토콘트리아의 기능을 약화시키고 혈액을 산성으로 변형시킨다. 특히 콜레스테롤 저하제인 스타틴제는 미토콘트리아의 기능을 도와주는 코엔자임Q10의 분비를 억제시킨다. 미토콘트리아는 우리 몸을 구성하는 100조 개에 달하는 세포의 핵심기관으로 포도당, 지방산, 아미노산을 분해해 에너지를 만들어낸다. 에너지를 만드는 인체의 공장이 제대로 가동되지 않으면 그 원료인 포도당, 지방산, 아미노산이 연소되지 않고 세포 내에 축적돼 비만을 유발한다.

트랜스지방이나 올레스트라 같은 합성지방에는 합성 콜레스테롤이 많이 들어 있어 면역체계를 약화시키고 혈관을 굳게 해서 유방암, 심장질환, 다발성경화증 등 각종 만성질환의 원인으로 작용한다. 그러나 동물성지방이든 식물성지방이든 천연의 지방은 만성질환과 무관하고 오히려 질병을 예방해준다. 특히 과일과 채소에 풍부하게 함유된 셀룰로오스(섬유소)나 게나 새우 등 갑각류에 풍부한 키틴과 같은 식이섬유는 장에서 소화되지 않지만 장내 박테리아나 기생충의 먹이가 되고 그들이 배출하는 각종 성분은 강력한 항산화작용을 한다. 발암물질과 중금속 등 독소가 세포 내로 침투하지 못하도록 세포벽을 튼튼하게 해주는 역할을 해준다.

미량영양소인 요오드의 부족도 비만을 불러오는 원인으로 알려져 있다. 천일염이나 미역, 다시마 등에 조화롭게 들어있는 요오드는 갑상선 호르몬인 티록신 생성에 필요하고, 신진대사를 원활하게 해주는 성분이다. 이 요오드가 부족하면 신진대사가 제대로 이뤄지지 않아 비만을 일으킨다. 비타민과 같이 요오드도 미량 영양소이기 때문에 우리 인체에서는 극미량을 필요로 하고 조금만 양을 초과해도 치명적인 부작용이 유발될 수 있다. 그러나 식품업체에서는 이런 요오드를 포함해 모든 천연의 미네랄이나 비타민 같은 미량영양소를 제거하고 합성 요오드와 합성 미네랄을 첨가한다. 또한 요오드의 자연색인 보라색을 없애기 위해 아황산나트륨 등 표백제를 첨가한다. 여기에 흰 가루가 응고되지 않도록 알루미늄을 첨가하고, 알루미늄의 쓴맛을 없애기 위해 아스파탐을 다시 첨가한다. 알루미늄은 알츠하이머병과 파킨슨병의 원인이고, 아스파탐은 신경조직을 파괴하고 뇌암을 유발시키는 것으로 확인된 합성물질이다.

모든 가공식품에 사용되는 정제소금에는 30여 개 이상의 합성첨가제가 들어간다. 슈퍼에서 판매되는 정제소금은 도로의 눈을 녹이는데 사용되는 염화칼슘(합성 나트륨 98퍼센트 함유)처럼 화학물질이지 진짜 소금이 아니다. 빵, 과자, 햄버거, 치즈 등 정크푸드의 기본 재료로 이용되는 밀가루도 가공과정에서 방부제와 표백제 첨가는 물론이고, 쉽게 부패한다는 이유로 천연의 글루텐을 제거한 후 합성 글루텐을 첨가한 것이다. 글루텐은 밀가루의 점성과 탄성, 팽창력 등을 유지시켜 주는 단백질이다.

우리가 채식을 소홀히 하면 독소와 지방을 배출해주는 섬유소와 효소, 미네랄이 부족하게 되어 신장기능이 약화될 수 있다. 비만과 사촌간인 당뇨병환자 1,500명을 조사한 한 연구에 의하면 환자의 50퍼센트 이상이 이미 신장기능이 크게 약화되어 있었다고 한다. 그리고 신장질환자의 80퍼센트는 당뇨병을 앓고 있었다. 즉 야채, 과일, 곡물 등 천연의 탄수화물 섭취를 소홀히 하면 비만과 당뇨병, 신장질환 등의 질병이 가장 흔하게 발생한다.[88] 어떤 질병이나 인체의 전체 조화가 무너질 때 나타나는 증상이다. 자연치유력이 무너지면 몸 전체에서 여러 가지 증상이 동시다발로 나타난다. 반면 몸이 조화를 회복하면 모든 질병이 동시에 치료된다.

07
마가린은 왜 썩지 않는가?

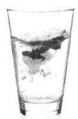

　주류의사들은 비만과 심장질환을 예방하기 위해서는 버터보다는 마가린*과 쇼트닝을 먹고 콜레스테롤 저하제를 복용하라고 한다. 덕분에 비만 환자들의 콜레스테롤 수치는 내려갔지만 웬일인지 심장질환, 간암, 신부전증, 골다공증 등이 급증하고 있다. 마가린이나 쇼트닝 등은 천연의 불포화지방에 니켈을 매개체로 수소분자를 첨가한 인공지방이다. 즉 만성질병의 주요원인으로 지목되고 있는 합성 트랜스지방인 것이다. 트랜스지방은 체내에서 천연의 콜레스테롤을 당뇨병과 고혈압, 심장질환 등을 유발하는 산화 콜레스테롤로 변형시킨다. 근육이 점점 굳어지고 몸이 뒤틀리면서 고통스럽게 휠체어에 의존한 채 삶을 이어가야 하는 다발성경화증도 수은이나 산화된 콜레스테롤로 인

---

*　트랜스지방은 독이어서 미생물이 거의 침입하지 않기 때문에 방부제로 쓰인다. 이런 까닭에 트랜스지방이 많이 함유된 마가린으로 만들어진 가공식품은 방부제로 등록된 물질을 투여하지 않아도 유통기한이 20배 이상 길어진다. 이것이 '무방부제'의 비밀이다.

해 신경조직에 결함이 생겨서 발병하는 질병이다. 고밀도 콜레스테롤(LDL)이든 저밀도 콜레스테롤(HDL)이든 천연 콜레스테롤(천연의 동물성 지방)은 우리 몸에 해롭지 않지만, 트랜스지방이 만드는 합성 콜레스테롤은 치명적이다.

천연의 콜레스테롤은 세포막의 주성분이다. 또한 지방을 소화시키는 담즙산(콜레스테롤즙), 각종 질병을 막아주고 혈압과 당의 균형을 이뤄주는 스테로이드 호르몬, 에스트로겐 및 테스토스테론 등의 성호르몬을 생성해 주는 주요물질이다. 특히 남성의 정액을 만드는 데도 꼭 필요한 물질이다. 그뿐 아니라 비타민A, E, K 등 지용성 비타민의 흡수를 도와주고, 비타민D를 합성하여 면역체계를 강화시켜 주는 등 우리 몸을 건강하게 유지하는데 필수요소다.

그런데 우리 몸이 수십억 년의 진화과정을 거치면서 비타민D를 제외하고 모든 비타민을 합성해내는 능력을 포기한 까닭은 비타민이 우리의 면역체계를 유지시켜주는데 그만큼 중요한 요소가 아니기 때문이다. 게다가 모든 비타민은 주변에서 구할 수 있는 야채, 과일, 계곡물, 천일염 등을 통해 쉽게 보충할 수 있다. 생명체는 필요한 모든 성분을 스스로 합성해내거나 주위로부터 보충한다. 콜레스테롤도 동물성 지방을 섭취함으로써 충분히 공급받을 수 있지만 겨울이나 기근을 대비해 스스로 간에서 합성해내는 능력을 갖고 있다. 비타민D는 말할 것도 없이 콜레스테롤과 햇빛을 이용해 인체 내에서 충분히 합성할 수 있다. 그만큼 콜레스테롤과 비타민D는 중요한 성분이다.[89]

인체는 스스로 콜레스테롤을 조절하기 때문에 합성물질로 된 콜레스테롤 저하제를 복용하면 오히려 간과 신장 기능을 파괴하고, 혈관을 부식시켜 굳게 하며, 혈액을 산성으로 변화시켜 온몸에 염증을 유발시킨다. 게다가 제약회사와 결탁한 주류의사들이 고혈압과 당뇨병의 정상수치를 계속해서 좁히듯이, 콜레스테롤 정상수치도 그 기준을 좁혀가고 있다.** 기준이 좁혀질 때마다 이전에는 건강했던 수천만 명의 사람들이 하루아침에 콜레스테롤 억제제로 치료해야 하는 환자로 바뀌게 된다. 그리고 콜레스테롤 억제제를 장기 복용한 사람들은 심장, 신장, 간 질환자가 되어 평생 땀 흘려 모은 재산으로 의사들의 주머니를 채워주고 고통스럽게 죽음의 나락으로 내몰리게 된다.

  콜레스테롤이 심장질환을 유발한다는 주류의사들의 주장은 제약회사와 식품회사로부터 더러운 돈을 받고 수행한 거짓연구라는 사실이 밝혀지고 있다. 혈전을 형성한다는 나쁜 콜레스테롤(LDL)도 육류의 기름과 계란, 버터 등에 다량 들어 있는 콜레스테롤과는 아무런 관련이 없으며, 콜레스테롤과 심장발작은 전혀 무관하다는 것이다. 천연의 지방이 부족하면 면역체계가 무너지면서 심장과 혈관이 굳어지고, 생식능력이 약해진다. 사실 빵, 피자, 과자, 청량음료, 아이스크림 등 각종 합성화학물질로 범벅이 된 가공식품과 병원에서 처방하는 의약품이 해로운 것이다. 동물성지방인 콜레스테롤은 천연에 가까운 음식이므로 인체에 해를 미치지 않는다.

** 1996년까지는 공복 혈당수치가 140이 넘을 때 혈당저하제를 처방했지만, 1997년부터는 126을 넘으면 당뇨병환자로 진단하고 약을 처방한다. 혈압수치도 1990년 이전에는 160/100을 정상혈압으로 진단하다가 현재는 140/90으로 기준치를 낮췄다. 총 콜레스테롤 수치도 1960년대까지는 300까지를 정상으로 하다가, 1980년대부터는 240으로 하향조정했고, 1990년대부터는 200으로 또 다시 기준치를 낮췄다. 여성의 골다공증 수치도 2.5에서 2.0으로 기준을 낮췄다.

건강에 대한 기준을 압력단체인 의사협회에 일임하는 규제완화정책으로 의약품이나 첨가제 등에 대한 안전성 실험이나 임상시험은 전적으로 제약회사와 식품회사가 독자적으로 진행한다. 그들은 거액을 투자해 유명한 주류의사를 고용하거나, 연구실의 실험결과와는 별도로 사무실에 앉아 소설을 써주는 주류의사들을 찾는다. 의학과 화학계에서 유령저자 사례는 너무도 흔한 일이다. 한 연구에 의하면 임상실험의 92퍼센트가 제약회사로부터 재정지원을 받고 수행됐고, 그 중 75퍼센트가 유령저자에 의한 것이라고 한다.[90] 우리나라의 경우는 확인할 방법이 없지만 이보다 훨씬 더할 것이라고 본다.

사실 기상예보, 기계제작, 컴퓨터처리 등 많은 분야에서의 오류는 실수에 의한 것이 대부분인데, 의학과 화학에서는 고의로 저질러지는 범죄가 대부분인 것으로 추정된다. 그 만큼 제약회사나 화학회사로부터 들어오는 황금탑과 주류언론이 부여해주는 명예가 더 황홀하기 때문이다. 그러나 그 대가는 그들의 가족을 포함한 인류의 건강 악화라는 치명적인 손실이다. 결국 인류의 건강을 위해서는 의료전문가라는 성벽을 헐어낸 후 그들의 실상을 만천하에 공개해야 한다. 전문가라는 거짓 성벽은 대중이 만든 것이므로, 대중이 스스로 헐어야 한다.

트랜스지방이 다량 함유된 마가린이나 쇼트닝으로 감자와 어묵 등을 튀길 경우 발암물질인 '아크릴아마이드'가 생성된다. 미국이나 우리나라, 일본, 캐나다 사람들은 거의 매일 이런 음식들을 먹는다. 마가린의 유해성이 대중에게 알려져 소비가 급감하던 1999년, 미국 FDA는 베네콜과 테이크 콘트롤이라는 새로운 마가린을 승인했다. 기존의 마가린은 유전자조작 옥수수기름을 수소 처리한 제품이지만, 새로운 제품은 유전자조작 콩기름을 수소 처리한 제품이다. 이 제품들은 처음에 콜레스테롤을 10퍼센트 정도 낮추는 효과가 있다며 의약품으로 승인 신청을 했는데, 임상시험에서 효능이 거의 확인되지 않고 부작용이 크게 나타나 승인이 어렵게 되자 약이 아닌 식품으로 승인을 받았다. 그러나 후에 밝혀진 사실은 충격적이다. 이들 새로운 마가린이 낮추는 것은 천연 콜레스테롤(입자가 큰 콜레스테롤)이고, 건강에 해로운 산화된 콜레스테롤(입자가 작은 콜레스테롤)은 오히려 높인다는 것이다. 또한 각종 암과 심장질환, 뇌졸중, 당뇨병 등을 예방해주는 베타카로틴도 크게 감소시키는 것으로 알려졌다.[91]

결국 베네콜이나 테이크 컨트롤 등 합성 마가린을 섭취한 수많은 사람들은 이전에 마가린을 섭취한 사람들과 똑같이 심장마비, 각종 암, 심장질환, 뇌졸중, 신부전증 등으로 고통을 겪고 있다. 그러나 주류의사들은 그들이 원하는 대로 콜레스테롤 수치는 내려갔고 황금탑은 더 높아졌으므로 기쁨에 겨워했을 것이다. 이런 상황에서 현대의학은 마가린으로 유발되는 심장질환을 비롯해 모든 질병은 수술과 약으로 치료할 수 있다고 선전한다. 그러나 심장수술을 통해 건강을 유지하고 수명을 연장하는 환자는 젊은 층에 속하는 2퍼센트에 불과하고 98퍼센트는 수술 도중 사망하거나 수술 후 재발, 합병증, 영구적 뇌손상 등으로 사망한다.[92]

사실 심장마비와 같은 응급상황에서의 수술 성공담은 대부분 소설이다. 주류언론은 심폐소생술 성공에 대해서만 언급할 뿐 수술 후 예후에 대해서는 거의 다루지 않기 때문에 대중에게 현대의학에 대한 환상을 심어준다. 설사 심폐소생술(CPR)을 받고 생명을 구했다 해도 대부분이 퇴원을 하지 못하고 뇌사상태에 빠져 심각하게 손상된 생명을 기계에 연결한 채 힘겹게 이어가게 된다.[93] 심폐소생술을 실시하면서 각종 약물을 과다 투여하고, 심장수술 또는 혈관수술, 뇌수술 등으로 이어지는 과정에서 나타나는 부작용 때문이다. 게다가 예후가 좋아 퇴원을 한다 해도 수차례에 걸쳐 재수술을 하면서 각종 항암제, 스테로이드제 등에 의존한 결과 뇌졸중, 뼈 부식 등의 고통을 감수해야 한다. 워싱턴대학 심장전문의인 토머스 프레스턴은 "심장수술은 터무니없이 비싸면서 아무런 감독도 받지 않고 아무런 효과도 없는, 당연히 금지되어야 할 실험이다."라고 말한다.[94]

2012년 12월 30일, 필자는 수도권의 대학병원에서 한 환자의 보호자를 만났다. 환자는 노인요양원에 입원해 있던 65세 노인으로 갑자기 심장에 통증이 와 대학병원으로 이송됐다. 그러나 의료기기와 탄탄한 의료진을 자랑하는 대학병원에서 수술을 받던 중, 폐렴으로 진행돼 급속도로 병세가 악화됐다. 결국 수술 도중 식물인간 상태가 됐고, 중환자실에서 인공호흡기와 전기충격기 등 10여 개의 호스로 거대한 기계에 연결된 채 생명을 이어가고 있다. 가족들은 환자가 편안한 임종을 맞도록 집으로 옮기고 싶어 했지만 병원 측은 이를 거부하고 2주 째 집중치료실에 감금하다시피 하고 있으며, 의료비 부담은 눈덩이처럼 불어나고 있다고 한다.

6장

식탁 위의 점령군들

01

녹색혁명은 사실 화학혁명이다

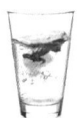

제2차 세계대전이 끝난 직후인 1950년대 초, 식량생산을 늘려 세계 기아 문제를 해결하겠다던 주류화학자들은 록펠러재단과 세계 최대 화학기업인 몬산토를 중심으로 굳게 단합했다. 그들은 다수확품종인 멕시코 밀을 개발한 노먼 볼로그를 앞세워, 농민들을 가난에서 구출해야 공산주의 혁명을 방어할 수 있다는 명분을 세웠다. 그러나 다수확품종은 필연적으로 합성비료와 제초제, 살충제 그리고 풍부한 물과 농기계를 필요로 했다. 강제적인 이종교배와 무작위적인 아미노산 혼합이라는 방법으로 만들어진 다수확품종 작물을 계속 재배하려면 농기계, 화학비료, 제초제, 살충제 등을 대량으로 사용해야 한다. 그 결과 인류는 각종 질병에 시달리게 되었고, 농민들은 거대한 부채에서 헤어나지 못하고 있다. 살충제, 제초제, 합성비료의 원료나 기계를 움직이는 동력이나 모두 석유다.

노먼 볼로그를 중심으로 미국의 화학자들은 식물성장을 억제하는 호르몬의 정체를 규명하고 화학적으로 합성해내는데 성공했다. 그들은 소량의 합성 호르몬을 주입할 경우 식물의 성장이 크게 촉진되지만, 다량의 합성 호르몬은 식물을 죽게 만든다는 사실을 알아냈다. 이렇게 해서 전쟁 중에 독가스 원료로 사용됐던 두 종류의 제초제, 즉 2,4-D와 2,4,5-T가 개발되었다. 이는 살충제인 DDT와 더불어 록펠러재단이 주도하는 이른바 '녹색혁명(사실은 화학혁명)'의 실탄이 되었다. 이렇게 해서 전 세계인의 주식인 쌀과 밀은 성장억제제를 투여해 줄기의 길이가 반으로 줄어들었고, 그 대신 알곡의 수는 대폭 늘어났다. 개량된 밀은 탄수화물의 함량이 크게 늘고, 단백질과 섬유소의 함량은 줄었으며, 구조가 변형되고, 해충에 대한 저항성이 커져 이전의 밀과는 질적으로 다른 식물이다. 그런데 문제는 지난 60년 동안 개량된 밀에 대해 단 한 번도 안전성 실험이 이뤄지지 않았다는 사실이다.[95] 정확하게 말하자면, 60년 동안 사람을 대상으로 생체실험이 이뤄지고 있는 것이다. 현대사회에 급속하게 늘고 있는 비만, 심장질환, 각종 암 등은 약과 가공식품, 화장품, 실내오염 등을 통해 인체로 들어오는 합성물질이 주요 원인이지만, 어쩌면 영양과 구조가 질적으로 변한 쌀과 밀 탓도 있을 수 있다.

성장호르몬을 과다 투여하여 몸집은 작으면서 젖통은 정상 이상으로 비대해진 젖소와 같이 다수확품종 밀은 일종의 기형이다. 기형이기 때문에 그 씨앗은 다시 발아하지 않거나, 발아하더라도 수확량은 아주 미미하다. 다음해에 농사를 지으려면 종자를 다시 구매해야 한다. 매년 종자를 다시 구입해야 하는 상황은 종자기업으로는 대박이지만 농민에게는 고통이다. 이 같이 산업체에 황금탑을 쌓아준 공로로 노먼 볼로그는 1970년에 노벨평화상과 미국 대통령상, 미국 의회상, 미국 과학상 등을 수상했다. 그리고 록펠러재단의 홍보 대사로 전 세계를 돌아다니며 녹색혁명과 유전자조작 작물을 홍보하고 담배공포를 조작하는데 생애를 바친다.[96]

그가 시작한 녹색혁명은 석유산업을 장악하고 있는 록펠러재단의 이익에 부합하는 방향으로 추진되었다. 몬산토가 생산하는 비료, 살충제, 제초제는 석유에서 추출하는 화학합성물질이 원료로 쓰였고, 거대한 담수시설과 농기계 역시 석유가 있어야만 가능한 것들이었다. 이제는 석유가 없으면 농사 자체가 불가능한 상태다. 따라서 유가의 변동에 따라 곡물가가 요동치는 시대가 됐다. 그러나 이러한 투자를 할 수 있는 것은 자본과 토지를 소유한 부농뿐이었고 맥시코, 인도, 우리나라 등의 소농들에겐 아무런 영향을 줄 수 없었다. 녹색혁명의 결과, 소농 인구는 줄어들었고 대부분의 소농들은 도시 빈민으로 내몰렸다. 이는 다국적 제조업체들에게 값싼 노동력을 공급하기 위한 사전 정지작업이었다.

제초제 사용이 확대되자 밭과 논에서 흔히 보던 씀바귀, 민들레, 아주까리, 머위, 질경이 등이 사라지기 시작했다. 사실 이 같은 식물들은 거친 환경에서도 잘 자라는 구황식물이자 훌륭한 약초로 가뭄과 질병이 퍼질 때마다 농민을 살려준 고마운 야생초들이다. 그런데 현재는 녹색혁명이라는 미명 아래 진행된 화학혁명으로 수출용 작물 이외에는 모두 멸종의 위기에 놓여 있다. 야생초의 효능을 잊어버린 농민들은 조금만 아파도 병원으로 달려가 진통제나 항생제를 처방받는 시대가 됐다. 합성의약품 사용이 늘어난 농촌에는 뇌졸중, 심장질환, 암 등 치명적인 만성질병이 만연하고 있다. "봄부터 가을까지 비가 오나 바람이 부나 새벽부터 밤늦게까지 죽어라고 농사를 지었는데, 겨울이 오면 의사들에게 모두 갖다 주고 알몸이 되어 빚만 남는다." 어느 농부의 절규다.

「월스트리트 저널」 기자인 로저 서로우는 녹색혁명의 결과, 화학비료와 살충제, 제초제로 지구의 토양이 오염된 것은 수확량을 증가시키기 위해 농민들이 과용했기 때문이라고 그 책임을 농민들에게 돌린다.[97] 그러나 비료와 살충제, 제초제 등으로 토양이 점차 산성화되면 수확량이 줄어들기 때문에 더 많은 비료를 뿌리지 않을 수 없다. 또한 잡초와 해충들도 내성이 생기게 되어 제초제와 살충제 사용도 점점 늘어나게 된다.

농민들이 더 많은 합성비료와 살충제, 제초제를 사용해야 하는 상황은 녹색혁명의 필연적 부작용이지만, 주류화학자나 주류언론은 그 부작용을 감추며 농민들에게 책임을 떠넘기고 있다. 녹색혁명의 허구가 세상에 알려지면서 환경보호론자들은 합성물질로 인한 생태계 파괴의 심각성을 지적하며 해결책을 강구했다. 그러자 노먼 볼로그는 이러한 비판에 대해 "그들은 허황된 엘리트 이론가일 뿐이다. 그들은 가난이 뭔지 모르는 사람들이다. 나는 가난과 기아의 고통을 겪은 사람이다." 라고 말하며 마치 자신의 업적을 질시하는 사람들의 철없는 충고로 치부하고 이를 무시했다.[98]

질소비료는 수용성이어서 농작물이 이를 흡수하기 위해서는 많은 물이 필요하다. 그런데 더운 여름에는 논에 항상 물이 채워져 있기 때문에 병충해가 서식하기 쉬운 환경이 된다. 이 때문에 살충제를 다량 사용해야 한다. 또한 물이 많이 채워진 논에서 작업하려면 경운기, 트랙터 등 농기계가 필요하다. 비료, 살충제, 제초제, 농기계에 의존하는 농법은 필연적으로 많은 자본을 필요로 하고, 또한 단작(농경지에 한 가지 작물만 재배하는 것)을 하게 된다. 거대한 농토에 같은 종류의 작물만 재배해야 비료, 살충제, 제초제, 농기계, 물 사용이 편리하기 때문이다. 결국 모든 것이 석유에 의존하도록 만들어진 농경법이다.

단작을 하면 씨앗을 더 촘촘히 심을 수 있다. 그래서 현대 농작물의 대부분은 화학비료와 단작에 적합한 쌀과 밀, 옥수수, 콩이다. 식물이 자라면서 줄기가 부러지는 현상을 방지하기 위해 줄기는 더 짧게 개량되었는데, 성장억제호르몬을 주입해 키가 자라지 못하게 하는 방법을 쓴 것이다.

녹색혁명의 문제는 생태계 파괴에만 있는 것이 아니다. 제초제, 살충제, 비료, 개량품종, 단작 등으로 이루어진 작물은 당연히 영양이 부족해진다. 식량의 양이 늘어나는 만큼 영양분의 밀도는 줄어든다.* 게다가 자연의 질서에 따른 퇴비가 아니라 질소(N), 인산(P), 칼륨(K)으로 단순화된 합성비료는 생명에 충분한 에너지를 전해주지 못한다. 인간이 순수한 단백질, 지방, 탄수화물로만 구성된 식사를 했을 때 치명적인 각종 질병에 시달리게 되듯이 질소, 인산, 칼륨으로 단순화된 비료로 키운 식물을 섭취하게 되면 각종 암에 시달리게 된다. 녹색혁명을 주도한 그들은 식량 장악뿐 아니라 화학제품과 의약품 판매로까지 이익을 보게 된 것이다.

---

* 알이 굵거나 가늘거나 영양분의 함량은 거의 비슷하다. 영양 밀도 측면에서는 굵기가 작은 과일이 좋은 것이다. 따라서 영양 섭취가 중요한 환자에게는 굵기가 큰 개량종보다 굵기가 작은 토종 과일이 권장된다.

자본주의는 자신의 결함으로 만들어낸 결과를 오히려 새로운 사업의 기회로 삼는다. 자연의 조화를 무시한 비료와 제초제 등으로 각종 질병이 만연하자 그들은 제약산업을 발전시켜 의약품을 개발했지만, 사실 모든 약은 독극물이다. 석유에서 추출하는 약이나 비료, 살충제, 제초제 등을 사용하게 되면 사람이나 동물, 작물은 면역력이 급속도로 무너져 자생력을 잃어버린다. 반면 자연 농법으로 재배한 작물에는 외부 박테리아를 물리치기 위한 폴리페놀, 아스코르빈산 등의 자연 살충제가 풍부하게 함유되어 있다. 화학비료가 투여된 토양의 성분은 급격히 단순화되어 폴리페놀 등의 화합물을 합성해낼 수 없다.

뉴욕타임즈의 식품 담당 기자 마이클 폴란은 "합성비료보다 퇴비를 사용했을 때 작물 생산량이 더 많고, 병에도 강하고 영양소도 풍부하다. 특히 단작보다 혼작을 할 때 전염병 피해가 적다."고 강조했다. 비료와 살충제로 황폐화된 토양과 방사선으로 살균 처리된 식품에서 사라져버린 미생물과 미네랄은 생명체에 반드시 필요한 이웃이고 미량영양소다. 예일대 의과대학의 데이비드 L. 캐츠는 임산부들이 미량의 흙을 먹는 것은 해롭지 않다고 인정한다. 이런 충동은 음식에 함유된 미네랄 성분의 부족에 대한, 그리고 독극물인 합성물질을 배출하려는 생명체의 요구에 대한 자연스런 반응이라고 한다.[99]

1950년대에 접어들면서 인류의 주요 식량인 밀과 쌀, 옥수수엔 성장억제제가 투여되고, 강제적인 이종교배와 무작위적인 아미노산 혼합이라는 기술에 의해 줄기의 길이는 반으로 줄어들면서 알곡의 수는 늘어나기 시작했다. 그러나 실험실 상황에서 만들어진 이러한 품종이 제대로 자라기 위해서는 온갖 화학비료, 제초제, 살충제를 다량 쏟아 부어야 한다. 그래야만 자연의 현장에 도사리고 있는 위험에서 살아남을 수 있기 때문이다.

합성비료, 살충제, 제초제, 단작, 농기계에 의존하는 현대농법은 시간이 지나면서 영양소만 부족해지는 것이 아니라 수확량도 줄어든다. 토양이 산성화되고 농작물이 면역력을 상실해, 해충에 더욱 취약해지기 때문이다. 반면 가축의 배설물과 퇴비를 이용하는 전통농법을 쓰면 토양은 늘 비옥하고 작물은 면역력이 정상으로 작동해 해충을 스스로 극복해내므로 각종 항산화제뿐 아니라 영양소도 풍부하고, 수확량도 서서히 늘어난다. 코넬대학교의 데이비드 피멘텔이 연구한 바에 따르면, 초기에는 현대농법의 수확량이 크게 늘었지만 시간이 흐르면서 수확량이 줄어들고 있다고 한다. 특히 가뭄이 드는 해에는 전통농법 수확량의 반도 되지 않았다고 한다. 물론 비료, 농약, 기계에 들어가는 비용에 비해서 노동력이 비싼 것은 사실이지만, 비료와 농약에 의한 토양 파괴와 암 등 만성질병에 대한 비용까지 감안하면 전통농법이 월등히 경제적이라 할 수 있다.[100]

경북 상주에서 살충제, 제초제, 비료 등을 일체 사용하지 않고 친환경 농법으로 블루베리를 재배하고 있는 이대범 씨도 이를 증언한다. "우리 지역의 블루베리는 비료와 살충제, 제초제를 쓰는 다른 지역에 비해 수확량이 거의 두 배에 달하고 효능도 우수할 뿐 아니라 비용도 적게 들고 흉작의 위험도 적다."

녹색혁명이 실패할 수밖에 없음을 보여주는 좋은 사례가 있다. 인도네시아는 우리나라보다 쌀 의존도가 높은 나라다. 아시아에서 녹색혁명이 막 시작되던 1960년대 초반에, 인도네시아 발리 섬에 록펠러재단의 국제미작연구소(IRRI) 학자들이 개발한 새로운 벼 품종 IR-8이 보급되었다. 합성비료와 제초제, 살충제, 관개시설, 기계를 통해 초기에는 놀라울 만큼 생산량이 증가했다. 정부의 적극적인 홍보와 대출로 1977년에는 전체 농경지의 거의 70퍼센트에서 IR-8이 재배됐다. 그러나 시간이 흐르면서 수확량은 점점 줄어들었고, 특히 이 품종은 벼멸구에 취약했다. 정부는 벼멸구 때문에 1977년 한 해에만 벼 200만 톤의 손실을 추가로 감수해야 했다. 이에 국제미작연구소의 학자들은 벼멸구에 강한 IR-36을 개발했고, 정부의 강제조치에 의해 다른 토착품종 재배가 금지됐다. 그런데 1979년 IR-36은 벼 바이러스인 퉁그루병에 취약하다는 것이 확인되었고, 다시 새로운 품종인 PB-50이 개발됐다. 그런데 이 품종은 도열병에 취약했다. 농민들은 끝없는 악순환에 빠졌다. 초기 수확량은 늘어났지만 이에 비례해 농민들의 이자 부담도 늘어났고 생태계는 최악으로 나빠졌으며 농약에 의한 인명 피해도 늘어났다. 또한 점점 독해지는 살충제 때문에 논에 뱀장어, 오리, 달팽이, 물고기 등을 양식할 수 없었다. 살충제의 부작용으로 인해 농민들에게 고환암 환자가 늘어났고 토양은 산성화로 생산량이 점점 줄어들기 시작했다. 결국 농민들의 분노가 폭발 직전에 이르자 마침내 인도네시아 정부는 토착 품종의 재배를 다시 허용했다.[101]

 IR-8은 우리나라 통일벼의 품종이기도 하다. 통일벼는 1971년 쌀 증산 정책의 일환으로 도입되었고, 정부는 농민들에게 반강제로 재배하도록 조치했다. 농협에서 통일벼만 수매하고, 통일벼를 재배하는 경우에만 대출을 해주었기 때문에 강제나 다름없었다. 그러나 제초제, 살충제, 합성비료, 관개 등 추가 비용이 계속 증가하고 맛과 영양 부족, 토양 황폐화, 수확량 감소의 문제 등으로 도입된 지 5년 만인 1976년 강제 조치가 폐지되었다. 그리고 1990년대에 들어오면서 농민들의 부채와 토지 황폐화란 악몽만 남겨놓고 통일벼는 역사 속으로 사라졌다.

지금도 녹색혁명을 칭송하며 유전자조작 작물을 통한 제2의 녹색혁명을 강조하는 주류학자와 주류언론들이 대부분이다. 그러나 녹색혁명을 통해 생산량이 증가했다는 것은 해석의 문제일 뿐이다. 식량을 쌀로만 본다면, 점점 더 넓은 땅에 쌀만 경작했으니 생산량이 늘어난 것은 맞다. 하지만 이면을 살펴보면 밭을 개간해 논으로 만들고, 늘어난 논에 오직 쌀만 재배했기 때문이다. 그러나 인류가 필요로 하는 식량은 쌀만이 아니다. 그 때문에 사라져간 잡곡, 사료용 풀, 채소, 과일, 나물, 약초 등 농촌에서 필요한 작물들도 계산해야 한다. 게다가 생태계는 돌이킬 수 없을 정도로 파괴되었고 암, 심장질환, 뇌졸중 등 각종 만성질병은 계속 늘고 있다.[102]

현재 우리나라의 식량자급률은 23퍼센트, 북한은 70퍼센트에 달한다. 그런데 북한의 경우, 소련권이 붕괴하면서 부족한 30퍼센트를 수입할 수 없게 되자 대대적인 식량난이 일어났다. 이런 상황에 비춰보면 우리의 식량자급률을 시급히 개선해야 한다. 각국의 식량자급률은 다음과 같다. 프랑스 320퍼센트, 독일 150퍼센트, 헝가리 160퍼센트, 급등하는 가축 사료용 옥수수의 수입에도 불구하고 중국도 90퍼센트 이상을 유지하고 있다. 우리나라는 오직 쌀 한 품종만이 98퍼센트에 달할 뿐이다. 사실 쌀이 수요를 초과할 정도로 생산되는 것도 쌀 생산량이 늘었기 때문이 아니라 식습관이 서구화되면서 쌀 수요가 대폭 줄었고 대신 밀과 옥수수, 고기 수요가 크게 늘었기 때문이다. 주식이 되어가고 있는 밀, 옥수수, 콩, 고기 등은 거의 95퍼센트 이상을 수입에 의존하고 있다.

식량을 쌀과 밀로만 산정할 때, 녹색혁명이 시작되던 1950년에 비해 2000년에는 거의 3배의 수확량을 보여주고 있다. 그러나 이것은 통계의 허구일 뿐이다. 산출량의 증가 속도보다 투입량의 증가 속도는 훨씬 빠르다. 예컨대 1950년에는 1천 4백만 톤의 비료를 사용했지만 2000년에는 1억 4천 1백만 톤을 사용했다. 그리고 쌀 생산을 위한 농경지의 확대도 중요한 요인이다. 현재 세계적으로 경작지의 대부분은 논으로 활용되고 있다.[103] 비료뿐 아니라 제초제, 살충제, 합성비료의 증가분과 사라진 잡곡, 채소, 약초, 오리, 물고기 등을 종합적으로 평가한다면 지구를 석유로 뒤덮은 녹색혁명은 실패다.

쌀은 아시아, 중동, 서아프리카 등에서 24억 인구가 날마다 먹는 주식이다. 1만 2,000년에 걸쳐 지역 농민들이 길들이고 개발한 쌀은, 다양한 환경에 맞춰 저마다 다르게 재배되고 있다. 지금도 국제미작구소에는 10만 종의 쌀 품종이 보존되고 있다. 록펠러재단은 식량을 장악하려는 계획 아래 오래 전부터 아시아의 쌀을 주목했다. 세계에서 가장 많은 인구가 먹고, 또 대체로 가난한 지역이어서 장악하기 쉽다고 판단했던 것이다. 그 계획의 첫 단계가 녹색혁명이었다. 녹색혁명으로 큰 이익을 거머쥔 록펠러재단과 빌게이츠재단 소속의 주류화학자들은 두 번째 단계로 유전자조작 작물인 황금쌀 마케팅을 추진하고 있다.

02
특허권으로 식량을 장악하다

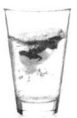

생명공학은 피 말릴 정도로 끔직한 경쟁의 세계다. 이 치열한 경쟁에서 이기려면 과학 전반에 걸친 지식이나 연구보다는 자신의 특정 분야에만 매달릴 수밖에 없다. 생명을 바라보는 시야가 아주 좁은 것이다. 그들은 희박한 가능성에 삶을 바치는 황금 채굴꾼들과 비슷하다. 노다지에 대한 망상에 젖어 여기저기를 뚫다가 대부분 한 생애를 마감한다. 그러면서 그들은 "평생을 인류의 행복과 건강을 위해 연구에 전념했다."고 한다. 그러다가 운 좋게 한 곳에서 황금이 터져 나오면 '특허'를 획득하고 돈방석에 앉게 되지만 그 확률은 너무도 낮다. 과학자들은 인간과 자연에 대한 애정이 없기 때문에 안전성 실험은 거의 시행되지 않는다. 그들이 개발한 특허품 대부분은 인간과 자연에 치명적인 고통을 남기고 사라지는 것이다.

게놈프로젝트가 완성되고 인간의 유전자가 2만 5천개 정도라는 사실이 확인되면서 과학자들은 생명의 비밀을 풀었다고 환호성을 질렀다. 이 2만 5천개의 유전자는 영양소, 효소, 미네랄, 미생물과의 자연적인 상호작용을 통해 수백만 가지의 특성을 만들어낸다. 그런데 이 과정에 인간이 인위적으로 개입해서 다른 종의 유전자를 투입시키면 진화의 방향과 속도에 영향을 미치게 되므로 상호작용은 깨지고 치명적 결과를 초래한다. 많은 양심적인 과학자들의 경고에도 불구하고 주류과학자들은 생명체와 자연의 복잡성을 단순하고 결정론적이며 예측 가능한 모델로 환원시켰다. 그들은 유전자를 조작해 질병뿐만 아니라 범죄, 빈곤, 폭력 등 악을 없애고 사회기강을 바로 잡을 수 있다고 확신한다. 즉 과학으로 자연의 질서를 정복할 수 있다는 터무니없는 교만함으로 우생학, 핵무기, 합성화학물질, 유전자조작, 인간복제 등 잘못된 과학에 탐닉하고 있다.

과학자들이 착각하고 있는 것이 있다. 종의 장벽을 넘나드는 유전자조작으로 새로운 유기체를 만들어내는 것, 같은 종끼리 재조합을 통해 새로운 유전자를 만들어내는 것, 이 둘을 같다고 생각하는 것이다. 그러나 전자는 자연의 질서를 무시하고 유전자를 직접 조작하는 행위지만, 후자는 자연의 질서 속에서 유전자의 변형을 유도하는 행위로 엄연히 다르다. 유전자는 생명체의 핵심으로 이 개체에서 저 개체로 임의로 이전될 수 있는 것이 아니다. 영국 왕립학회 회원이며 과학저술가인 브라이언 클레그는 "인류는 늑대를 개량해 애완견을 만들었고, 식용으로 거의 불가능했던 원형 옥수수를 변형시켜 생산량이 많은 식용 옥수수로 만들었으며, 양배추를 개량해 컬리플라워를 만들었다. 즉 인류는 오래 전부터 '자연스런 유전자조작'을 해 왔다. 과학자들이 기술을 책임감 있게 이용한다면 안전하다. 유전자조작의 위험은 지나치게 과장되어 있다."고 하며 유전자조작을 옹호했다. 유전자를 조작하거나, 자연의 물질을 화학처리해 특정 성분을 추출해도 인체는 모든 물질을 분자로 분해해 흡수하기 때문에 아무런 부작용이 없다는 것이다.[104]

그러나 애완견, 원형 옥수수, 컬리플라워 등은 45억 년의 진화과정을 통해 만들어진 자연의 형질을 인위적으로 바꾼 것이 아니다. '동일한 종' 중에서 특정 형질을 가진 암컷과 수컷을 되풀이 교배함으로써 자연의 질서 속에서 인류가 필요로 하는 방향으로 개선시킨 것이다. 그러나 유전자조작은 자연에 존재하는 '종의 장벽'을 허문 것이다.* 이렇게 유전자조작을 통해 새로 탄생시킨 생명체는 특허권자의 소유가 된다. 지금도 전 세계 수백만에 달하는 유전공학자들은 유전물질을 자르고, 주입하고, 재결합시키고, 재배열하고, 편집한다. 그런데 이렇게 인위적으로 DNA가 변형된 유전자조작 작물은 분자로 분해되어도 자연에 존재하지 않는 물질이므로 체내에서 정상적인 대사작용을 거치지 못하고 독으로 작용할 수 있다는 것이 진실이다.

수선화의 유전자가 들어있는 황금쌀은 자연에 존재하지 않는다. 치누크**의 유전자가 들어있는 연어도, bt 박테리아의 유전자가 들어있는 옥수수도, 인간 인슐린 유전자가 들어 있는 박테리아도, 산호의 유전자

---

* 생명체의 세포는 세포막으로 보호되기 때문에 자신에게 유해한 박테리아나 이종 유전자는 들어오지 못하도록 방어한다. 그러나 항생제를 다량 투여해 항생제에 내성을 갖도록 변형시키면 독성 박테리아나 조작된 유전자에 대해서도 세포막이 문을 열어준다. 이런 방식으로 만들어진 유전자조작 작물은 강력한 제초제나 살충제에도 살아남게 된다.
** 북극에 사는 연어. 북극에 서식하는 치누크 연어의 유전자를 따뜻한 대서양에 사는 연어의 DNA에 이식해, 육식인 연어를 옥수수사료로 양식할 수 있게 변형시켰다.

가 들어 있는 글로피시*** 도 자연에 존재하는 생명체가 아니다. 특히 우려할 만한 사실은 이렇게 자연에 존재하지 않는 생명체가 아무런 통제 없이 자연에 방출되어 있다는 사실이다. 치누크의 유전자가 들어 있는 연어 수백 만 마리가 양어장을 벗어나 바다에 살고 있다. 황금탑에 눈이 먼 주류의학자나 주류화학자, 주류생물학자들이 만들어낸 인공 생명체가 오랜 시간이 지나면서 생태계를 어떻게 교란시킬지는 아무도 예측할 수 없다. 끔찍한 상황이 오지 않기를 기도할 뿐이다. 분자와 세포, 유전자를 분석하고 조작하는 학문인 환원주의는 과학이 아니라 탐욕에 젖은 이데올로기다. 부를 신의 축복으로, 가난을 신의 저주로 인식하는 미국식 청교도가 만들어낸 이데올로기!

 진화과정과 다른 방향으로 생명체에 새로운 변종이 일어나면 인류는 이에 대해 대처할 방법이 없다. 인류가 멸종하거나 우리의 후손이 상상도 할 수 없는 끔찍한 고통을 당할 수 있다. 한 유기체에서 DNA 조각을 잘라 다른 유기체에 집어넣을 때에는 DNA 조각만 들어가는 것이 아니라 바이러스 같은 유전적 기생충도 함께 들어간다. 유전적 기생충은 원래 특정 종에만 기생하게 되어 있어 '종의 장벽'을 넘을 수 없지만 이 벽이 인간에 의해 무너지면 그 결과는 전혀 예상할 수 없다. 뉴질랜드 오클랜드 대학의 생물학자인 로버트 만은 "살아있는 세포는 원자로

*** 2003년 싱가포르에서 산호의 유전자를 물고기에 집어넣어 빛을 내는 관상어를 개발했다. 이 기술을 미국의 생명공학회사인 요크타운테크놀로지스가 사들여 '글로피시'라는 이름을 붙여 상업용으로 시판 중이다. 이렇게 유전자를 조작한 생명체는 성장속도가 빠르고 독성을 함유하고 있어 자연으로 방출되지 못하도록 철저한 관리를 해야 하지만 이미 대부분의 유전자조작 생명체가 자연으로 방출된 상태다.

와도 비교할 수 없을 정도로 복잡 미묘하다. 하나만 잘못돼도 그 결과는 비참해진다. 모든 과학자들이 안전하다고 확신했던 원자력이 극히 위험한 기술로 확인됐듯이, 유전자조작도 위험성이 조금이라도 있다면 엄격하게 배제해야 한다. 유전자조작은 핵무기에 버금갈 정도로 위험할 수 있다. 상업적 이기주의에 젖어 있는 주류과학자들이 주장하는 환원론적 단순화는 인류 멸망의 위험을 외면하고 있다."고 경고한다.[105]

미국의 생명공학자인 존 페이건은 미국립보건원(NIH)의 재정지원을 받아 20년이 넘도록 유전공학을 연구해온 생명공학자다. 그런데 1994년, 그는 10여 년 간 연구를 수행하고 남은 60만 달러의 연구비를 반납한 후, 총 125억 달러 규모의 연구계획안을 철회했다. 그는 "유전공학자들은 시험관 안에서는 유전인자들을 매우 정밀하게 자르고 붙일 수 있다. 그러나 그 인자들을 살아있는 다른 유기체에 집어넣는 과정은 너무 불안정하며 통제할 수 없다. 잘못된 조작으로 유기체의 기능에 변화를 주어 변종이 출현할 수 있다. 그리고 일단 다른 유기체에 잘못 들어간 유전자는 예상하지 못한 부작용을 일으킬 수 있다."라고 경고한다.[106] 현재 페이건은 모든 부와 명예를 포기한 채 유전자조작의 위험성을 알리는 시민운동을 주도하고 있다.

인도의 세계적인 물리학자이자 농민운동가인 반다나 시바는 국세청의 자료를 통해 식민지배가 녹색혁명을 통해 인도의 농업을 망쳐놓기 전에는 지금보다 농업생산량이 7~8배 높았음을 증명했다. 그녀는 "국가 차원에서 실시했던 1차 녹색혁명은 실패했다. 초기에 수확량은 늘어났지만 생태계가 너무 크게 훼손됐고, 빚에 시달려 자살하는 농민들이 급증했다. 몬산토가 실시하는 2차 녹색혁명인 유전자조작 작물에 의한 농촌 개혁은 더 큰 실패로 귀결될 것이다. 그들은 특허를 갖고 있기 때문이다."라며 몬산토의 유전자조작 작물에 대해 큰 우려를 나타냈다.[107] 특허 때문에 종자 값은 당연히 비싸지고, 유전자조작 작물에는 정해진 고가의 살충제, 제초제, 비료만을 써야 하기 때문이다.

예로부터 농부들은 몇 년에 한 번씩 논밭은 물론 가축들을 쉬게 하는 지혜를 발휘했다. 수천 년 동안 농사를 지어도 비옥함을 유지할 수 있었던 이유다. 인류의 조상들은 모든 생명체와 마찬가지로 땅에도 휴식이 필요하다는 사실을 알게 된 것이다. 그러나 현대의 농법은 넓은 농토에 수출이 가능한 한두 가지의 작물만을 비료, 제초제, 살충제 등에 의지한 채 쉬지 않고 경작한다. 야만적인 토양 착취행위다. 합성비료, 살충제 등이 본격적으로 사용되기 시작하던 1940년대 초 미국 대통령 프랭클린 루즈벨트는 "땅을 피폐하게 하는 행위는 국가를 파괴하는 행위와 같다."고 경고하며 인류의 근원인 땅을 보호해야 된다고 주장했다.[108] 그러나 이러한 호소가 탐욕에 눈이 먼 기업가들에게 들릴 리 만무하다.

03

GMO는 생체실험이다

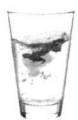

　록펠러재단이 석유업계를 장악한 지 50년도 되지 않아 지구는 살충제와 제초제, 합성비료, 농기계 등으로 뒤덮였고, 30년도 되지 않아 생태계 파괴, 수확량 감소, 소농 붕괴 등 부작용이 심각하게 나타났다. 록펠러재단은 이제 방향을 돌려 유전자를 조작하기 시작했고 그 대상은 쌀과 밀 등 인류가 주식으로 하고 있는 작물이었다. 그러나 이런 시도가 인도를 중심으로 한 아시아, 아프리카, 미국, 유럽의 강력한 반발에 부딪치자, 농업 관련 재정의 절반 이상을 옥수수, 콩, 면화 등에 대한 유전자조작 프로그램에 쏟아 붓고 있다.

　그러나 반발이 있다고 해서 탐욕에 젖은 주류학자들이 거대한 부를 안겨줄 쌀과 밀을 그대로 둘 리는 없다. 유전자조작을 추진하는 곡물기업들과 새로 유전자조작 시장에 뛰어든 빌게이츠재단은 2008년에 세계적인 곡물대란을 조작해 쌀과 밀에 대한 위기의식을 퍼뜨렸다. 폭등하는 곡물 가격으로 인해 아시아, 유럽, 미국인들은 결국 쌀과 밀의 유전자조작을 허용하게 된다. 이때부터 세계 최대 규모의 비과세 지주회사인 록펠러재단과 게이츠재단은 세계 식량 장악에 본격적으로 나선 것이다. '자연의 식량'이 아닌 '조작된 식량'으로! 새로 추진되는 황금쌀은 녹색혁명 추진 당시, 발리 섬과 필리핀 등 남아시아에서 실패의 원인이 되었던 퉁구르바이러스에 내성을 지닌 유전자가 추가되었다. 현재 황금쌀은 인도와 필리핀을 중심으로 광범위하게 재배되고 있으며, 중국이 자체 개발한 유전자조작 쌀까지 합세해 유전자조작 쌀 광풍을 부추기고 있다.

반면 미국 연방 정부는 유전자조작 밀을 공식적으로 허가하지 않았지만 주류학자들은 이미 실험 재배를 하고 있다는 사실이 2013년 5월에 밝혀졌다. 이에 대해 일본은 즉각적으로 미국산 밀의 수입을 중단하는 조치를 내렸지만, 우리나라는 아무 조치도 내리지 않고 있다. 우리나라의 무책임한 태도는 다른 곳에서도 확인된다. 인간에게 심장질환을 유발하는 독극물로 확인돼 사용이 금지된 성장호르몬 질파테롤이 미국의 수출용 소에게 다량 투여됐음이 밝혀졌지만, 미국산 쇠고기의 최대 수입국인 우리나라는 검역 항목에 없다는 이유로 검사를 하고 있지 않다. 그러다가 대만에서 이 독극물이 확인되었고, 우리가 그 사실을 알았을 때는 이미 대부분의 쇠고기가 시중에 유통되어 소비된 후였다.[109]

생명공학은 록펠러재단을 중심으로 주류학자들이 1930년대부터 치밀하게 준비해온 분야다. 독일과 미국의 우생학자들에게 과감하게 자금을 지원했던 록펠러재단은 록펠러의학연구소(후에 록펠러대학교'로 바뀜)를 중심으로 연구자료들을 끌어모았고 최고의 화학자와 물리학자, 생물학자들을 불러들였다. 1930년대 독일에서 히틀러가 정권을 장악하고 인종탄압을 시작하자 록펠러재단은 독일 내에서 재정지원을 하던 학자들 대부분을 이주시켰다. 학자들 중에서도 생물학자 113명, 물리학자 107명 등으로 과학자들이 가장 많았다.[110] 이를 기반으로 록펠러재단은 합성화학물질을 개발해 농업계와 의학계, 화학계를 지배하게 된다. 대공황 시대, 그들이 개척한 것이 '분자생물학'이다. 세포와 분자를 분석해 생명을 정복하려는 환원주의가 분자생물학의 기반이다. 1930년대에 시작된 화학공학과 제약공학, 1970년대에 시작된 유전공학이 다 여기서 출발했다.

우생학에서 많은 것을 빌려온 록펠러의학연구소의 주류과학자들은 분자의 재결합과 유전자조작으로 자연의 모든 문제를 안전하게 해결할 수 있으리라는 믿음으로 모든 자연을 개조하기 시작했다. 자연의 개조는 그들이 주장하는 것처럼 식량증산이 목표가 아니었다. 자연에 존재하는 물질은 특허의 대상이 아니어서 부와 연결되지 않기 때문이다.

---

* 전 세계 최고의 두뇌를 가진 학생들을 선발해 무상으로 생명공학 박사과정과 박사 후 과정을 수료하게 하며 학부과정은 없다. 이미 환원주의식 의학 관련 교육이 끝난 영재들에게 암과 유전자조작 등에 관한 연구 기회만 제공하는 것이다. 연구기간 중에는 연구비 명목으로 임금도 지급된다. 이 대학 출신자들 중에 노벨생리의학상과 화학상을 수상한 사람이 15명이고, 2010년 교수진 중에도 노벨상 수상자가 23명이나 된다. 록펠러재단은 이 대학교를 통해 세계의 '제약특허'를 독점하고, 녹색혁명이라는 '화학혁명'을 주도하고, 1970년대부터 시작되는 유전자조작 특허를 장악하게 된다.

1960년대 이후 현재까지 전 세계인이 충분히 먹고도 남을 만큼의 식량이 생산되고 있다. 아프리카나 아시아 등지에서 매년 10억 명이 기아로 죽어가는 까닭은 탐욕에 의해 부의 분배가 왜곡됐기 때문이다. 록펠러 대학교의 자크 러브, 에이버리, 매클라우드, 매카티, 시어도어 보브잔스키 등은 1950년대에 이미 유전자를 특수 처리한 후 다른 개체로 이전시켜 돌연변이를 유도해내는 기술을 선보였다. 이 기술은 후에 유전공학의 기초가 된다.[111]

2001년 9월 9일, 록펠러재단의 자금지원을 받는 샌디에이고 소재의 생명공학 기업 '에피사이트 파머슈티컬'의 사장 미치 헤인은 살정자(殺精子) 옥수수 연구가 마무리되었다고 발표했다. 그에 따르면 정자를 공격하는 항체로 인해 면역성 불임이라는 희귀 증상을 갖고 있는 여성에게서 항체를 추출한 다음, 항체의 유전자를 분리해 일반 옥수수에 투입했다고 한다. 1999년 미국 존스 홉킨스대학의 유전자연구팀도 같은 연구에 성공했다고 발표했다. 2002년 10월 6일, CBS 뉴스는 미국 농무부가 다양한 작물에 들어 있는 의약품 원료를 얻기 위해 전국적으로 32곳에서 실시 중인 현장실험에 자금을 지원했다고 밝혔다. 물론 에피사이트사의 살정자 옥수수도 그 대상이었다. 그 후 테러와의 전쟁으로 세계의 관심이 아프가니스탄과 이라크로 집중되면서 살정자 옥수수에 대한 관심은 사라졌다. 그리고 에피사이트사는 2004년 생명공학 기업 '바이오렉스'로 합병되었다. 지금 살정자 옥수수와 관련해서는 어떠한 정보도 공개되지 않고 있다.[112]

그러나 옥수수가 멕시코, 브라질, 아르헨티나 등 남미와 아프리카 지역에서 흔히 먹는 주식이라는 점, 대부분의 과자가 옥수수로 만들어진다는 점, 이전에도 우생학적 우월감으로 유색인종에 대해 여러 번의 불임수술**을 강제했던 사건들을 고려할 때 지금도 세계 곳곳에서 어떤 일이 벌어지고 있는지 충분히 짐작할 수 있다. '만들었으니 써야 하는 것'은 당연한 일! 전 세계적으로 불임환자가 급증하고 있는 상황을 고려할 때, 세계 곳곳에서 다시 단종실험이 실시되고 있는 것은 아닌지 두렵기만 하다.

유전자를 상업에 이용할 경우 그 결과는 불을 보듯 뻔하다. 병원 약과 방사선, 수술에서와 마찬가지로 아직 안전성이 확인되지 않은 유전자

** 1924년 버지니아 주의 캐리 벅이란 여성은 어머니가 정신박약으로 수용소에 가게 되어, 양부모 돕스 가족과 함께 지내게 된다. 그녀는 17세 때 가족에게 강간을 당하고 임신했지만, 양부모는 그녀를 정신박약자라고 하며 강제수용소로 보내 강제단종을 시도한다. 캐리는 이에 불복하고 소송을 제기했지만 패한다. 이 판결을 계기로 1935년까지 30개 주에서 강제단종법이 만들어진다.
미국 보건위생국(CDC)은 1932년부터 1972년까지 앨라배마 주 터스키기에서 생체실험을 실시했다. 대공황시절, 이 지역의 흑인 매독환자 399명과 건강한 흑인 201명에게 의료를 무상으로 해준다며 회유했다. 실험 도중 매독으로 사망한 경우에는 해부를 조건으로 가족에게 50달러가 지불됐다. 물론 모든 치료행위는 이루어지지 않았다. 결국 내부고발자의 제보로 1972년 7월 25일 '워싱턴스타'지에 의해 세상에 알려지면서 모든 실험은 중단됐다. 1931년 록펠러재단은 록펠러의학연구소를 통해 푸에르토리코에서 암 실험을 실시한 코르넬리우스 P. 로즈에게 연구 자금을 대주었다. 그는 실험 대상자들에게 고의로 암세포를 주입시켰다. 그는 "푸에르토리코인들은 지구에서 가장 더럽고, 가장 게으르고, 가장 타락하고, 가장 손버릇이 나쁜 종족이다. 이 섬나라에 필요한 것은 공중보건사업이 아니라 이 인종들을 모조리 몰살하는 것이다. 나는 여덟 명을 죽임으로써 몰살 과정에 이바지했다."라는 내용의 비밀편지를 친구에게 보냈는데 이것이 우연하게 푸에르토리코 국민당 당수인 페드로 알비주 캄포스에게 입수되면서 1932년 2월 15일 「타임」지를 통해 공개됐다.
데이비드 록펠러가 이 섬에서 '체이스 은행'을 통해 노동착취와 금융으로 경제적 이익을 끝없이 약탈하는 동안, 그의 형인 록펠러3세는 그곳의 가난한 시민들을 상대로 대규모 생체실험을 실시한다. 록펠러3세는 자신이 설립한 인구협회를 통해 인구감소를 위한 몇 가지 실험에 착수한다. 1965년 푸에르토리코 공중보건부가 실시한 연구에 따르면 그해에 푸에르토리코 가임여성의 약 35퍼센트가 영구불임인 것으로 확인됐다. 세계인구 축소정책의 일환이었던 것이다.

조작 작물로 인해 전 인류는 생체실험의 대상으로 전락하게 된다. 어떤 유전자를 다른 생명체의 방어벽인 세포막을 강제로 뚫고 세포 속에 집어넣을 때 그 유전자 조각이 세포 내의 어느 부분에 자리 잡게 될지는 아무도 모른다. 그저 운에 맡길 뿐이다. 이런 유전자조작 기술에 특허를 인정해서 마구잡이로 생명체를 조작하고 있는 행태가 얼마나 위험한 일인지 과학자들은 관심이 없다. 더욱 염려스러운 것은 유전자조작 작물에 대한 표시가 법적으로 금지되어 있기 때문에 소비자는 선택의 기회도 박탈되었다는 사실이다.***

성장호르몬을 투여한 가축의 경우에도 표시가 금지되어 있다. 우리가 유전자조작이나 성장호르몬을 피할 수 있는 유일한 방법은 미국산 제품을 거부하는 길뿐이다. 유전자조작은 대부분 미국에서 행해지고, 가축에 성장호르몬을 투여하는 나라도 미국이 대표적이기 때문이다.

현재 우리가 먹고 있는 쌀, 옥수수, 콩, 밀, 면화, 토마토, 감자, 해바라기, 카놀라 등 소비량이 많은 대부분의 작물은 유전자가 조작된 상태다. 유전자조작을 시행하는 기업이나 과학자들은 "우리가 10년 이상 먹어왔지만 아무런 부작용을 확인하지 못했다."며 안전성을 강조하지만, 생명체의 이상은 10년으로 확인할 수 없다. 생명체의 부작용은 느리게

*** 우리나라는 가공하는 식품의 주원료가 유전자조작 작물일 경우에만 이를 표기하도록 하고, 밀가루와 액상과당과 같이 유전자조작 옥수수를 이미 가공한 경우에는 '유전자조작 옥수수'라고 표기하지 않아도 된다. 대부분의 젖소에 성장호르몬을 투여하지만 '성장호르몬 투여 우유'라는 표기를 하지 않아도 된다. 반면 '성장호르몬을 투여하지 않은 우유'라는 표기는 법으로 금지된다.

다가온다. 합성화학물질로 만들어진 처방약이 암을 유발시키는데도 40년 이상이 걸린다는 사실을 고려하면 몇 세대가 지난 후에 치명적인 이상 증세가 나타날 수도 있다. 어쩌면 인류의 종말로 이어지는 끔직한 상황이 벌어질 수도 있다. 각종 치명적인 질병과 기형아 출산이 급증하는 상황을 고려하면, 서서히 변화가 일어나고 있는지도 모른다.

양심적인 과학자들은 "안전이 확인될 때까지는 음식으로 사용하지 말자."고 한다. 맞는 말이다. 록펠러재단의 지원을 받는 세계 최대의 화학기업이자 제약기업인 몬산토가 면화의 유전자를 조작해 만든 '볼가드531'의 경우, 2002년 "안전성에 아무런 문제가 없다."며 국내 수입이 허용됐다. 현재 국내 가공식품에 많이 사용되는 면실유의 원료가 바로 볼가드531이다. 우리는 이윤만을 앞세우는 기업체가 주류학자들을 내세워 내놓는 연구결과에 우리의 건강을 내맡기고 있다.

현재 전 세계에서 소비되는 석유의 20퍼센트는 작물을 키우는 연료, 살충제, 제초제, 합성비료 등을 만드는데 사용된다. 자동차에 사용되는 양과 거의 비슷하다. 논밭에 뿌려지는 살충제를 생각해보자. 그것이 목표로 하는 해충에 닿는 양은 전체의 0.1퍼센트도 되지 않는다. 나머지 99.9퍼센트 이상의 살충제는 다른 생명체들에게 해를 미치고 바다로 흘러들어가 생태계를 파괴한다. 비료도 농작물이 흡수하는 양은 극히 일부이고 대부분은 하천을 통해 강과 바다로 흘러 들어가 해양을 오염시킨다. 다수확품종이나 유전자조작 작물은 비료를 많이 사용하도록 개량된 품종이어서 재생산능력이 없다. 따라서 매년 종자를 새로 사야 한다. 다음 해에는 발아하지 않거나 수확량이 크게 감소되도록 유전자조작 작물에 번식 제어 기술을 도입했기 때문이다. 후에 이 기술은 '터

미네이터'와 '트레이터'로 발전한다.

터미네이터는 미국 농무부와 '델타 앤드 파인랜드'가 공동으로 개발한 기술로 유전자를 조작해 다음 해에는 싹을 발아하지 못하도록 재생산 능력을 제거하는 방법이다. 트레이터는 터미네이터 종자에다 자사에서 생산한 '세이프너'라는 화학물질을 일정기간 투여해야만 싹이 발아되도록 만든 기술이다. 처음에는 불임상태이다가 성장기 중 일정 시기에 세이프너라는 화학촉진제를 뿌리면 새로 발아하는 것이 가능한데, 세이프너에는 플루라졸, 나프탈산 무수물, 디시클로논, 옥사벤트리닐, 팬클로림, 시오메트릴, 플룩소패님, 푸릴라졸 등의 수많은 독성물질과 발암물질이 들어가 있다. 터미네이터 기술은 토양, 수질, 대기오염을 일으키고, 암을 유발시킬 수 있다. 터미네이터 기술 특허를 취득한 씨앗들은 쌀, 옥수수, 콩, 담배, 사탕무, 감자, 토마토, 카놀라, 양배추, 해바라기, 면화, 샐러리 등이다. 터미네이터 종자 개발자인 멜빌 J. 올리버는 "우리의 사명은 외국과의 식량전쟁에서 승리하는 것이지 기아문제를 해결하려는 것이 아니다."라고 솔직하게 말한다.[113]

04
항생제가
괴물 박테리아를 만들었다

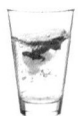

1982년에 발견된 O157:H7 박테리아는 '이콜리 박테리아'라고도 하는데, 원래부터 무서운 대상이 아니었다. 돼지나 소, 반려동물, 물고기의 장 속에 머물며 물과 야채를 통해 인체에 들어와 수십억 년을 인간과 함께 진화해왔기 때문이다. 대부분의 이콜리 박테리아는 닭고기에 서식하는 캄필로박터균, 계란이나 생선에 서식하는 살모넬라균과 리스테리아균과 마찬가지로 소화와 비타민 합성을 도와주고 독성 박테리아로부터 우리 몸을 보호해주며 면역체계를 강화시켜준다. 그러나 주류의사에 의해 마구 처방된 항생제와 살균제인 트리클로산 등으로 인해 변형이 된 것이다. 초기엔 트리클로산의 독성이 강하고, 박테리아의 변형을 유도한다는 사실이 밝혀져 병원 살균용으로만 허용되었지만 현재는 가정용 세제, 가정용 살균제, 화장품, 반려동물용 살균제, 치약, 샴푸, 물티슈 등에 광범위하게 사용되고 있다. 그러나 많은 연구에 의하면 트리클로산이 함유된 항균 세제는 보통 세제보다 항균력은 뛰어나지 않으면서 박테리아에게 내성만 심어주기 때문에 치명적일 수 있다. 미국의사협회는 가정에서 트리클로산이 첨가된 항균 세제를 사용하지 말 것을 권고하고 있다.[114]

많은 양심적인 학자들이 트리클로산의 위험을 경고하고 있지만 전 세계에서 수많은 사람들이 트리클로산이 첨가된 살균제와 항생제를 더 많이 사용하게 된 까닭은 탐욕에 젖은 주류의사들이 화학회사와 제약회사로부터 더러운 돈을 받고 안전하다고 거짓 주장을 펼치기 때문이다. 그들은 "사랑하는 사람에게 사랑만 전하고, 세균은 전하지 마라."는 선전문구를 전파하며 세균 공포증을 조장하고 있다. 마구잡이로 살포된 합성화학물질에 의해 우리의 이웃이던 박테리아는 변이를 일으켰다. 장 내벽을 공격하는 베로톡신과 시가톡신이라는 강력한 독소를 분비해 영구적인 불구를 겪게 하거나 사망으로 이어지는 용혈성요독증을 일으키는 것이다.

O157:H7 박테리아, 살모넬라균, 리스테리아균, 헬리코박터균 등은 우리의 장에 아무런 해를 주지 않지만 항생제, 살균제 등에 의해 자연의 질서가 깨지면서 치명적인 독성을 분비하는 악성 균으로 변이된 것이다. 이런 박테리아는 열 마리만 우리 몸에 들어와도 치명적이다. 일반적인 박테리아는 100만 정도가 들어와야 질병을 일으킬 수 있다. 이마저도 면역체계가 건강한 사람에겐 무용지물이다. 남녀의 생식기가 인체에서 가장 지저분한 곳(세균이 가장 많은 곳)인 배변기관 근처에 배치되어 있는 까닭이 있다. 출생부터 박테리아와 바이러스, 기생충 등을 통해 면역력을 키우기 위한 진화과정의 산물인 것이다.

악성 박테리아들은 처음엔 햄버거, 소시지 등 주로 쇠고기, 돼지고기

제품에서 발견되었지만 지금은 시금치 등 야채에서도 발견된다. 2006년 이 박테리아에 감염된 시금치가 원인이 되어 2명의 성인과 1명의 어린이가 용혈성요독증으로 사망하고, 31명이 신부전증을 일으켰으며, 200여 명이 치료를 받는 사건이 발생했다. 2012년에는 일본에서도 O157:H7에 감염된 배추를 먹고 6명이 사망하고 100명이 치료를 받는 사건이 발생했다. 심지어 O157:H7 박테리아는 생수(먹는 샘물)에서도 발견된다. 1999년 미국 연방정부가 103개 브랜드의 생수를 조사한 결과 3분의 1에서 발암물질인 비소와 함께 O157:H7 박테리아가 검출됐다. 미국과 캐나다, 일본, 우리나라에서 어린이에게 발생하는 신부전증으로 인한 투석의 대부분은 용혈성요독증이 원인이며, 용혈성요독증의 85퍼센트는 O157:H7균 때문이다. 미국에서 발병하는 용혈성요독증은 연간 7,500건으로 네덜란드의 연간 25건에 비해 300배에 달한다.[115]

항생제와 살충제 등 합성화학물질에 중독된 나라인 미국이 네덜란드보다 발병율이 높은 것은 당연한 일이다.

모든 희망이 사라지고 있다는 사실을 알면서도 아이의 어머니는 지푸라기 같은 희망을 부여잡고 매달렸다. 지금 그녀가 겪고 있는 고통은 너무도 어이없는 일이었기 때문에 그냥 꿈을 꾸고 있는 것이라 생각했다. 마침내 너무도 길었던 12일 간의 지옥이 끝났다. 2001년 8월 11일 저녁 8시, 고통에 몸부림치던 아이는 모든 폐와 신장과 장이 파괴된 채 두 살의 나이로 눈을 감았다.
악몽은 7월 31일에 시작됐다. 아이는 여느 때와 마찬가지로 냇가에서 물장구를 치고 돌아와 아빠가 구워준 쇠고기 몇 조각을 맛있게 먹고 잠자리에 들었다. 그런데 다음날 아침, 아이는 열과 복통으로 잠에서 깨어났고 그날 하루

종일 설사를 했다. 시간이 흐를수록 상황이 악화됐다. 3일째부터 아이는 혈변을 보기 시작했다.

아이를 데리고 병원으로 달려간 부모는 유행성 독감이라는 말을 들었다. 부모는 안심하고 돌아와 시간에 맞춰 약을 챙겨줬다. 낮에는 조금 안정을 찾는 듯했던 아이는 밤이 되자 다시 설사와 복통, 두통에 고통스러워하며 밤새 잠을 이루지 못했다. 검붉은 핏물이 섞인 설사를 하는 아이를 보고 부모는 뭔가 잘못되고 있음을 깨달았다.

다음날 대학병원으로 달려간 어머니는 아들의 피 속에서 대장균 O157:H7이 대량 발견됐다는 말을 들었다. 순간 어머니는 끔찍한 일이 일어나고 있음을 직감했다. 이 복잡한 문자와 숫자 뒤에 가려진 어떤 지옥을 본 것이다. 사람들은 엄청난 고통이나 어둠을 숨기기 위해 암호를 쓰곤 하기 때문이다. 주치의는 창문 밖 허공을 응시하며 일상적인 어투로 가볍게 치료되는 경우도 있다고 했지만, 이미 눈빛에는 현대의학으로는 달리 조치할 게 없다는 의미가 담겨 있었다.

시간이 흐르면서 아이의 신장은 급격히 파괴되어 급성신부전증이 왔다. 내장도 파괴됐다. 그리고 용혈성요독증이 나타났다. 투석하는 동안 고통스러워하는 아이를 차마 볼 수 없었던 어머니는 기도밖에 할 수 없었다. 5일째가 되는 날, 아이의 심장도 망가지기 시작했다. 마침내 폐마저 파괴돼 물이 고였고, 다시 새로운 호스가 기계에 연결돼 물을 뽑아냈다. 뼈만 남은 채 거대한 기계에 십여 개의 호스로 연결되어 인공호흡기와 인공투석기로 생명을 이어가는 아이의 어깨엔 이미 죽음의 그림자가 드리우고 있었다.

11일 째 되던 날, 마침내 아이는 모든 걸 내려놓고 다른 세상으로 떠났다. 아마 고통이 없는 세상으로 갔을 게다. 후에 어머니는 기자와의 인터뷰에서 이렇게 울먹였다. "아이의 모습을 차마 눈으로 볼 수가 없었어요. 고통에 몸부림치던 아이는 침대에 묶여 있었고, 온몸을 휘감은 호스와 악취는 잊을 수가 없어요. 나는 온몸이 묶인 개구리처럼 죽어가는 아이의 모습을 바라보아야만 했어요. 그런 고통은 다시 없을 겁니다."[116]

05
음식에서 추출한 것은 음식이 아니다

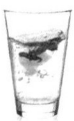

　생명체가 마시는 공기는 산소, 수소, 질소, 이산화탄소 등이 조화롭게 균형을 이루고 있다. 여기서 산소만을 분리하면 치명적인 발암물질이 된다. 생명체가 필요로 하는 것은 공기이지 산소가 아니다. 나트륨도 마찬가지다. 인류가 45억 년 동안 접해온 것은 여러 가지 미네랄이나 효소 등이 섞여있는 천연소금이지 순수한 나트륨이 아니다. 천연의 음식과 햇빛 등으로 면역체계를 활성화시킨 생명체는 스스로 소화과정을 통해 필요성분과 필요량만 흡수하고 나머지는 체내에 비축해 두거나 배출한다. 이것이 생명체의 신비다.
　모든 식물은 햇빛과 물, 산소 등을 이용해 에너지를 만드는 광합성작용을 한다. 이 과정에서 활성산소가 많이 생성되기 때문에 스스로를 보호하기 위해 비타민, 폴리페놀 같은 다양한 산화방지제도 충분히 만들어낸다. 산화방지제는 활성산소가 DNA를 파괴하거나 혈관을 부식시켜 각종 질병을 일으키지 못하도록, 기능을 다한 활성산소를 재빨리 흡수해 배출시키다. 그러나 폴리페놀이나 비타민, 글루타티온 등의 산화방지제를 자연물로부터 화학 처리해 그것만을 별도로 섭취하면 오히려 면역체계를 약화시킨다. 게다가 자연물이 아닌 석유폐기물에서 추출해 낸 물질은 생명체에 더욱 치명적이다. 생명체는 자연의 일부이기 때문에 전체가 조화를 이루는 자연물에만 적응할 수 있다.

우리가 특정 성분이 아닌, 채소와 과일 등 천연의 식품을 섭취해야 할 이유이다. 마늘은 아주 오래 전 인류의 선조들이 찾아낸 최고의 약용음식이다. 마늘에는 셀레늄, 황화합물, 칼륨, 인, 아미노산, 비타민B와 C, 구리, 아연 등 200가지 영양소, 미네랄 등이 풍부하게 함유되어 있다. 특히 마늘의 '알리신' 성분은 면역력을 강화시켜 주므로 간암, 유방암 등 각종 암을 막아주고, 혈관의 탄력성을 부드럽게 유지해 고혈압이나 심근경색을 예방해주고, 성기능을 강화시켜주기도 하고, 강력한 살균력으로 독성의 박테리아를 방어해준다. 그러나 마늘을 전체로 섭취하지 않고 알리신이나 셀레늄 등 특정성분만을 별도로 추출해 섭취하면 자연의 조화를 잃은 상태여서 독으로 작용한다. 한편 마늘을 필요 이상으로 많이 섭취하면 부작용으로 눈곱이 끼고 경우에 따라서는 뇌졸중을 유발하기도 한다. 우리 선조들이 마늘을 양념으로 분류해 적은 양을 꾸준히 섭취하도록 한 것은 놀랄만한 지혜다.

인도의 전통 음식인 카레에 함유되어 있는 커큐민은 염증과 진통을 막아주고 암을 예방해준다. 진통제인 합성 아스피린이나 관절염치료제인 비옥스와는 달리 생명체에 아무런 부작용을 일으키지 않으면서 효능이 뛰어난 소염진통제이며, 동시에 유방암이나 대장암, 전립선암도 예방, 치료해주는 천연 항암제다. 카레를 상식하는 인도인들은 미국인에 비해 유방암 발병율은 4분의 1, 대장암은 6분의 1, 전립선암은 20분의 1에 불과하다. 미국의「생물학과 화학저널」에 실린 연구에 의해 커큐민은 알츠하이머병을 유발시키는 혈관 플라그도 분해한다는 사실이 밝혀졌다.[117]

커큐민은 암세포의 성장에 필수적인 혈관 신생을 저해하는 놀라운 효과를 가지고 있어 유방암, 자궁경부암, 위암, 간암, 췌장암, 대장암 등 각종 암의 생성을 막아준다.

그러나 커큐민도 가공되지 않은 자연의 음식을 통해 섭취해야 효능이 있는 것이지 슈퍼에서 파는 가공된 카레 또는 커큐민만을 별도로 추출해낸 것은 오히려 독으로 작용한다. 브로콜리의 '설포라판'이나, 고추냉이의 '미로시나아제'가 항암작용을 하다고, 그것만을 추출해 복용하는 것은 어리석은 짓이다. 조화를 이룬 음식으로 섭취해야 효과가 있는 것이다. 고추의 매운맛을 내는 '캡사이신'은 식욕을 북돋아주고 강력한 살균작용도 한다. 고추를 양념으로 섭취하면 캡사이신과 각종 비타민, 미네랄, 체내의 박테리아 등이 상호작용을 해 면역체계를 회복시켜 식중독, 심근경색, 각종 암을 예방해준다. 그런데 별도로 추출된 캡사이신은 독가스의 원료로 암을 유발하기도 한다. 사과에 들어있는 쿼스틴이라는 항산화제는 위장질환, 신장염, 각종 암에 유용하지만, 쿼스틴만을 따로 추출하면 상호조화가 깨져 독으로 작용할 수 있다.

우리나라를 포함해 아시아에서 흔히 섭취하는 콩에는 천연 식물성 호르몬인 피토에스트로겐 성분의 이소플라본과, 인삼이나 더덕에 풍부하게 함유된 사포닌 성분이 다량 들어 있다. 현대의학에 의하면 이소플라본은 에스트로겐 효과와 반 에스트로겐 효과를 동시에 나타내기 때문에 내분비선에 혼란을 일으켜 갑상선이나 생식능력에 이상을 유발하는 활성 호르몬 물질이다. 남성의 경우 내분비선 이상은 테스토스테론과 정액의 분비량을 줄여 성욕을 감퇴시키고, 성기가 작아지며 유방이 솟아오르는 '여성화 증상'을 일으키기도 한다. 여성의 경우 생리주기에 혼란을 일으키고 불임과 외음부 통증의 원인이 되기도 한다. 또한 콩을 많이 먹은 여성이 낳은 남자 아이는 요도하열증*을 가진 기형아가 될 수도 있다고 한다.

그러나 아직 전 세계에서 콩을 먹고 이런 질병에 걸렸다는 보고는 단 한 건도 없다. 콩이 유방암을 일으킨다는 몇 건의 연구는 환원주의에 젖은 의사들이 실험실에서 이소플라본만을 추출해, 쥐에게 고용량을 투여한 결과로 가설을 세운 것에 불과하다. 주류의사들이 폐경 증상을 과장해 공포를 만들어냈고 그 공포에 세뇌됐던 전 세계 여성들이 고가의 호르몬대체요법에 매달렸지만 결과는 폐경 증상을 거의 치료하지 못하고 오히려 각종 암, 심장질병, 신부전증, 뇌졸중, 골다공증 등 만성 질병만 불러왔다. 이에 실망한 여성들은 주류의사들이 콩에서 추출해 낸 천연의 에스트로겐 호르몬이라며 추천해주는 값 비싼 이소플라본 보충제를 복용했다. 그러나 이소플라본 보충제 역시 폐경기 증상을 완화시켜주는데는 아무런 역할을 하지 못하고 오히려 갑상선 기능 저하증**과 같은 각종 질병만 유발시켰다.

---

*   요도가 성기의 끝이 아닌 다른 곳에 위치하는 선천성 기형 증상이다.
** 갑상선은 신체의 모든 세포, 막, 기관에 영향을 주는데 갑상선 기능이 저하되면 빈혈, 잦은

이러한 결과는 자연의 음식인 콩을 섭취하지 않고 유전자를 조작해 암말에서 추출한 프렘프로나 콩을 화학처리해 특정성분만을 추출해낸 합성 이소플라본 등 자연과 조화를 이루지 못한 것들을 섭취했기에 야기된 것이다. 말의 호르몬이, 그것도 유전자를 조작해 자연에 존재하지 않는 암말의 호르몬이 인간에게 정상적으로 작용할 리가 없다. 특정 성분만 추출해낸 의약품은 독극물이지 음식이나 치료제가 아니다.

우리는 콩을 그대로 먹기도 하지만 두부로 만들어 먹기도 하고 간장, 된장, 고추장, 청국장 등의 발효음식으로 변형시켜 먹기도 한다. 이런 것들은 부작용이 전혀 없는 훌륭한 약이자 음식으로 작용한다. 자연의 조화를 깨뜨리지 않고 콩에 들어있는 모든 성분을 그대로 섭취하기 때문이다. 게다가 우리는 콩 음식만을 따로 먹는 게 아니라 김치, 오이, 고기, 파, 마늘 등 다른 음식과 조화롭게 섭취한다. 결국 부작용을 일으킬 수 있는 이소플라본도 비타민, 효소 등 다른 성분과 박테리아, 기생충 등과 상호조화를 이루기 때문에 훌륭한 음식이 되는 것이다.

사포닌 성분도 단독으로 작용하면 강력한 독성을 나타내지만 다른 성분과 상호조화를 이루면 훌륭한 항암작용을 한다. 복어알의 테트로도톡신도 단독으로 작용하거나 과량 섭취하면 신경과 근육을 마비시키는 강력한 독성으로 생명까지 앗아가지만 미나리 등 여러 식물과 함께 발효시키면 독성은 사라지고 강력한 항암작용을 하는 훌륭한 약이

상처, 체중 증가, 변비, 우울증, 흥분이나 불안, 성욕 감퇴, 불임, 피로, 집중력 감소 등의 증상이 나타난다. 또 제2형 당뇨병 또는 심장마비로 이어질 가능성도 높다. 갑상선기능저하증은 이소플라본의 영향이 아니고 불소 등의 합성화학물질이나 수은 등의 중금속 부작용에 의해 유발되는 것으로 밝혀졌다.

된다. 일본에서는 오래 전부터 복어알을 발효시킨 음식을 만들어 먹었다. 이런 맥락에서 1999년 미국 식품의약국(FDA)은 유방암, 심장마비, 골다공증, 비만 등을 예방하기 위해 보충제가 아닌 두부, 두유 등의 음식으로 콩을 섭취할 것을 권장했다. 특히 많은 연구에 의해 된장 등 발효음식은 지구상에 존재하는 물질 중 가장 유해하다는 방사능을 중화시켜 몸 밖으로 빠르게 배출해주는 것으로 밝혀졌다.[118]

병원 검진에서 자주 사용되는 X선, CT, PET 등이나 원전 사고 등에서 유출되는 방사능의 피해를 막기 위해서는 발효음식을 자주 섭취하는 것이 현명하다. 발효음식 안에 들어있는 효모가 방사능을 방어해 주는 베타 글루칸 등의 효소 성분을 풍부하게 분비하기 때문이다. 방사능은 DNA를 변형시키고, 조직을 파괴해 기형아 출산, 각종 암의 원인이 된다.[119] 이와 같이 자연의 성분들은 다른 성분들과 조화를 이룰 때 효과적으로 작용한다. 조화가 이뤄진 음식에서 특정 성분을 별도로 추출하려면 화학처리를 하게 되는데 이렇게 추출한 특정 성분은 합성화학물질이지 조화를 이룬 자연의 음식이 아니다. 모든 식물은 항암작용을 하는 수만 가지의 항산화제를 풍부하게 가지고 있음을 기억하자.

06
햇빛을 멀리하면 건강이 멀어진다

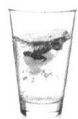

햇빛은 물, 소금, 흙, 맑은 공기와 함께 생명의 근원이다. 햇빛은 인체에서 일어나는 여러 기능을 정상화시키고 우울증을 예방하는 등 신체적, 정신적 건강에까지 영향을 준다. 햇빛을 쬐면 자외선이 피부로 침투해 비타민D를 합성하고, 몸에서 생성된 비타민D는 간과 신장에서 대사되어 활성 비타민D로 전환된다. 활성 비타민D는 장에서 칼슘과 인의 흡수를 촉진하고 혈장 내 칼슘농도를 조절하며 뼈 조직에 칼슘이 보충되도록 한다. 이렇게 비타민D는 뼈와 치아와 관련이 많다. 햇빛을 쬐지 않아 비타민D가 부족해지면 골다공증이나 골절, 치아질환에 걸리기 쉽다. 일조시간이 짧은 북극권에서는 여성의 생리가 멎거나 남성의 성욕이 감퇴하기도 한다. 햇빛을 많이 쬐어 비타민D가 풍부해지면 성기능도 왕성해진다는 것이다.

비타민은 건강을 유지하는 데 없어서는 안 될 필수영양소다. 야채와 과일, 천일염, 발효음식 등에 풍부하게 들어있는 비타민은 항암작용뿐만 아니라 각종 질병을 막아주는 기능을 한다. 그런데 우리가 약국에서 구입하는 비타민C 영양제나, 가공식품에서 방부제와 보존제로 쓰이는 비타민C 제품을 천연으로 오해해서는 안 된다. 천연의 비타민C는 자본주의의 논리에 의해 공장에서 대량생산되는 합성 아스코르브산으로 대체되었다. 천연 비타민은 식품을 부패시키는 반면, 합성 비타민은 썩지 않으므로 방부제와 색을 유지시켜주는 보존제 기능을 한다. 보존성을 높이기 위해 식품에서 천연비타민을 제거하고, 합성비타민을 첨가하는 것이다. 그리고는 '비타민C 첨가'라는 문구를 붙인다. 현대과학은 천연과 합성의 분자구조가 같다는 이유로 효능도 동일하다고 믿기 때문에 천연과 합성을 모두 비타민이라고 부른다.

과자와 빵이 먹음직스러운 붉은 색을 띠고 과일 주스가 오래 지나도 변색되지 않는 이유는 합성 비타민C인 아스코르브산이 첨가되었기 때문이다. 판매용 새우가 선명하게 색을 유지할 수 있는 것도 합성비타민C 덕분이다. 합성 비타민B는 리보플라빈이란 이름으로 주로 푸딩, 치즈, 수프, 과자, 주스 등의 달콤한 맛과 먹음직스러운 색을 내는 첨가제로 쓰인다. 합성 비타민A는 베타카로틴이란 이름으로 오렌지색을 내는 첨가제로 쓰인다. 합성 비타민E는 토코페롤이란 이름으로 방부제로 쓰인다. 비타민 열풍 속에서 거의 대부분의 가공식품에는 합성비타민이 첨가된다.

인간은 진화과정에서 비타민을 스스로 생성하는 능력을 잃었다. 따라서 균형 잡힌 먹거리를 통해 외부로부터 비타민을 섭취해야 한다. 비타민B12를 제외한 모든 비타민과 인, 황, 철, 구리, 칼륨, 셀레늄 등 모든 미네랄은 채소와 과일에 풍부하게 들어 있기 때문에 걱정할 필요가 없다. 비타민과 미네랄은 미량만이 필요하고, 한 번 들어온 비타민은 쉽게 몸 밖으로 배출되지 않으므로 따로 보충제를 먹어야 할 필요가 없다는 것이다. "음식으로 섭취하는 비타민은 부족하므로 비타민 보충제를 따로 복용해야 한다."는 주장은 인류의 건강을 해쳐서라도 이익을 얻겠다는 주류의사들과 제약회사의 거짓 선전문구에 불과하다.

한편 비타민B12는 동물을 통해서만 섭취할 수 있다. 그러나 채소와 과일을 주로 먹는다 해도 별도로 합성 비타민B12 보충제를 복용할 필요는 없다. 야채나 과일의 표면에 기생하는 미생물이나 체내에 존재하는 미생물을 통해 충분히 필요량을 섭취할 수 있기 때문이다. 물론 효모에 의해 발효된 치즈, 버터, 요구르트, 간장, 효소, 고추장, 된장, 김치, 술, 식초 등을 통해서도 충분히 섭취할 수 있다. 전 세계 모든 민족에게 공통적으로 존재하는 발효식품은 선조들의 탁월한 지혜의 산물이다.

인간은 45억 년을 진화해오는 동안 대부분의 비타민을 합성해 내는 능력을 모두 포기했다. 비타민은 주변의 채소나 과일을 통해 쉽게 보충할 수 있었기 때문에, 비타민을 합성해내는 데 사용될 에너지를 생장, 두뇌발달, 골격형성 등 생존에 필요한 곳에 쓰기 위해서였다. 그런데 왜 비타민D의 합성 능력만은 포기하지 않았을까? 비타민D는 면역력 회복, 생장, 각종 질병 예방 등 생존에 반드시 필요하며, 특히 칼슘과 함께 뼈를 만드는 데 없어서는 안 될 영양소이기 때문이다. 비타민D는 햇빛을 이용해 간에서 합성되거나, 콜레스테롤을 이용해 몸 여기저기서 합성된다. 비타민D 합성을 위해 햇빛을 자주 쬐는 것은 아주 중요하다.

그런데 이처럼 소중한 존재인 햇빛이 피부조화의 '적'으로 여겨지고 있다. 햇빛의 자외선이 피부암의 주범이고 노화를 부추긴다며 가능한 한 햇빛을 피해야 한다는 잘못된 선입견을 갖고 있는 사람들이 많다. 이 때문에 화창하고 쾌적한 날씨에 자외선 차단 마스크를 한 채 운동을 하는 사람들이 적지 않다. 또 하얀 피부를 위해 햇빛을 피하려는 여성도 많다. 이는 주류의사들의 거짓 선전으로 잘못된 건강지식에 세뇌되었기 때문이다. 햇빛을 충분히 쬐면 면역력 회복에 필요한 비타민D 합성이 촉진되고 여성호르몬인 에스트로겐이 정상적으로 분비되면서 여성만의 아름다움과 젊음을 유지할 수 있다.

태양 자외선이 피부암을 비롯한 피부노화의 원인이므로 가능한 한 햇빛을 피하고 합성 자외선차단제를 바르라는 주장은 거짓이다. 화장품기업이 주류의사들을 매수해 거짓연구를 수행하고 이를 과학인양 선전하고 있다. 그들은 멸균실험실에서, 멸균처리된 실험동물에게 인공자외선을 투여해 나타난 결과를 가지고 "자외선이 피부암과 피부노화를 유발시킨다."고 주장한다. 그러면서 석유폐기물에서 추출해 분자구조를 변형시킨 합성 자외선차단제를 건강을 지켜주는 안전한 화장품이라고 거짓 선전을 하고 있다. 멸균처리된 실험실은 자연의 상태가 아니고, 멸균처리된 동물은 자연의 생명체가 아니다. 또한 인공자외선은 생명체에 치명적인 유해물질이지만 천연의 태양 자외선은 생명체의 자연치유력을 회복시켜 주는 유용한 물질이다.

일본의 성형외과 의사인 우쓰노미야 미쓰야키는 "햇빛에 그을리면 멜라닌 형성세포의 DNA가 손상되면서 검버섯이 피고 더 심해지면 피부암으로 악화된다는 것이 상식으로 받아들여지고 있지만, 한국과 일본에서 햇빛을 많이 쬐어 피부암에 걸리는 사람은 거의 없다"고 한다.

피부암 환자는 백인들이 압도적으로 많고 햇빛 양이 많은 아열대나 적도지방에 사는 사람들은 거의 없다. 백인은 멜라닌색소가 생성되지 않아 피부암에 취약하다. 우리나라는 여름철 일부 시기를 제외하곤 실외활동을 자제할 정도로 자외선 지수가 높은 날이 그리 많지 않다는 것이 전문가들의 말이다. 주름, 기미, 검버섯과 같은 피부노화의 주요 원인도 자외선 때문이 아니라 형광, 할로겐 등 인공광선에 노출되어 콜라겐 생성량이 줄어들어 나타나는 현상이다. 천연 자외선은 오히려 주름, 기미 등을 예방, 치료해준다.

햇빛은 파장이 다른 10만 종의 빛을 포함하고 있으며 각각 서로 다른 역할을 하고 있다. 우리가 볼 수 있는 '가시광선'을 비롯해 눈에 보이지 않는 '자외선'과 '적외선'이 대표적이다. "자외선이 피부암을 유발하고 피부노화를 촉진시킨다."는 연구는 실험실에서 인공자외선을 대상으로 수행한 동물실험의 결과다. 햇빛에는 다양한 파장이 빛이 상호작용을 일으키기 때문에 생명체에 부작용을 일으키지 않는다. 가시광선은 생명체가 낮과 밤을 구별할 수 있게 해주고 교감신경과 부교감신경이 활발하게 활동하게 해준다. 눈으로 들어온 가시광선은 뇌의 중심인 시상하부에 도달해 자율신경을 안정시킨다.

적외선은 몸 깊숙한 곳까지 침투해 열을 발생시켜 몸을 따뜻하게 해주는 작용을 한다. 인체 내부에서는 원적외선이 방출돼 체온을 조절한다. 저체온이 고민이라면 반드시 낮에 햇빛을 쬐는 시간을 늘려야 한다. 2,500년 전 현대의학의 아버지 히포크라테스도 일광욕이 골절과 파상풍, 근육강화에 도움이 된다고 했다. 18~19세기엔 햇빛의 효능이 과학적으로 검증돼 '일광욕'이 치료에 이용되었다. 근세에 들어와서는 17

세기 중반 영국에서 유행했던 구루병의 원인이 햇빛 부족이라고 밝혀지면서 일광욕이 또다시 각광받게 된다. 햇빛에 풍부한 자외선은 천연 방사선의 일종이다. 방사선이 인체에 치명적 유해물질이라는 사실은 인공 방사선인 전리 방사선이나 이온화된 방사선을 말하는 것이지 인체에서도 생성되는 천연 방사선이 아니다.

  햇빛은 부작용 없이 병을 치유하는 자연의 명약이다. 햇빛은 뼈와 치아를 튼튼하게 해주며 면역력을 증강시키고 심장질환이나 각종 암 등을 예방해주고 폭력적인 성격을 완화해준다. 또 뇌혈관 혈류 개선, 이상단백질의 기능 회복, 불면증, 냉방병, 우울증, 대사증후군의 개선, 암 예방 등에도 효과적이다. 수용성인 비타민B와 비타민C가 몸속에 흡수되고 남으면 체액 중에 용해되어 소변과 함께 배출되지만 햇빛을 쐬어 생성된 비타민D는 체내에 축적된다. 그렇다고 과잉되는 일은 없다. 하루 종일 태양 아래에서 일하는 농부나 어부에게 비타민D 과잉증이 없다는 사실이 이를 말해준다. 오랜 시간 실내에서 생활하면 수은, 라돈, 석면, 전자파 등으로 오염된 실내공기로 인해 백내장, 유산, 뇌신경 파괴, 심장기능 약화 등의 부작용이 일어날 위험이 커지지만, 실외에서 햇빛을 쐬며 운동하면 자연치유력이 회복된다.[120]

07
우리는 지금 사료를 먹고 있다

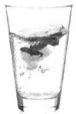

오세영 시인은 '햄버거를 먹으며'라는 시에서 가공식품을 사료라고 지적한다. 스스로의 즐거움을 위해 먹는 음식이 아니라, 거대 자본의 이데올로기에 의해 배합이 결정된 먹거리라는 뜻이다. 게다가 독극물인 각종 식품첨가제가 다량 들어간 사료! 우리 모두는 자신도 모르게 가축으로 길들여지고 있다. 그렇게 인간을 가축화 하는 거대세력이 바로 제약회사, 화학회사, 식품회사이다. 일그러진 자본주의 논리에 젖은 그들은 무지와 탐욕에 젖은 주류의사들의 거짓연구를 내세워 인간을 가축으로 세뇌시키고 있다. '천연과 합성식품은 동일한 작용을 하기 때문에 합성은 인체에 해를 미치지 않는다.'면서….

우리에겐 인류를 덮고 있는 합성물질의 대홍수를 피할 수 있는 '노아의 방주'가 필요하다. 쉼 없이 쏟아지는 새로운 이름의 합성물질, 주류의사와 주류화학자들의 거짓연구와 거짓 선전은 인류의 판단을 가로막는다.

햄버거를 먹으며

사료와 음식의 차이는 무엇일까.
먹이는 것과 먹는 것 혹은
만들어져 있는 것과 자신이 만드는 것.
사람은 제 입맛에 맞춰 음식을 만들어 먹지만
가축은 싫든 좋든 이미 배합된 재료의 음식만을 먹어야 한다.
김치와 두부와 멸치와 장조림과
한상 가득 차려 놓고
이것저것 골라 자신이 만들어 먹는 음식.
그러나 나는 지금
햄과 치즈와 토막난 토마토와 빵과 방부제가 일률적으로 배합된
아프리카의 사료를 먹고 있다.
재료를 넣고 뺄 수도, 젓가락을 댈 수도
마음대로 선택할 수도 없이
맨손으로 한 입 덥석 물어야 하는 저
음식의 독재,
자본의 길들이기,
자유는 아득한 기억의 입맛으로만
남아 있을 뿐이다.

―오세영

 이런 대홍수의 시기에 우리의 건강을 지켜줄 것은 45억 년의 진화과정을 통해 공존해온 천연의 음식, 천연의 효소, 천일염(또는 죽염), 햇빛, 맑은 계곡물이다.
 자연은 생명체의 어머니다. 모든 생명체가 자연으로부터 왔기 때문

에 건강을 유지하며 삶을 풍요롭게 이어가기 위해서는 늘 우리를 안아주는 순수한 어머니의 품(자연)으로 돌아가야 한다. 어머니 자연의 곳곳에는 건강을 지켜주는 약초가 널려 있다. 자연의 약초엔 뛰어난 효능이 있는 반면 부작용이 거의 없다. 실험실에서 만들어진 가짜 음식으로 가짜 영양을 섭취할 것이 아니라 야채, 과일, 발효음식, 자연의 맑은 물, 천일염, 식초, 효소 등 자연의 음식으로 진짜 영양을 섭취해야 한다. 그러면 모든 영양소가 인체 내에서 다양한 박테리아와 기생충들과 상호조화를 이루며 면역체계를 강하게 해준다. 야채와 과일, 천일염, 효소 등에는 천연의 비타민C와 같은 항산화제가 풍부하게 들어 있어 합성물질이나 방사능을 체외로 배출시키고, 합성물질의 부작용으로 파괴된 조직을 회복시켜 주는 기능을 한다. 햇빛과 콜레스테롤을 이용해 합성해내는 비타민D도 면역력을 키워준다.

7장

천연 소금은 약이다

01
천일염은 고혈압 등 만성질병을 막아준다

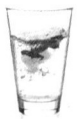

자연이 우리의 건강을 지켜준다는 사실은 공기와 소금에서도 확인할 수 있다. 공기 중에서 산소만 추출하면 독이고, 치명적인 발암물질이다. 순수한 산소를 한 시간만 들이마셔도 폐 조직이 손상돼 더 이상 공기 중에서 산소를 받아들일 수 없고, 중추신경이 훼손된다. 또한 암을 유발하며 암세포가 증식된다. 미숙아가 인큐베이터에 오래 있게 되면 면역력이 약해져 실명이 되기도 하고 자라면서 각종 질병에 시달리게 된다. 일산화탄소만을 빼내도 독이다. 그러나 질소 78퍼센트, 산소 21퍼센트, 아르곤, 네온, 수소, 크립톤 등이 1퍼센트로 자연의 조화를 이룬 상태의 공기를 흡입하면 아무런 해가 없고 오히려 생명을 건강하게 만들어준다. 자연의 조화가 깨진 상태, 즉 산소가 많이 섞여 있는 과산화수소수나 오존이 인체에 치명적이듯 소금에서 나트륨이나 염소만을 빼내면 독이고 발암물질이다. 나트륨은 가공식품에 방부제로 사용되는 합성화학물질이고, 표백제와 소독제로 주로 쓰이는 합성 염소는 제1차 세계대전 당시 독가스의 원료로 사용되었다.

주류의사들이 나트륨(Na)과 염화나트륨(NaCl)을 소금과 동일시하며, 소금이 고혈압과 신부전증을 일으키고 심장질환을 유발한다고 주장하는 이유는 잘못된 과학인 환원주의에 세뇌되었기 때문이고, 또한 식품업체의 로비 때문이다. '담배가 암을 일으킨다.'는 현대의학의 주장이 과학적으로 단 한 번도 밝혀진 적이 없는 단순한 가설이듯이, '소금이 고혈압과 심장질환을 일으킨다.'는 주장 역시 과학적으로 밝혀진 적이 없는 가설이다. 천연의 나트륨은 혈액의 0.9퍼센트를 차지한다. 나트륨은 체액의 농도를 조절하고, 산과 염기의 균형을 유지시켜주며, 심장활동은 물론 단백질 및 지방, 탄수화물의 대사를 조절하는 역할도 수행한다. 또한 신경조직은 전기적으로 기능을 수행하는데 여기에도 나트륨이 관여한다. 체내에서 나트륨의 반응을 방해하면 전기적인 작용이 중단되므로 신경이 마비된다. 이것이 마취제이자 마약인 노보카인, 엑스터시, 히로뽕의 원리이다.

소금을 화학적으로 염소와 나트륨으로 분리하면 둘 다 독이고 발암물질이다. 우리가 반드시 섭취해야 하는 소금은 풀 부스러기, 흙, 모래 등을 통해 각종 미네랄이 풍부하게 섞인 천연소금을 말하는 것이지, 정제한 표백 소금이나 화학적으로 분리된 나트륨이 아니다. 지방, 단백질, 탄수화물, 알코올 등 각종 영양소나 효소는 체내에서 필요한 만큼 합성하지만 미네랄은 어떤 생명체도 합성하지 못한다. 따라서 생명의 원천인 바닷물과 계곡물, 토양 등에 들어있는 미네랄을 반드시 섭취해야 한다.

그런데 현대과학은 염화나트륨만을 순수한 소금으로 인정한다. 소금에 섞여 있는 효소나 미네랄 등을 불순물로 치부하며 제거하려 하는 것이다. 한때는 비타민이나 섬유소도 불순물로 취급해 음식에서 제거했던 어이없는 경우도 있었다. 우리나라에서도 1962년부터 2008년까지 미네랄 등이 들어 있는 천일염은 광물로 분류해, 식품회사에서 생산하는 가공식품이나 식당, 급식소 등에서는 사용을 금지시키고 미네랄이 없는 염화나트륨이나 나트륨만을 식용으로 사용하도록 규제하기도 했다. 현재까지도 많이 사용되고 있는 맛소금 등의 정제염에는 미네랄이 없다. 정제염은 여러 번 물에 씻고, 고온에서 화학 처리해 오직 염화물과 나트륨만 남아 있는 소금이다. 나트륨이나 염화나트륨은 맛이 쓰기 때문에 다량의 합성감미제인 아스파탐이나 사카린, MSG를 첨가한다. 거기에 상품가치를 높이기 위해 표백제, 요오드, 불소 등의 합성물질을 혼합하고 덩어리지지 않게 하기 위해 규소산 알루미늄으로 만들어진 첨가제 안티케이킹을 섞는다. 한마디로 정제염이나 화학염은 소금이 아니라 합성물질이다.

'소금이 고혈압을 유발한다.'는 주류의사들의 주장과는 달리 오히려 각종 질병을 예방해주며 우리의 건강을 지켜준다는 연구는 많다. 2011년 미국에서 6,250명을 대상으로 진행된 6개의 연구를 분석한 결과, 저염식을 한 사람보다 소금을 적절하게 섭취한 사람이 오히려 고혈압, 심장질환, 뇌졸중 등으로 인한 사망 위험이 크게 줄어든 것으로 확인됐다. 2011년 미국학회지에 발표된 유럽의 연구도 비슷한 결과를 보여준다. 3,681명의 건강한 사람을 상대로 8년간 실시한 연구에서 저염식이 오히려 혈압을 높여 심장마비를 일으킬 위험이 더 커진다는 사실을 밝혀낸 것이다. 2011년 영국 데일리 메일에는 "소금을 줄이는 것은 건강에 도움이 되지 않는다."는 제목의 연구가 발표됐다. 미국 캘리포니아대의 매커렌 교수는 2014년 11월 광주에서 열린 '2014 소금박람회' 심포지엄에서 "공공정책이 아니라 뇌가 소금섭취량을 결정한다."며 "소금의 하루 적정 섭취량은 7.1~13.9g(세계보건기구의 하루 권장 섭취량은 5g)이다. 최근에 나온 여러 과학적인 결과를 보면 이 이하를 섭취할 경우 오히려 심혈관 질환과 사망률이 증가하고 다른 여러 가지 건강 위험도가 증가한다."고 주장했다.

영국 엑서터대학의 연구진들이 6,489명을 상대로 진행한 연구와 기존의 연구 7건을 분석한 결과, "저염식은 심장병, 뇌졸중, 고혈압 등에 도움이 되지 않으며, 오히려 심장병 환자들에게 증상을 악화시켜 조기사망 가능성을 높인다."고 결론 내렸다. 연구진들은 "저염식이 심장병을 예방하는 데 도움이 된다는 주류의 연구는, 저염식을 하는 실험군에 건강한 젊은 사람을 배치했고 대조군에는 노인들을 배치했으며, 실험기간도 매우 짧았기 때문"이라며 잘못된 연구를 비판했다. 따라서 소금을 하루 6그램 이하로 섭취하라는 의사들의 권장사항은 잘못된 것이고, 하루 평균 9그램 이상을 섭취하는 것이 건강에 좋다고 강조했다. 52개국에서 진행된 대규모 연구에서도 하루 14그램 이상의 천연소금을 섭취하는 사람들이 하루 7.2그램 이하를 섭취하는 사람들에 비해 평균 혈압이 낮았다고 한다.[121]

대부분의 고혈압 환자가 소금을 적게 섭취하면 증상이 악화된다는 사실은 이미 주류의학계서에도 널리 인정하는 사실이다. 다만 보고 싶은 것만 보고, 듣고 싶은 것만 들으려는 주류의사들에 의해 외부적으로 공개만 되지 않고 있을 뿐이다. 진실은 철저히 은폐한 채, 주류의사들은 고혈압환자뿐만 아니라 일반인들에게도 저염식을 권장하고 있다. 대중에게 혈압강하제를 처방해서 돈을 벌고, 그 부작용으로 생기는 심장질환이나 뇌졸중, 암은 그들의 주 수입원이 된다.

프랑스 혈관학회 회장이자 디종대학교 교수인 프란시스 앙드레 알라에르는 소금 중에서도 천일염을 적절히 섭취하면 오히려 고혈압을 낮출 수 있다는 연구 결과를 미국심장학회(AHA)에 발표했다. 프랑스, 스페인, 포르투갈 등 5개국 의사 2,000명이 참여한 자연치료협회(BFD)에서도 '천일염의 혈압강하작용'을 인정한 바 있다.[122] 그런데 제약회사들은 "소금이 고혈압과 심장질환, 신부전증, 위암 등의 원인이다."는 결론을 이미 내려놓고 주류의사들을 매수해 거짓연구를 계속하고 있다. 천연의 음식이자 약이며 생명활동의 기본인 소금 섭취를 줄여 만성질환자를 만들어내기 위한 검은 술책은 아닐까?

02
저염식이 건강을 해친다

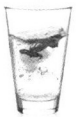

천일염은 생명의 원천이다. 또한 천일염에 풍부하게 들어 있는 천연 요오드는 항암제이자 독극물인 방사성 요오드와는 전혀 다르게 생명을 지켜준다.

천연의 나트륨을 다량 함유한 천일염에는 황, 인, 칼륨, 칼슘, 철, 마그네슘, 아연, 요오드 등 각종 미네랄뿐만 아니라 생명의 원천인 태양에너지와 바다에너지도 듬뿍 들어 있다. 태양에너지는 모든 영양소의 근원이다. 45억 년 전, 바다에서 생명이 탄생했다. 바다를 뜻하는 한자 해(海)가 물(水), 인간(人), 어머니(母)로 이뤄져 있는 이유이다. 태아가 10달 동안 머무는 양수 역시 천연소금을 다량 함유하고 있다. 인체 전체를 순환하며 생명을 건강하게 유지시켜주는 체액이나 혈액은 0.9퍼센트의 염분을 함유하고 있다.

이런 소금이 큰 역할을 발휘하는 곳이 바다다. 바다는 자연에서 발생하는 모든 독소뿐 아니라 인간의 탐욕으로 만들어진 염소, 브롬, 불소, 다이옥신, 방사능 등 모든 치명적인 합성물질을 해독시켜 주는 기능을 한다. 존스턴 환초는 한때 태평양의 야자수와 바다생물이 가득한 목가적인 휴양지로 유명했다. 그런데 미국이 이 섬을 점령해 미군 비행기지와 핵미사일 실험장으로 사용하면서 수백 기의 핵미사일뿐 아니라 12기의 수소폭탄을 실험했다. 또한 고엽제, PCB, 다이옥신, 신경가스 사린 등 그동안 미국에서 생산했던 합성물질의 잔재를 이곳에 폐기했다. 육지는 엄격한 규제 아래 일부의 주민만 거주하는 유령 섬으로 바뀌었지만, 바다는 소금의 해독기능에 의해 6년이 지난 현재 청정지역인 미 국립야생동물보호구역이다.[123]

　인체 중 염분을 가장 많이 함유하고 있는 조직이 심장이다. 때문에 심장은 탄력이 가장 뛰어나며, 암세포가 자라지 못한다.* 천연소금은 위액과 췌장액의 주요 성분이며 장내의 좋은 박테리아를 키우고, 음식물을 분해하고, 부패를 방지하는 역할을 한다. 특히 단백질을 소화하기 위해서는 반드시 천연의 나트륨이 필요하다. 따라서 인체에 염분이 부족하면 대사기능이 약해지면서 면역체계는 급격히 무너지고, 체액에서 염분이 10퍼센트만 부족해도 사망에 이르게 된다. 심장, 혈관과 같이 단 한 순간도 쉬지 않고 평생 동안 활동하는 뇌도 소금물인 뇌척수액에 잠겨 있다.[124]

　현대의학은 뇌성마비에 대해, 출산 시 산도가 열리지 않는 난산으로

---

* 비만, 고혈압, 심장질환, 당뇨병, 각종 암 등 만성질병이 급증하는 까닭은 현대의학의 거짓 연구로 인해 천연소금 대신 소금이 아닌 염화나트륨이나 나트륨을 과다 섭취하기 때문이다. 나트륨은 특히 라면이나 햄에 다량 들어 있다.

태아에게 산소결핍이 일어나 뇌에 손상을 입혔기 때문이라고 설명한다. 그러나 난산의 근본 원인은 양수에 있다. 양수가 약, 가공식품, 화장품 등을 통해 들어오는 각종 합성물질과 초음파, 방사선 등으로 탁해져 있고 비타민D가 부족하기 때문에 산도 등 각종 조직이 제대로 기능하지 않는 까닭이다. 태양에너지와 바다에너지는 생명의 근원이고, 그 에너지들은 천일염에 풍부하게 들어 있다. 그러나 모든 물질을 분자와 세포로 분석하려는 현대의학은 이 같은 원리를 이해할 수 없다. 아니 자신들의 황금탑을 쌓는데 도움이 되지 않으므로 이해하려고 하지 않는다.

섭취하는 염분의 농도에 신경 쓸 필요도 없다. 신장은 염분의 농도를 적절하게 조절할 수 있기 때문이다. 합성화학물질로 신장의 기능이 약해진 환자를 제외하고는 문제될 것이 없다. 신장은 과잉되는 염분을 소변으로 배출시키며 혈액량과 혈압을 조절해준다. 인체는 70퍼센트의 수분과 0.9퍼센트의 염분으로 이뤄져 있으며, 염분의 27퍼센트는 뼈를 구성하는데 사용된다. 예컨대 70킬로그램인 사람은 49킬로그램의 수분과 441그램의 염분으로 구성되어 있고, 441그램의 염분 중 119그램은 뼈 속에 있다는 의미다. 따라서 다양한 미네랄을 뼈 조직에 보충하고 골다공증을 예방하기 위해서도 적절한 천일염 섭취는 필수다.

갑상선에서 분비하는 티록신은 태아의 두뇌발달과 성장, 신진대사에 반드시 필요한 호르몬으로 주성분인 천연의 요오드는 천연소금에 풍부하게 들어있다. 천연 요오드는 합성화학물질로 만들어진 방사성 요오드와는 전혀 다른 물질이다. 방사성 요오드는 암을 비롯해 각종 질병을 일으키지만 천연 요오드는 면역체계를 회복시켜 각종 질병을 치료해준다. 그런데 최근 우리나라에서 갑상선암이 급증하고 있다. 여자인구 10만 명당 갑상선암 발병률이 1999년 11.9명에서, 2007년에는 64.8명으로 증가한 것이다. 연간 증가율 26퍼센트에 달한다. 남자의 경우도 같은 기간 2.3명에서 11.6명으로 증가해 증가율 24.5퍼센트를 기록했다. 일본의 16배이고, 미국의 4배다. 주류의사들은 이런 추이에 대해 진단방법이 발달했기 때문이라고 하지만, 사실 천연소금 섭취량이 줄고 합성 나트륨 섭취량이 증가했기 때문이다.[125] 모든 가공식품에는 값싼 합성나트륨이 들어 있고, 대부분의 식당에서는 정제소금이 사용된다.

정제소금은 천일염을 여러 번 화학 처리하는 과정에서 합성 염소로 표백하고 거기에 합성 요오드를 첨가한다. 그리고 서로 엉겨 붙지 않도록 합성 알루미늄을 첨가한다. 알루미늄은 뇌의 신경조직에 축적돼 알츠하이머병을 유발하는 것으로 알려져 있다. 또한 알루미늄의 쓴맛을 없애기 위해서 인공감미료인 덱스트로제나 아스파탐, 사카린 등을 첨가한다. 알루미늄은 서로 엉겨 붙지 않게 하는 성질이 있어, 카제인나트륨(물에 잘 녹게 하기 위해 사용되는 첨가제)과 함께 모든 분말 형태의 가공식품에 첨가된다. 치즈 조각이 엉겨 붙지 않게 하고 밀가루, 설탕, 커피, 분유 등이 덩어리지지 않게 해주는 것이다. 알루미늄은 땀샘의 모공을 막아 땀을 흘리지 않게 하므로 화장품이나 땀 냄새 제거제에도 나노 입자로 다량 함유되어 있다. 이렇게 가공식품과 화장품은 합성물질로 가득 채워졌다.

소화액인 위산의 주원료는 소금이다. 소금 섭취가 부족하면 위산을 분비하지 못해 대사가 제대로 이뤄지지 않기 때문에 위궤양으로 고통

받게 된다. 소화가 제대로 되지 않으면 포도당이 부족해진다. 포도당은 뇌세포의 유일한 에너지원이다. 소금 부족이 위궤양과 포도당 부족을 불러오고, 뇌세포 활동 둔화로 우울증, 민감증 등을 유발해 결국 폭력적인 행동과 치매로 이어지는 것이다. 인체는 포도당이 부족해지면 스스로 당분을 찾게 되는데, 가공식품에 들어 있는 아스파탐이나 글루타민산나트륨, 정제 설탕 등은 뇌세포의 파괴를 가속화시킨다. 뇌세포를 정상으로 회복시키기 위해서도 좋은 소금(천일염 또는 죽염)의 섭취가 필요하다.

그 외에도 소금은 혈액의 산성도와 체온을 유지시켜 준다. 체내 산성도가 ph7.4이고 체온이 36.5도이며 염분농도가 0.9퍼센트일 때 몸안의 효소는 가장 활발하게 작동한다. 효소는 단백질 고분자로 세포 내에서 생성된다. 효소는 생명체의 필수물질로 체내 음식물의 소화를 돕고, 분해와 배설을 비롯해 해독, 살균작용 등 신진대사에 관여한다. 또한 항염, 항균과 관련해 면역기능을 회복시키고 세포를 재생시키는 등의 작용을 한다. 단식할 때 반드시 효소와 죽염, 다량의 물을 섭취하라고 하는 것은 효소가 배설작용을 도와 배독(排毒) 기능을 수행하기 때문이다. 소금은 변과 땀을 통해 체내의 합성물질뿐 아니라 자연의 독소도 배출시켜 면역력을 정상적으로 유지시켜준다.

현대인에게 급증하는 만성피로증후군이나 천식, 위궤양, 만성두통, 관절염, 디스크 등은 저염식으로 인한 탈수현상 때문에 나타나는 대표적인 증상들이다. 디스크나 관절에도 수분이 70퍼센트 이상 함유되어 있다. 수분이 부족해지면 세포가 노화돼 제 기능을 하지 못하고, 디스크나 관절은 탄력성을 잃게 되며, 위장의 점막은 굳어져 연동운동을 할 수 없다. 위통이나 두통, 관절통, 요통 등은 신체의 경고라 할 수 있다. 소금을 적절히 섭취하면 물을 섭취하게 되고 세포와 각 기관에 수분이 적절하게 보충되면 위궤양이나 두통, 관절염, 디스크, 백내장 등은 쉽게 치유되고, 피부도 윤택하게 재생된다.[126]

만일 효소가 없다면 지구상의 모든 생물은 한 순간이라도 생명을 유지할 수 없을 것이다. 우리 몸안에서 수천 가지의 효소가 생명 유지 활동을 하고 있다. 그러나 공해와 스트레스, 체내의 독소, 노폐물, 약물중독 등으로 인하여 우리 몸속에 필요한 효소들이 기능하기에 어려운 상황이 되고 있다. 효소는 평생 동안 생성되는 양이 제한적이므로 몸속 효소들이 활발하게 기능하도록 하기 위해 별도의 효소식품을 섭취하는 것이 필요하다. 된장, 간장, 고추장, 김치, 새우젓 등 발효음식은 훌륭한 효소식품이다. 생명체의 몸과 마음을 바로잡는데 효소 섭취만큼 좋은 방법은 없다.

효소를 적절하게 섭취하면 노화된 세포와 병에 걸린 조직이 분해되고 새롭고 건강한 세포들이 생성된다. 장 속에 효소가 풍부하면 혈당이나 혈압, 단백질과 지방 수준은 항상 일정하게 유지된다. 체내의 단백질이나 지방은 필요에 따라 분해와 재합성을 거듭하며 재사용되기 때문이다. 또한 폐, 간, 신장, 피부 등의 배출, 정화작업 능력은 증가되어 축적된 합성물질을 신속하게 배출한다. 효소가 활발하게 움직여 합성물질을 배출하고 있다는 징후는 호흡이 가빠지고 암갈색의 소변과 땀, 점액이 배출되는 것이다. 발효식품, 천일염, 햇빛 등으로 면역력이 회복되어 지방층에 쌓인 합성물질이 배출되면 피부 가려움, 설사, 두통 등의 명현현상을 겪게 된다.

효소는 신경과 근육, 정신 기능을 정상 상태로 안정시켜 건강을 회복시켜 준다. 이러한 자연치유력을 보조해주는 것이 올바른 의미의 치료다. 천일염과 수분, 효소만 적절하게 섭취하며 4~5일간의 단식을 주기적으로 한다면 몸은 곧 건강 상태를 회복할 수 있다.

03
천일염을
하루 20그램 이상 먹자

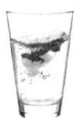

국내 천연소금 연구가로 유명한 정종희 씨는 '생명의 소금'이란 책에서 혈당수치가 500을 넘어 현대의학에서 포기했던 한 환자를 천연소금인 죽염과 천연효소, 천연음식으로 완치시킨 일화를 소개하고 있다. 그 환자는 10년 이상 복용한 혈당저하제의 부작용으로 면역체계가 무너진 결과 혈관, 신장, 심장 등 모든 조직이 망가져 겨우 생명만 힘겹게 이어오던 상황이었다. 한 생명을 살려낸 정종희 씨 역시 말기암으로 2개월 시한부 판정을 받은 환자였지만 천연의 죽염과 뜸으로 암을 치료하고 30년이 지난 지금도 왕성하게 활동하고 있다.[127]

필자 역시 간염, 신부전증, 당뇨병, 오십견, 알레르기 비염, 습진 등 수많은 만성질병으로 고통을 겪으며 현대의학으로 치료를 계속했지만 증상은 더 악화되었고 오히려 새로운 질병이 생기게 되었다. 그 후 일체의 약을 중단하고 가공식품을 최대한 줄이면서 채식 위주의 식단과 천연소금, 효소 등을 적절하게 섭취하고 햇빛을 자주 쬐면서 운동을 한 결과 2년이 지나면서 모든 만성질병이 치료되었으며, 3년이 지난 현재 건강한 상태를 유지하고 있다.

우리 주위에 고혈압으로 고통받는 사람들이 많다. 그러나 혈압은 과일과 야채, 천연소금, 천연식초 등을 통해 칼륨을 충분히 섭취하여 나트륨과의 비율을 1:1로 유지하면 정상적으로 관리된다. 인체의 세포 내 주요물질은 칼륨이고, 세포 밖의 주요물질은 나트륨(물론 천연의 나트륨)이다. 이들 칼륨과 나트륨이 균형을 이루며 근육, 신경, 혈압을 포함한 인체의 기능을 컨트롤한다. 그러나 현대인들은 가공식품을 통해 과도하게 흡수되는 나트륨에 의해 나트륨과 칼륨의 비율이 보통 5:1이어서 고혈압과 뇌졸중, 심장질환이 유발된다. 또한 야채에 함유된 질산염은 혀에 있는 박테리아에 의해 아질산나트륨으로 변해 위에서 분해된다. 이때 혈관내막에서 생성되는 산화질소가 동맥을 이완시키는 작용을 하는데 이 원리를 이용한 것이 발기부전치료제다. 따라서 야채를 많이 섭취하면 성기능이 강화된다.

나트륨과 칼륨은 서로 시소게임을 하면서 체내의 염분 농도를 조절해준다. 우리가 땀으로 내보내는 염분의 양은 시간당 평균 0.1그램으로 하루에 2그램 이상을 땀으로 배출한다. 소변으로도 5그램 이상을 배출하기 때문에 체내에서 대사과정을 원활하게 하기 위해서는 주류의사들이 주장하는 하루 2그램 이하가 아니라 적어도 하루 20그램 이상의 천일염을 섭취해야 한다. 그래야 인체의 염분농도 0.9퍼센트를 유지할 수 있다.

소금에 들어 있는 천연 나트륨은 신경의 신호전달, 심장이나 혈관의 수축과 이완작용, 신장 등 조직 내에서의 삼투압 작용을 한다. 체내에 염분 농도가 줄어들면 면역력이 급속도로 파괴되어 체온이 낮아지고

ph7.4를 유지할 수 없으며, 신장기능이 무너지고, 혈관이 부식되어 신부전증, 심장질환, 관절염, 암 등 각종 만성질병이 나타나게 된다. 대부분의 질환자는 저체온증을 보이는데 이는 천일염 섭취를 줄여 자연치유력이 약해진 결과다.

M. H. 알더만은 미국에서 25세부터 75세 까지의 성인 200,729명을 대상으로 소금섭취량과 건강과의 관계를 조사했다. 1일 평균 소금섭취량을 4등급으로 분류하여 여러 가지 질병의 발생과 사망률을 비교한 것이다. 그 결과 소금섭취량이 가장 높은 1일 19그램 정도의 그룹에서 고혈압, 뇌졸중, 심근경색 등 각종 질병발생률과 조기사망률이 가장 낮게 나타났고, 1일 소금섭취량이 가장 낮은 1일 2그램 정도의 그룹에서 질병발생률과 조기사망률이 가장 높았다.[128] 오래 전부터 유럽의 병원들은 바닷물로 각종 질병을 치료하는 '타라소테라피'를 시행하고 있다. 그런데 우리나라의 상황은 좀 다르다. 세계보건기구의 1일 소금 권장량은 5그램 미만인데 반해, 대한의사협회의 1일 권장량은 2그램 미만이다. 이는 전 국민을 그들의 고객으로 만들기 위한 음모라 할 수 있다.

많은 사람들이 가공식품을 통해 독극물인 합성 나트륨을 과도하게 섭취하는 반면 채소와 과일, 천일염(죽염) 등의 섭취를 줄여 나트륨과 칼륨의 조화가 깨졌고, 그 결과 만성질환들이 늘어나고 있다. 건강을 지키기 위해 좋은 소금을 섭취하는 것도 중요하지만, 탈수를 막기 위해 맑은 물을 적절하게 마셔야 한다. 소금과 물은 인체 내에서 함께 기능하기 때문이다. 현대인들의 물 섭취량이 적은 이유는 주류의사들의 거짓 주장에 세뇌되어 소금을 적게 섭취하기 때문이다. 충분한 소금과 충분한 물이 건강을 지켜준다.

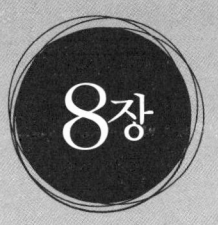

집밖보다 집안이 위험하다

01
실내공기의 치명적 실체

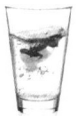

 필자는 2012년 전세로 살던 집이 경매로 넘어가, 마침 막 리모델링이 끝난 누님 집으로 잠시 거처를 옮기게 되었다. 그런데 거의 사라졌던 알레르기 비염 증상이 다시 나타나고 두통이 계속됐다. 잠을 자는 동안에도 기침이 나와 수시로 잠에서 깼고, 아침에 일어나면 늘 몸이 무거웠다. 쉼 없이 흘러내리는 콧물은 정말 고역이었다. 눈이 가려워 벌겋게 될 정도로 비벼야 했고, 재채기도 수시로 나와 콧물을 부추겼다. 하루 종일 허리가 뻐근해지면서 한 시간도 의자에 앉아 있지 못하는 경우도 종종 발생했다.

 예전 같았으면 당장 병원에 달려가 약을 처방받았겠지만 알레르기 비염*을 포함해 모든 만성질병의 원인이 약과 가공식품, 건축자재, 가

---

* 알레르기 질환은 집안의 시멘트, 가구, 벽지, 장판, 의류, 향수, 화장품, 합성세제 등에서 방출되는 포름알데히드, 라돈, 이소부탄, 메틸알코올, 포스겐 등의 합성화학물질에 의해 면역력이 약해지면서 인체가 내부물질과 외부물질을 구별하지 못하게 되는 것이다. 꽃가루

구, 의류 등에 포함된 합성화학물질이라는 사실을 알게 된 후에는 그럴 수가 없었다. 1개월 정도가 지나도 증상은 호전될 기미가 보이지 않고 오히려 더 악화되는 듯 했다. 약을 끊은 지 4년이 지나자 그동안 앓아왔던 두통, 오십견, 신부전증, 당뇨병, 습진 등의 만성질병이 씻은 듯이 사라지고, 비염만이 조금 남은 채 이것마저 완전히 치료될 날만을 기다리던 중이었는데…….

며칠을 고민했지만 원인을 찾을 수가 없었다. 누님 댁으로 온 지 두 달 쯤 되던 시기에 나는 그 원인을 찾을 수 있었다. 바로 건축자재에서 뿜어져 나오는 합성화학물질 때문이었다. 새집증후군! 물론 검사를 통해 과학적으로 확인한 것은 아니었지만 느낌으로도 충분히 알 수 있는 상황이었다. 새로 칠한 페인트와 니스, 새로 도배한 벽지와 장판, 새로 한 인테리어 자재 등에서 방출되는 다량의 합성화학물질이 코와 입, 피부를 통해 체내로 들어와 그나마 회복되어 가던 면역체계를 다시 무너뜨리고 있었던 것이다. 말로만 듣던 새집증후군을 직접 겪어보니 정말 심각한 수준이었다. 필자에게 어린 자녀가 없다는 것이 다행으로 느껴졌다. 면역체계가 완성되지 않은 아이들은 성인보다 합성화학물질에 취약하다. 아이들에게 아토피나 알레르기 증상이 자주 나타나는 이유다. 모든 것이 합성화학물질로 메워져 이를 피할 수 없는 도시생활은 지옥이라 할 수 있다. 게다가 안전해야 할 집안은 오히려 바깥보다 해로운 지경이다. 건강을 해치는 집안의 합성화학물질 농도가 바깥의 20배에 달한다고 한다.

나 진드기 등 해롭지 않은 물질에도 면역체계가 이상반응을 보이게 된다.

2009년 통계청이 발표한 우리나라의 사망 원인을 보자. 1위 암, 2위 뇌졸중, 3위 심장병, 4위 자살, 5위 당뇨병, 6위 기타 만성질환, 7위 교통사고, 8위 간질환, 9위 폐렴, 10위 고혈압이다. 미국, 일본, 캐나다 등 미국식 생활을 유지하는 나라는 대부분 비슷하다. 10대 사망원인 중 4위 자살과 7위 교통사고를 뺀 나머지 8가지의 공통점은 합성화학물질에 의해 유발되는 만성질환이란 것이다. 다시 말해 조기 사망하는 사람의 90퍼센트 이상이 만성질병 때문이다. 만성질병을 일으키는 주범인 합성화학물질은 의약품, 가공식품, 대기오염, 화장품, 건축자재, 생활용품 등을 통해 인체에 들어온다. 그 중에서도 페인트, 접착제, 시멘트 등의 건축자재와 향수, 가구, 세제 등의 일상용품에 들어 있는 합성물질은 한 순간도 쉬지 않고 우리의 코와 입, 피부를 통해 들어오고 있다.

　미국의 환경운동가 데브라 린 데드는 가정에서 접하는 합성물질이 만성질병의 원인이라는 사실을 알리며 일상용품으로부터 독성을 피하도록 계몽운동을 펼치고 있다. 그녀는 미국 문화를 따르고 있는 한국인과 일본인의 거의 절반이 만성질병을 앓고 있으며, 전체 조기 사망자의 90퍼센트는 만성질병이 원인이고, 그 중 70퍼센트는 일상용품과 건축자재 등에서 방출되는 합성물질 때문이라고 분석한다. 만성질병을 막는다면 복지예산 중 가장 큰 부분을 차지하고 있는 전체 의료비의 75퍼센트를 절감할 수 있다고 한다.[129]

02
환기, 환기만이 살 길이다

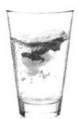

　사람들은 하루 중 거의 90퍼센트 이상을 집이나 사무실과 같은 실내에서 생활하고 있다. 많은 사람들이 대기오염을 피하기 위해 실내에 있다고 하지만 실내공기가 오히려 훨씬 심각한 수준이다. 2002년 세계보건기구(WHO)는 암, 심장질환, 관절염, 다발성경화증 등 52개 질병의 주요 원인이 실내공기라고 지적하고, 이로써 발생하는 의료비와 생산성 저하 등의 손실이 지대하다고 경고했다.
　대부분의 화재에서 인명사고를 일으키는 것은 화염이 아니라 유독가스다. 건축자재 등에 첨가된 치명적인 합성물질이 유독가스를 뿜어내기 때문이다. 건축자재에 가장 많이 사용되는 재료는 스티로폼이라고 불리는 비드법(구슬 모양 원료를 가공하는 공법) 단열재다. 방음재나 보온재 등으로 석면보다 많이 사용되는 스티로폼은 화재에 취약해서 쉽게 불이 붙기도 하지만, 한 번 불이 붙으면 잘 꺼지지도 않고 심각한 유독가스를 다량 방출한다. 건축자재나 생활용품의 위험은 화재 시에만 나타나는 것이 아니다. 2001년 9.11테러 당시 무너진 세계무역센터 건물에서 수개월에 걸쳐 구조작업을 벌였던 소방대원들이나 시민 자원봉사자들 중 2,500명 이상이 암 진단을 받았다고 한다.[130]

구조작업 중 호흡이나 피부 등을 통해 체내로 들어온 시멘트의 방사성 라돈이나 포르말린, 석면, 납, 수은 등이 그 원인이다.

건축자재에서 방출되는 납, 수은 등의 중금속, 프탈레이트, 비스페놀A 등의 합성화학물질, 시멘트와 석고보드, LPG가스 등에서 방출되어 치명적인 폐암의 원인으로 지목되고 있는 라돈*, 폐암의 또 다른 원인으로 확인된 석면과 유리섬유**, 조리기구의 코팅제인 테플론 등에서 발생하는 일산화탄소와 불소, 형광등과 LED 조명 등에서 방출되는 인공자외선 등 유해물질에 노출될 위험은 실외보다 실내가 10배 이상 높

---

* 라돈은 세계보건기구(WHO)와 미국 환경보호국(EPA)에서 폐암과 진폐증의 가장 큰 원인으로 지목하고 있는 방사성물질로 우라늄이 산화하면서 방출하는 가스다. 라돈은 자연에도 존재하지만 자연 속의 화강암에서 방출되는 라돈은 극미량이고 인체에 해를 미치지 않는다. 반면 시멘트에서 방출되는 인공 라돈은 자연에서 방출되는 양의 수천 배에 달하고 발암물질인 합성 6가크롬, 중금속인 납, 비소, 카드뮴, 수은 등이 다량 함유되어 있다. 게다가 석유 폐기물인 코크스와 암을 유발하는 물질로 알려진 라텍스로 만들어진 폐타이어 등에 다량 함유되어 면역세포가 처리할 수 없는 인공 방사능을 방출한다. 천연의 4가크롬은 혈당을 조절해주는 중요한 미네랄이지만 인공적인 6가크롬은 치명적인 독이다. 라돈은 공기보다 9배나 무겁기 때문에 환기가 제대로 이뤄지지 않는 지하실이나 폐쇄된 시멘트 건물에서 특히 문제가 된다. 라돈의 위험을 피하기 위해서는 가능한 한 시멘트를 피하고, 수시로 환기를 시키는 것이 좋다.

** 석면은 배관을 감싸는 단열재, 벽에 붙이는 단열재와 방음재, 접착제, 각종 불연재 및 자동차의 브레이크 라이닝 등에 쓰인다. 많은 추적조사에 의해 석면 공장에서 근무했던 근로자는 대부분 20~30년 후에 폐암이 발병되었다는 사실이 확인됐다. 석면의 위해성이 알려지면서 최근에는 유리섬유가 개발되어 단열재, 방음재, 석고판, 광통신 용재 등으로 광범위하게 사용되고 있다. 그러나 유리섬유 역시 치명적인 발암물질인 실리콘과 유리가루를 고압으로 처리해 생산한 합성물질이고, 쉽게 부서져 미세먼지가 되므로 기침, 알레르기를 비롯해 폐암, 유방암, 간암 등 각종 질병을 유발하는 것으로 확인되고 있다.

다. 실내와 주방에서 주로 생활하는 여성의 폐암 발병률이 급증하고 있는 이유가 여기에 있다.

그런데 무지와 탐욕에 젖은 주류의사들은 약과 가공식품, 화장품, 실내공기 등을 통해 체내로 들어오는 합성물질의 위험을 감추기 위해 폐암의 원인을 담배로 돌리고 있다. 일본에서 실시한 연구에 의하면 목조 건물에 사는 사람은 시멘트건물에 사는 사람보다 9년 이상 오래 살고 건강상태도 월등히 좋다고 한다. 특히 최근에 지은 주택들은 에너지효율을 높이기 위해 이중창 구조를 쓰기 때문에 외부와의 공기 소통이 더 어려워졌다. 새 건물이라면 특히 환기에 신경을 써야 된다.[131]

가습기에 들어 있는 살균제 성분인 트리클로산, 락스의 원료인 차아염소산나트륨, 향수와 방향제 원료인 벤젠과 프탈레이트, 공기청정기에서 나오는 발암물질 디클로로벤젠, 소파의 방부 처리에 사용되는 발암물질 포름알데히드[***], 가구와 벽지에 사용된 접착제에서 나오는 강독성 가스는 실내오염을 더욱 악화시킨다. 이들 독성물질은 피부나 호흡기를 통해 체내로 침투해 피부 노화를 촉진하기도 하고, 심장과 대동맥을 파괴시켜 급성 심장질환을 유발한다. 게다가 침대 매트리스를 방부 처리하는 데 사용되는 포름알데히드는 불면증을 유발하면서 면역체계를 무너뜨리는 강독성 발암물질이다.

[***] 1급 발암물질인 포름알데히드는 강력한 방부제로 화장품, 샴푸, 침대 매트리스, 소파, 장롱, 벽지, 책상, 바닥무늬목, 싱크대 등 나무 또는 종이로 되어 있는 모든 제품에 방부제로 첨가된다. 포름알데히드는 알레르기를 유발하고 간암, 폐암, 루게릭병 등을 일으키는 주요 원인으로 알려져 있다. 천연의 포름알데히드는 불개미나 벌침에서 발견되는 물질이고, 합성된 포름알데히드는 석유폐기물인 페놀의 분자구조를 변형시켜 생산된다. 이름이 같다고 해서 동일한 작용을 하는 것이 아니다. 천연과 합성은 완전히 다른 물질이다.

벤젠, 부탄, 아세틸렌, 공업용 에틸알코올, 프로필렌, 톨루엔, 클로로포름, 라돈, 아세톤, 크실렌, 스틸렌 등은 실내온도인 20도 정도에서 모두 기화되어 실내공기를 구성한다. 기화된 상태의 합성화학물질은 호흡기와 피부를 통해 손쉽게 폐로 들어와 폐암 등을 일으킨다. 또한 실내공기 중의 탄소화합물이 질소산화물과 반응하면 오존이라는 강독성 가스가 생성되는데, 오존은 폐를 굳게 하면서 폐암을 유발시키는 주요 원인으로 밝혀졌다. 폐암을 일으키는 주요 물질은 휘발유와 향수에서 방출되는 벤젠, 건축자재인 석면, 시멘트에서 방출되는 라돈이다. 반면 한 개의 살균제에 노출될 때의 위험보다 두 개의 살균제에 노출될 때 두 물질의 상승작용에 의해 그 위험은 1,000배 이상 높아진다고 한다. 이 같이 실내의 높은 오염은 면역력이 약한 사람에게는 1차적 증후로 알레르기 비염, 천식, 아토피, 잦은 감기, 만성피로, 집중력장애, 불면증 등의 고통스런 증상을 유발시키고, 장기적으로는 심장질환, 뇌졸중, 고혈압, 각종 암 등을 유발시킨다.[132]

 도시인들이 불면증에 시달리는 이유는 약과 가공식품 때문이기도 하지만 실내오염 탓도 무시할 수 없다. 코골이 증상 역시 실내오염이 주요원인이다. 실내에 국화 화분을 두어 식물의 정화작용을 활용하거나, 숯을 비치하는 방법도 좋지만 가장 좋은 방법은 수시로 환기를 시키는 것이다. 특히 어린이가 있는 가정이라면 환기에 더욱 신경을 써야 한다. 아이들은 합성물질이 체내로 들어오게 되면 성인보다 쉽게 호흡기질환에 걸릴 수 있기 때문이다. 특히 환기하기 어려운 겨울철 실내공기에 유의해야 한다.

03
천식, 아토피, 백혈병의 공통점

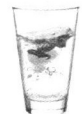

전 세계 천식환자는 3억 명이 넘는다. 천식 발병률은 미국 10.9퍼센트, 영국 15.3퍼센트, 오스트레일리아 14.7퍼센트, 우리나라 4.2퍼센트로 문명이 발달한 나라일수록 높은 경향이 있다. 우리나라 보험공단의 자료에 의하면 2003년 유아의 23퍼센트에 달하는 67만 4천 명이 천식을 앓았고, 18퍼센트에 달하는 52만 7천 명이 아토피를 앓았다고 한다. 천식의 40퍼센트, 아토피의 30퍼센트는 대기오염이 원인이고, 전 세계적으로 대기오염으로 인한 사망자는 교통사고로 인한 사망자의 3배가 넘는 300만 명으로 추산된다. 세계보건기구(WHO)는 대기오염으로 인한 희생자가 2020년에 800만 명을 넘어설 것이라 예측한다. 천식이란 폐 속에 있는 기관지가 아주 예민해진 상태를 말한다. 때때로 기관지가 좁아져 숨이 차고 호흡이 곤란해 쌕쌕거리는 숨소리가 들리면서 기침을 심하게 하는 증상이 반복적이고, 발작적으로 나타나는 일종의 알레르기 질환이다. 아토피는 주로 유아기에 시작되는 만성적인 염증성 피부질환으로 가려움증과 피부건조증, 습진을 동반하는 알레르기 질환이다. 천식이나 아토피에 걸리게 되면 폐렴, 기관지염, 중이염, 간질환 등에 걸리고 쉽고, 나이가 들면서 폐암만큼이나 치명적인 만성폐쇄성 폐질환에 걸릴 위험도 커진다.[133]

태아의 심장은 임신 2개월째에 형성되는데 이 시기에 임신부가 자동차 배기가스에 다량으로 노출되면 선천성 심장 기형이 생길 수 있다. 축복을 받으며 태어난 아기가 수차례에 걸쳐 수술을 되풀이하고 결국 일찍 세상을 떠난다면 얼마나 가슴 아픈 일인가? 어린이에게 주로 나타나는 백혈병의 원인도 실내공기에 다량 함유되어 있는 벤젠, 포름알데히드, 라돈 등이 주요원인으로 밝혀지고 있다. 주류의사들은 천식이나 아토피가 유전적 요인에 의해 발생한다고 하지만, 이는 제약회사와 화학회사가 더러운 돈과 함께 건네주는 극본을 비판 없이 받아들였기 때문이다. 천식, 아토피가 급증한 것은 최근의 일인데, 유전자는 그렇게 급격히 변하는 것이 아니다. 수만 년이 지나야 한 단계 변형이 일어날 정도로 아주 느리게 변화한다. 우리의 유전자는 구석기인의 유전자와 거의 동일하다.

갓난아이에게 나타나는 아토피성 피부염은 실내오염과 더불어 장난감과 유아용 화장품이 원인으로 밝혀지고 있다. 실내공기 중에는 수백 가지에 달하는 합성물질이 기화된 상태로 떠나니고 있고, 유아용 장난감에는 프탈레이트, 비스페놀A, 포름알데히드, 자일렌, 납, 수은, 니켈 등이 다량 들어 있다. 유아용 화장품에도 역시 수백 가지에 달하는 합성물질이 들어 있다. 아기에게 매일 발라주는 베이비오일이나 베이비파우더, 샴푸, 비누 등의 살균제로 쓰이는 헥사클로로펜은 피부과민증이나 안면색소침착증, 아토피증상을 일으키는 것으로 밝혀졌다. 이들 합성물질은 아이들의 체내에 축적돼 면역력을 빠르게 무너뜨리고 피부염, 천식, 알레르기 비염뿐만 아니라 성인이 된 후에는 당뇨병, 간질환, 불임, 발기부전, 관절염, 신부전증, 심장질환, 각종 암을 유발시켜 삶을 고통 속으로 몰아넣게 된다.

주류의사들이 퍼뜨린 '세균공포증'으로 인해 인류는 질병에서 해방된 것이 아니라 각종 질병에 시달리면서 주류의사들에게 생명과 재산을 빼앗기게 되었다. 화장품, 샴푸, 목욕용 크림, 분무식 향수, 가습기 등 각종 합성 계면활성제와 살충제로 '세균과의 공존'이 파괴된 결과, 각종 질병에 시달리게 된 것이다. 사실 우리 몸에는 2킬로그램에 달하는 100조 개의 세균이 살고 있다. 몸속의 세균들은 외부의 악성 세균이 침입하지 못하게 막아주고, 우리의 면역체계를 강하게 유지시켜 주는 작용을 한다. 우리가 합성화학물질인 항생제, 살균제, 계면활성제를 쏟아부어 우리 몸속에 사는 상재균을 제거하려 하기 때문에, 다시 말해 이웃을 공격하기 때문에 세균이 악성으로 변이되는 것이다. 일반적으로 살균제 농도는 실내가 실외보다 10배 이상 높다. 살충제 흡입량의 85퍼센트는 실내공기가 원인이다.[134]

최근 독감*을 예방한다는 미명 아래 신생아나 노인이 있는 대부분의

---

* 독감이나 감기는 바이러스에 의해 유발되는 질병이 아니라 면역체계가 약해질 때 나타나는 이상 증상이다. 따라서 감기 증상이 나타나면 야채와 과일을 평소보다 많이 섭취하고 휴식을 취하면 쉽게 회복된다. 현대의학에서 감기는 리노 바이러스, 아데노 바이러스 등 400가지에 달하는 감기 바이러스에 감염되기 때문에 발병한다고 한다. 하지만 많은 연구에 의하면 감기 증상이 있는 환자의 50퍼센트에서 리노 바이러스가 발견되는데, 건강한 사람의 50퍼센트에서도 리노 바이러스가 발견된다고 한다. 아데노 바이러스도 역시 감기

가정에 비치됐던 가습기 살균제로 인해 신생아와 산모, 노인 수천 명이 사망하거나 각종 폐질환으로 고통을 겪었다. 이 살균제를 흡입했던 수많은 사람들이 폐암으로 진행되어 지금도 고통을 받고 있지만 주류의사들은 "폐암의 원인은 담배이지 살균제가 아니다."라고 거짓 선전하고 있다. 이 살균제에 들어 있는 합성화학물질 PHMG나 PGH와 MIT가 피부나 호흡기를 통해 인체로 흡수되면 심혈관을 파괴하고 피부세포를 노화시키며, 배아에 염증을 유발하는 것으로 확인됐다. 원래 이 합성물질은 독성이 강해 가습기를 세척하는 용도로만 사용되었는데, 이를 실내에 직접 살포하는 살균제로 만들었던 것이다. 문제는 이러한 살균제가 아직도 샴푸, 물티슈, 살균용 스프레이 등으로 사용되고 있다는 사실이다. 가습기 살균제는 소아암, 백혈병, 폐암 등의 주요원인으로도 밝혀지고 있다.[135]

폐암, 간암, 신부전증 등의 주요원인으로 밝혀진 파라디클로로벤젠 같은 살충제 성분은 가습기뿐만 아니라 냄새제거제, 곰팡이제거제, 바퀴벌레약, 모기약, 좀약, 가구, 의류 등 대부분의 일상용품에 다량 함유돼 있다. 이들은 분자로 기화돼 호흡기와 피부를 통해 몸속으로 들어오기 때문에 더 위험하다. 치명적인 1급 발암물질인 포름알데히드도 단열재, 가구나 벽지, 의류, 어린이용 장난감 등에 다량 포함돼 있다. 특히 의류에는 포름알데히드를 포함한 살균제와 염소를 포함한 표백제, 방

증상이 있는 사람과 건강한 사람의 각각 50퍼센트에서 발견된다. 1차 세계대전의 사망자보다 더 많은 1,500만 명의 사망자를 냈다는 스페인 독감(인플루엔자 바이러스)은 현대의학의 허구 중 하나다. 당시 지루하게 이어지는 참호전과 식량 부족, 휴식 부족, 잦은 독가스 살포 등으로 병사들의 면역력이 약해진 결과였던 것이다.

부제, 접착제 등의 합성물질이 다량 함유돼 있고, 드라이클리닝**을 한 의류에는 퍼클로로에틸렌이라는 발암물질이 함유돼 있다. 옷을 구입하면 세탁한 후에 입고, 세탁소에서 찾아온 옷은 공기가 잘 통하는 바깥에 하루 정도 건조시키는 것이 좋다.

우리가 흔히 쑥에서 추출한 것으로 알고 사용하고 있는 모기 퇴치용 매트나 액상으로 된 전자모기향도 천연성분이 아니다. 석유폐기물에서 추출하는 강독성의 퍼메트린이나 알레트린으로 만들어진 살충제에 쑥을 연상하게 하는 합성염료를 첨가한 것에 불과하다. 특히 퍼메트린은 유럽연합에서는 사용이 금지됐고, 미국에서는 엄격하게 농도를 제한하고 있는 성분이다. 모기향에는 1급 발암물질인 벤젠이나 포름알데히드도 들어 있다.[136] 특히 전자모기향은 전자담배와 같이 100퍼센트 합성물질이어서 그 부작용은 더욱 크다. 이 같은 살충성분은 기화되어 공기 중에 퍼져 있다가 코와 눈, 입 등으로 들어가 신경계에 악영향을 미친다. 신체마비, 백내장 등 안질환, 피부염, 폐암, 간암, 심장질환, 신부전증 등 치명적인 질병을 유발시킬 위험이 크다. 특히 이 같은 살충성분은 면역력이 약한 아기나 노인, 임신부에게 치명적이다.

우리가 편리하게 사용하는 전자레인지*** 역시 인체에 악영향을 미친

** 드라이클리닝에 가장 많이 사용되는 합성화학물질은 퍼클로로에틸렌인데, 이는 신경을 마비시키고 간을 파괴하며 폐암을 유발하는 1급 발암물질이다. 두 번째로 많이 사용하는 합성물질은 살충제에 쓰이는 탄화수소로 DNA를 변형시키는 환경호르몬이다. 그 외에 벤젠, 염소, 포름알데히드, 나프탈렌, 트리클로로에틸렌, 크실렌 등이 사용되는데 모두 1급 발암물질들이다.

*** 제2차 세계대전이 한창이던 1941년에 개발된 전자레인지는 전선의 병사들에게 보급돼 음식, 음료 등을 데우는데 사용되었다. 그런데 전자레인지가 보급된 부대의 병사들에게서 각종 질병이 월등히 많이 발생한다는 사실이 확인되면서 히틀러는 1943년부터 전자레인

다. 삶거나 굽거나 찐다는 것은 음식에 열을 가하는 자연적인 과정이어서 음식의 분자는 바뀌지 않고 뜨거워지기만 한다. 그런데 전자레인지의 전자파는 물 분자를 빠르게 움직이도록 해 마찰을 일으키고, 그 마찰열로 음식을 데우는 원리인데, 이 과정에서 음식의 DNA가 변형된다. 유전자를 다른 종의 세포막을 뚫고 안착시키려 할 때도 전자파를 이용한다. 전자파가 새로운 유전자를 끼워넣기 쉽도록 분자구조를 헐겁게 만들기 때문이다. 방사선에서 발생하는 전자파도 전자레인지에서 발생하는 초단파와 동일하다. 전자파는 음식의 구조를 바꾸고 자연 상태에는 존재하지 않는 새로운 물질을 만들어낸다. 이렇게 인공 전자파는 면역력을 크게 파괴시켜 암 등 각종 질병을 유발시키는 치명적인 물질이지만, 천연 전자파인 원적외선은 자연치유력을 회복시켜주기 때문에 건강에 유용하다. 천연의 원적외선은 햇빛이나 숯불, 온돌, 황토방 등 자연상태에서 방출된다. 전기기구나 가스기구에서는 원적외선이 거의 나오지 않는다.

 1989년 영국의학저널에 실린 논문은 전자레인지로 데운 유아용 우유에서 전이 아미노산이 무 영양 상태로 전환되는 현상을 보고했다. 또한 전자파에 노출된 l-포롤린이라는 아미노산은 신경계와 신장에 해로운 형태로 바뀌며, 유산과 뇌종양을 유발한다는 사실도 밝혀졌다. 이

지의 사용을 금지시키고 모두 회수한다. 독일을 점령했던 소련이 그 기술을 넘겨받아 전자레인지를 전선에 보급했지만 독일에서와 같이 각종 질병 발생률이 급등하면서 소련 역시 전자레인지 사용을 금지시켰다. 이후 1960년대 미국에서 전자레인지가 소형으로 개발되면서 가정용으로 보급되었다. 전자레인지의 유해성에 대해서는 여러 차례 논란이 있었으나 결론을 내리지 못하고 있는 실정이다.

같은 가짜 음식을 아기에게 공급하는 행위는 얼마나 어리석은가? 스위스에서 진행된 임상연구는 전자파로 조리된 식품을 섭취한 사람에게서 헤모글로빈 수치가 낮아지는 현상을 발견했다. 이런 이유로 러시아에서는 1976년 전자레인지 사용을 금지했다. 전자레인지로 조리할 경우 육류와 유제품, 과일, 채소에서 발암물질이 형성되며, 특히 뿌리채소에서 세포를 파괴하고 암을 유발하는 활성산소의 함량이 증가한다는 사실이 확인되었다. 알칼로이드, 글루코시드, 갈락토시드, 니트릴로시도 등의 식물성 영양소들도 크게 감소했다. 전자레인지의 위험성을 인식하고 편리함을 포기해야 할 때가 왔다.

04
임산부들이여, 향수를 버려라

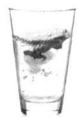

향수는 고대부터 악취를 제거하거나, 악령을 쫓거나, 불면증을 치료하기 위한 약재로 사용되어 왔다. 그러나 현대문명이 만들어낸 향수, 방향제, 헤어스프레이, 화장품 등에 포함된 방향 성분에는 벤젠, 염화메틸렌, 염화벤질, 에틸알코올, 메틸알코올, 이소부탄, 염산, 염소, 페놀, 나프탈렌, 포스젠, 사이클로헥산올, 아세트알데히드 등의 합성물질이 함유돼 있다. 염산은 폐와 간을 녹이는 위험한 물질이고, 염화메틸렌(페인트제거액과 무카페인 커피의 중화제, 매니큐어 제거제로도 사용된다)과 염화벤질, 염소, 메틸알코올, 페놀, 나프탈렌, 아세트알데히드 등은 발암물질이며, 포스젠은 벤젠의 일종으로 호흡기를 파괴하는 독가스다. 따라서 향수를 오래 사용할 경우 신경장애나 피부질환, 알레르기를 일으키고 장기적으로는 인체 내에 축적돼 각종 암, 심장질환, 고혈압, 뇌졸중, 신부전증 등을 유발할 수 있다. 향수의 성분들은 모두 석유 폐기물인 페놀이나 벤젠의 분자구조를 변형해 만든 합성물질로 독극물이다.

이런 이유로 미국립과학원(NAS)은 향수를 중금속, 식품첨가제, 살충제와 동일한 위험물로 분류하고 있다. 향수에는 플라스틱을 부드럽게 만들어주는 프탈레이트나 벤젠, 클로로포름도 사용된다. 프탈레이트는 생식능력을 크게 파괴하며, DNA를 변형시키기도 하는 합성화학물질이다. 향수 제품의 라벨에 이런 치명적인 성분들이 표시되지 않는 이유는 약, 식품첨가제, 화장품 등과는 달리 향수의 성분은 기업 비밀로 보호되기 때문이다. 만약 아이가 실수로 화장대 위에 놓인 향수를 마신다면 사망으로 이어질 수 있다. 다행히 응급조치로 생명을 구한다 해도 합성화학물질의 부작용으로 천식, 아토피, 비염 등 알레르기 질환에서부터 신부전증, 고혈압, 당뇨병, 심장질환, 각종 암으로 고통을 겪게 될 것이다.

많은 사람들이 고급 향수는 꽃이나 식물에서 추출하는 천연 성분으로 만들어진다고 알고 있지만, 이는 광고에 의해 세뇌됐기 때문이다. 시중에서 판매되는 향수의 98퍼센트는 석유폐기물에서 합성한 것이다. 소나무향이 나는 피넨이나 감귤향이 나는 리모넨*, 남성들이 주로 사용하는 페로몬** 향이나 머스크 향 역시 석유에서 추출해 낸 성분으로, 농약인 살균제를 만드는데 사용되는 물질이다. 건강을 지키기 위해서는 광고 문구에 속지 말고, 첨가된 성분들을 꼼꼼하게 확인해야 한

---

* 합성 향수인 피넨이나 리모넨 성분은 테르펜으로 살균제의 원료로 쓰인다. 이 합성 테르펜은 오존과 반응해 1급 발암물질인 포름알데히드를 생성한다.
** 이성을 유혹하는데 사용되는 페로몬은 사슴의 고환에서 추출하는 천연의 물질이라고 선전한다. 하지만 사실은 치명적인 합성 호르몬인 스테로이드에 안드로스테논이라는 합성 호르몬을 혼합시켜 만든다.

다. 특히 태아 상태에서 합성물질에 노출되면 평생 영향을 받기 때문에 가임기 여성이나 임신부는 특히 조심해야 한다.

레몬이나 오렌지 향을 내는 시트러스, 장미나 백합 향이 나는 후로랄, 목단 향이 나는 우디, 딸기 향이 나는 벤즈알데히드, 포도 향이 나는 메틸에스테르 역시 천연 물질이 아니라 석유 폐기물에서 분자구조를 바꿔 추출하는 합성 향이다. 주류의사들은 천연과 합성은 분자구조가 같기 때문에 동일하게 작용하므로 합성물질도 해롭지 않다고 말한다. 하지만 천연과 합성은 전혀 다른 물질이다. 주류의사들이 신봉하는 환원주의 과학은 자연과 생명을 정복하기 위한 과학이지 자연과 조화를 이루며 생명을 건강하고 아름답게 유지하려는 과학이 아니다.

화장품회사가 천연의 향료가 건강에 좋은 줄 알면서도 합성 향료를 첨가하는 까닭은 천연이 비싸고 부패하기 쉬운 반면, 합성은 부패하거나 변색되지 않아 유통기간을 늘릴 수 있기 때문이다. 또 합성은 석유를 이용해 대량생산할 수 있어 가격도 천연의 10분의 1 수준에 불과하므로 이윤을 극대화할 수 있다.

합성 향수는 기체 상태로 폐에 빠르게 침투해 면역반응을 일으키기 때문에 천식이나 비염 등 알레르기성 질환을 앓는 사람은 특히 주의해야 한다. 그리고 '무향'을 강조하는 각종 향수나 화장품도 사실은 천연이어서 향이 없는 것이 아니라 마스킹이라는 합성화학물질의 냄새로 향을 억제하는 것에 불과하다. 땀을 억제해주는 스프레이에는 나노입자로 만들어진 알루미늄이 들어 있는데 알루미늄은 알츠하이머병의 원인으로 지적되고 있다.[137]

05
오존발생기는 폐암을 유발한다

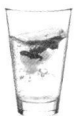

최근 곰팡이와 박테리아를 제거해 실내공기를 정화하고 오염된 공기를 전기로 분해해 순수한 산소와 물로 재결합시켜 준다는 오존발생기가 가정에 보급되고 있다. 게다가 냉장고, TV 등의 가전제품에도 오존 발생 기능을 첨가하고 있다. 그런데 오존은 천식이나 아토피를 유발할 수 있으며, 폐와 간 등을 파괴하고 면역체계를 무너뜨리는 강독성 물질이다. 오존은 폐암의 주요원인으로도 밝혀지고 있다. 연구에 의하면 공기정화기의 전기반응으로 발생하는 오존은 실내의 다른 특정 화학물질과 반응해 포름알데히드와 활성산소(유리기)를 발생시킨다고 한다. 오존(O_3)은 산소분자(O_2)에 산소 원자 하나가 더 결합된 형태이기 때문에 빠르게 산소로 분해될 수 있고 이때 남은 원자는 공기 중의 다른 분자와 자유롭게 결합해 활성산소를 만든다. 포름알데히드는 치명적인 발암물질이고, 유리기는 인체의 각 조직을 파괴하고 노화를 촉진시키는 물질이다.

이 때문에 오존에 노출되면 단기적으로는 만성두통, 알레르기성 비염, 만성피로, 만성 소화불량, 우울증 등의 증상이 나타나고 장기적으로는 신부전증, 심장질환, 관절염, 폐암, 뇌졸중 등을 유발한다. 오존이 냄새를 제거하는 원리는 냄새를 흡입하여 순수한 산소와 이산화탄소, 물로 분해하는 것이 아니라, 오존의 강한 자극으로 후각을 일시로 마비시켜 냄새를 느끼지 못하게 하는 것이다. 오존은 독성이 강하고 불쾌한 냄새를 띠고 있기 때문에 한두 번 냄새를 맡으면 후각이 마비되어 다른 냄새를 맡지 못한다.[138] 후각은 오감 중 가장 예민하기 때문에 쉽게 무뎌진다. 합성화학물질로 만들어진 향수를 자주 사용하면 곧 그 향수에 무뎌지기 때문에 계속해서 강한 향수로 교체하게 되는 것이다.

천연의 벤젠향을 포함해 모든 자연의 향은 복잡한 혼합물이기 때문에 분자가 안정되지 않아 쉽게 사라지는데, 합성 벤젠과 같은 합성향(C_6H_6)은 분자구조도 단순하고 안정적이어서 오래도록 우리의 후각에 악영향을 미친다. 치명적인 독성을 갖고 있어 폐암을 유발하는 것으로 알려져 있다. 합성 계면활성제나 섬유유연제, 스프레이형 살충제에도 강한 벤젠향이 포함되어 있는데 오래도록 옷에 묻어 면역체계를 크게 무너뜨린다. 이렇게 세제나 살충제에 사용되는 합성벤젠은 고급 향수나 콘돔에도 똑같이 첨가된다. 고급스러운 패키지와 광고를 통해 고가로 팔리는 상술만 다를 뿐이다.[139]

벤젠의 위험성이 알려지면서 벤젠 함유 제품들의 소비가 줄어들자 화학업계는 벤젠의 농도를 조금 희석시킨 후 톨루엔, 자이렌(또는 자일렌), 에틸벤젠, 스티렌 등의 이름을 붙였다. 그리고 탐욕에 젖은 주류의 사들을 동원해 인체에 아무런 영향이 없으니 다양한 제품에 첨가해도 괜찮다고 주장한다. 이는 납의 사례와 유사하다. 납의 유해성이 크게 문제되자 화학업계는 납을 에틸이라는 부드러운 이름으로 바꾸고, 여성 의사를 동원해 "에틸은 안전하다."고 거짓 선전을 했던 것이다.

의약품, 가공식품, 화장품, 생활용품 등의 발전과 함께 합성화학물질의 용도와 양도 급속도로 증가하고 있다. 이전에는 이데올로기의 차이로 수많은 전쟁들이 벌어졌고 매년 수만 명 이상이 생명을 잃었다. 현재는 매년 수천만 명이 합성화학물질로 인해 생명과 재산을 잃고, 수억 명이 만성질병으로 고통을 겪고 있다. PCB, DDT, 다이옥신, 벤젠, 아질산나트륨, 브롬 등의 각종 합성화학물질들은 우리 세대에만 고통을 주는 것이 아니라, 생태계를 파괴시켜 미래의 세대에까지 위협을 가하고 있다. 아토피로 가려움을 견디지 못하고 밤새 울면서 긁어대 매일 아침이면 진물이 흐르는 자녀를 보는 것은 얼마나 고통스러울 것인가? 게다가 아침부터 밤까지 그칠 줄 모르고 흘러내리는 콧물을 닦기 위해 두루마리 휴지 한 통씩을 써도 모자랄 정도라면 어떻겠는가?

주류의사들의 거짓연구에 속아 거리낌 없이 약, 가공식품, 화장품, 건축자재 등을 남용한 결과, 지구 생태계뿐만 아니라 인체까지도 온통 합성화학물질로 뒤덮였고 유전자가 변형되고 있다. 그런데도 주류의사들은 제약업계, 화학업계에서 지원해주는 돈 때문에 늘 이렇게 말한다. "천연과 합성은 동일하다." "9살 소녀가 생리를 시작하는 까닭은 영양 상태가 좋아졌기 때문이다."* "폐암의 원인은 담배이며 다이옥신이나

---

* 합성 에스트로겐이나 각종 합성화학물질이 체내에서 환경호르몬으로 작용하기 때문에 유

벤젠, 석면, 라돈 등은 원인이 아니다." "간암의 원인은 알코올이고 약이나 화장품의 부작용이 아니다."

자연에 존재하지 않는 합성화학물질 중 안전한 것은 단 한 가지도 없다. 다만 아직 위험성이 확인되지 않았을 뿐이다. 언제 위험이 확인되어 사용이 중지될지는 아무도 모른다. 에틸납, 염화불화탄소, DDT, DES, PCB 등 수백 가지의 물질이 인류와 생태계를 파괴한 후에 사라지는 것을 지켜보지 않았는가? 그런데 더욱 끔찍한 사실은 100년 동안 수백 가지의 합성물질이 치명적인 상처를 남기고 사라지는 동안, 새로 등장한 합성물질은 10만 가지가 넘는다는 사실이다. 지금도 매년 새로운 합성물질이 만들어지고 있고, 치명적인 부작용이 확인돼 사용이 금지된 합성물질들이 이름을 바꾼 채 다시 나타나고 있다. 이들이 수십 년 후 양심적인 학자들에 의해 사라질 때까지 인류와 자연은 얼마만큼의 대가를 치러야 할 것인가?

미국 스탠포드 대학의 제임스 콜먼을 비롯한 대부분의 주류학자들은 사망 원인이 되는 가장 위험한 요인 30가지를 선정했는데 1위는 담배, 2위는 술이라고 한다. 반면 방사선은 9위, 피임약은 18위, 백신 접종은 25위, 항생제는 29위, 헤어스프레이는 30위라고 한다. 그러나 양심적인 비주류의사들의 수많은 연구에 의하면 담배가 폐암의 원인이라는 주장은 과학적으로 한 번도 밝혀지지 않은 가설에 불과하다. 또한 천연의 술은 오히려 각종 질병을 예방해주는 항산화제로 작용함이 밝

전자 스위치가 제대로 작동하지 못하고 혼란을 일으켜, 생리가 비정상적으로 일찍 나타나는 것으로 밝혀졌다. 생리가 일찍 시작되면 노화도 일찍 오게 되어 이른 나이에 유방암, 자궁암, 폐암, 심장질환, 뇌졸중 등이 발생한다.

혀졌다. 사실 인간을 죽음으로 몰아넣는 가장 위험한 물질은 방사선과 합성화학물질로 만들어진 각종 피임약, 항생제, 성인병 치료제, 항암제 등의 의약품과 석면, 벤젠, 다이옥신 등의 배기가스 그리고 아스파탐, 인공색소, 방부제 등의 식품첨가물 등으로 밝혀졌다.[140]

9장

악마는 우리 옆에 있다

01
시체가 썩지 않는다

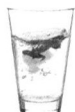

　유아용 젖병은 플라스틱의 일종인 폴리카보네이트로 만들어진다. 폴리카보네이트를 부드럽게 하기 위해서는 프탈레이트*가 첨가되고, 젖병 꼭지의 부패 방지를 위해 비스페놀A가 다시 첨가된다. 결국 아기는 젖병을 빨 때마다 합성화학물질들을 듬뿍 흡입하게 된다. 이들은 모두 호르몬 활동에 교란을 일으키는 환경호르몬으로 작용해 지적장애, 신경마비, 근육마비, 알레르기, 과잉행동장애를 비롯해 성인이 되면서 생식능력저하, 각종 암, 심장질병, 신부전증, 골다공증을 일으킨다. 그러나 많은 시간이 흐른 후, 신부전증이 발병된다 해도 왜 그 병이 생겼

---

* 유럽에서는 2005년부터 프탈레이트의 사용을 전면 금지시켰으나 미국이나 우리나라에서는 규제완화라는 유령에 휩싸여 결국 기업의 자율 규제에 맡기고 있다. 그러나 다행히 프탈레이트의 반감기는 12시간 정도로 다른 합성화학물질에 비해 짧은 편이다. 그러나 12시간은 체내에서 DNA를 변형시키는 데는 충분한 시간이다. 다만 반감기가 짧기 때문에 일상 생활용품에서 플라스틱과 비닐, 샴푸 등의 사용을 줄이면서 가공식품을 피하고 야채, 과일 등의 천연식품을 섭취하면 쉽게 체내에서 이를 배출시킬 수 있다는 말이다.

는지 모른 채 병원에서 약, 수술, 투석, 이식으로 고통을 받게 된다. 발암물질인 프탈레이트는 물질을 부드럽게 해주는 성질이 있어 의료기기, 장난감, 가구, 식기, 식품포장용 랩, 비닐장갑, 자동차용품 등의 플라스틱 제품뿐 아니라 샴푸, 세제, 화장품, 향수, 살충제 등 대부분의 일상용품에 가소제**란 성분으로 첨가된다. 비스페놀A는 부식을 방지라는 작용이 있어 모든 캔의 내부, 유아용 젖병, 음료수용 페트병, 치과용 밀봉재, 병뚜껑, 수도관 등에 첨가된다.

DHEA는 에스트로겐과 테스토스테론의 전구물질로 작용하는 호르몬으로 수면 유도 효과와 항암 효과, 노화 방지 효과가 탁월하다는 주류의사들의 거짓연구와 과장 선전으로 한때 광풍이 일던 건강보조식품이다. 그러나 합성 DHEA는 천연과 전혀 성질이 다르다는 사실이 밝혀지면서 30년 만에 시장에서 사라지고 있다. 1999년 DHEA에 대해 발표된 21건의 연구논문 모두가 이 호르몬을 외부에서 투여하면 효과가 없으며 오히려 치명적인 부작용이 일어날 수 있음을 경고하고 있다. 여성에게는 유방암과 난소암을, 남성에게는 탈모와 전립선암을 크게 유발시킨다는 사실이 확인됐다. 한 연구에 의하면 젊음을 회복시켜준다는 DHEA를 처방받은 사람들에게서 단기적으로 발기력 향상, 콜레스테롤 수치 유지 등의 긍정적인 효과가 나타나긴 했지만, 장기적으로 심장발작, 불규칙한 생리, 불면증, 혈전 등의 부작용이 나타나 오히려 노화를 가속시키는 것으로 밝혀졌다.[141] 이후 연구에서도 비슷한 결과가 확인되면서 캐나다, 호주, 유럽연합 등에서는 DHEA를 포함해 합성호

** 가소제란 물질을 부드럽게 하는 첨가제를 말한다.

르몬을 엄격히 제한하고 있다.

호르몬치료와 관련해 미국 여성건강협회(WHI)는 합성 호르몬치료가 여성에게 미치는 영향을 장기간에 걸쳐 연구하다가 유방암, 심혈관계 질환 발생 위험을 높이는 부작용이 심각하게 나타나자 2002년 임상실험을 조기에 중단했다.*** 중단할 때까지의 결과에 의하면 합성호르몬을 처방받은 여성이 그렇지 않은 여성에 비해 유방암 발생률이 약 27퍼센트, 뇌졸중은 41퍼센트, 심장질환은 29퍼센트 증가했으며 폐혈전은 2배, 간경화는 3배 증가했다. 의사들이 호르몬대체요법을 권할 때 강조하는 것이 심장마비를 예방해 준다는 것인데 오히려 심장질환이 29퍼센트나 증가했던 것이다. 이 실험으로 합성호르몬인 에스트로겐은 혈액을 응고시키는 작용을 한다는 사실이 밝혀졌다.[142]

근본주의 청교도의 특징은 술과 담배, 동성애에 대한 금기로 요약된다. 그들은 에이즈와 자궁경부암, 심지어 간암 등이 섹스를 통해 전염되는 질병이라고 주장한다. 하지만 많은 연구에 의해 에이즈는 전염병이 아닌 단순한 암 또는 면역력이 약해지면서 나타나는 감기와 같은 증상에 불과하고, 자궁경부암 역시 인유두종바이러스(HPV)가 전염시키는 전염병이 아니라는 사실이 밝혀졌다. 자궁경부암의 주요 원인은 백신과 콘돔, 피임약, 삽입형 생리대****, 질세정제 등에 첨가되어 있는 합

*** 1991년부터 40개 의료센터에서 161,000명의 갱년기 여성을 상대로 실시한 가장 규모가 크고 과학적인 임상실험이다. 2011년까지를 연구기간으로 잡았으나 호르몬요법의 부작용이 너무 커서 2002년에 중단됐다.

**** 1979년부터 프록터 앤드 갬블사는 폴리아크릴레이트라는 합성섬유에 옥수수 전분을 합성 처리해 만든 탐폰(삽입형 생리대)을 판매하기 시작했다. 폴리아크릴레이트는 아크릴판의 주원료이며 일회용 기저귀에도 사용된다. 그런데 1980년부터 탐폰을 사용하는 여성들에게

성화학물질로 밝혀지고 있다.[143] 간염바이러스도 전염되지 않는 것으로 밝혀졌다.

그런데 이 같은 발암물질들이 광범위하게 사용되는 까닭은 화학산업이 주류의사들의 거짓연구에 의해 대중들의 판단력을 흐리게 했기 때문이다. 합성화학물질이 건강과 환경에 미치는 영향을 다루고 있는 '환경보건전망(BHP)' 2005년 8월호에 의하면, 정부가 연구비를 지원한 연구 중 90퍼센트는 비스페놀A가 건강에 치명적인 영향을 미친다고 보고한 반면 화학업계에서 재정 지원을 받은 연구는 100퍼센트 인체에 무해하다는 결론을 내렸다고 한다. 자료를 조작해 이끌어낸 이런 연구는 연구가 아니라 소설에 불과하다. 태아와 유아, 어린이는 면역체계가 완성되지 않은 상태여서 프탈레이트나 비스페놀A에 노출되면 신경계나 근육계를 손상시킬 수 있고, 전립선에 나쁜 영향을 줄 수 있다. 여성일 경우 유선을 변화시킬 수 있으며, 어린 나이에 생리를 시작하게 된다. 여성이 생리를 일찍 시작하게 되면 노화도 일찍 오게 되므로 다른 사람보다 이른 시기에 유방암에 걸릴 위험이 높아진다.[144]

가공식품이나 향수, 화장품 등의 라벨에 표기되어 있는 '향료'라는 것

질염이 발생하고, 포도상구균이 정상인에 비해 수십 배에 달할 정도로 증가하면서 열, 구토, 설사, 현기증을 유발하는 독소 쇼크 증후군을 일으키기 시작하면서 수십 명의 생명을 앗아갔다. 결국 폴리아크릴레이트는 사용이 금지됐다. 현재는 내장형 생리대에 레이온이란 합성섬유를 사용한다. 문제는 합성섬유 이외에 표백제, 살균제, 방부제 등 각종 화학첨가물이 다량 혼입되어 이들 첨가물의 상호작용에 의해 다이옥신이 발생하기도 한다는 것이다. 많은 연구에 의하면 삽입형 생리대는 자궁경부암, 난소암, 불임, 유방암, 골반내염증 질환 등의 주요 원인이다.

이 바로 프탈레이트나 벤젠이다. 그들은 규제완화를 부르짖으며 합성물질을 숨기기 위해 성분명을 공개하지 않고 대신 용도를 표기한다. 첨가제뿐 아니라 분유 자체에도 각종 질병을 유발하는 합성물질이 다량 함유되어 있고, 면역력을 키워주고 뇌를 정상적으로 활동하게 하는 성분은 크게 부족하다. 아기의 건강을 위해서는 분유보다 모유가 월등히 우수하다. 물론 엄마의 체내에도 이미 각종 합성화학물질이 다량 축적되어 있기 때문에 모유에도 다이옥신이나 PCB, 프탈레이트, 비스페놀A 등의 합성화학물질이 들어 있다. 그렇다고 해도 항체와 영양소가 풍부하게 들어 있는 모유가 1,000배 이상 안전한 것이 사실이다.

이제 우리는 엄마 뱃속에서부터 세상을 떠나는 순간까지 약과 가공식품, 화장품, 그릇, 건축자재, 가구, 의류 대기오염, 수질오염 등을 통해 합성화학물질을 뒤집어 쓴 채 살아가야 한다. 침대나 소파, 장롱 등에는 불에 잘 타지 않도록 1급 발암물질인 브롬화합물을 첨가한다. 구김 방지용 천은 1급 발암물질인 포름알데히드로 처리한다. 헤어스프레이에는 인체의 폐와 간 기능을 망가뜨리고 오존층을 파괴하는 프레온가스[*****], 발암물질인 합성 메틸알코올과 폴리비닐피롤리돈(PVP), 포름알데히드, 플라스틱 등과 석유에서 추출하는 1급 발암물질인 벤젠으로 만드는 인공향이 함유되어 있어서 실내공기를 유독하게 만든다. 결국 약, 가공식품, 화장품, 건축자재, 일상용품 등을 통해 평생 동안 섭취한

[*****] 천식 환자가 흡입하는 스프레이 형태의 의약품도 독극물인 염소를 주원료로 하는 프레온가스로 만들어졌다. 이 때문에 프레온가스로 된 천식 약을 오래도록 흡입하면 심장질환, 뇌졸중, 각종 암이 유발된다.

합성화학물질은 우리 몸의 지방층에 축적됐다가 혈류를 타고 전신으로 퍼져 우리가 죽은 후에도 우리 몸이 썩지 않도록 방부제 기능을 한다. 천연물질은 썩어 자연으로 돌아가지만, 합성화학물질은 썩지 않는다. 이 때문에 모든 제품에 기본적으로 첨가하는 합성화학물질이 방부제다. 심지어 방부제를 첨가하지 않으면 식품이나 의약품, 화장품으로 판매 승인도 나지 않는다. 살아서는 각종 질병에 시달리고, 죽어서도 썩지 않아 어머니 품인 자연으로 돌아가지 못한다면 이 얼마나 슬픈 일이겠는가?

2000년 미국에서는 팝콘 공장의 근로자들이 치명적인 폐쇄성기관지염에 걸려 사회를 충격에 몰아넣었다. 팝콘에 사용하는 인공 버터향료인 디아세틸 유기화합물이 원인으로 지목되었다. 당시 노동자들이 청구한 손해배상소송에서 식품업계의 지원을 받은 주류의사들의 거짓연구로 인해 노동자들은 피해보상을 못 받을 위기에 처했다. 다행히 거짓연구임이 밝혀지면서 법원의 강제조정으로 법정 밖에서 보상하는 것으로 마무리되었다. 팝콘을 먹으면서 디아세틸을 흡입하는 것은 강독성인 산을 흡입하는 것만큼이나 위험하다. 사실 디아세틸은 야채나 과일, 우유, 커피, 계곡물 등 자연에도 존재하는 물질이지만 합성 디아세틸은 석유의 폐기물에서 추출해내는 물질로 자연에는 존재하지 않는다.[145] 천연과 합성에 동일한 이름을 사용하는 것은 대중들로 하여금 천연과 합성을 구별하지 못하게 하려는 의도라 할 수 있다.

02
테플론에서 갭스톤으로, 듀폰의 장기집권 음모

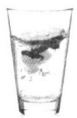

팝콘이나 피자 등을 담는 패키지 내부에도, 대부분의 화장품에도, 운동용 땀복이나 방수용 등산복에도, 프라이팬이나 냄비 등의 코팅에도, 전깃줄의 절연피복제로도, 음식을 보관하는 랩에도, 침대나 소파 또는 카펫 등의 가구에도, 다리미 밑바닥이나 다리미판 커버에도 첨가되어 있는 물질이 바로 과불화화합물(PFC)의 일종인 테플론(PFOA)이다. 공기는 통과시키지만 수분은 통과시키지 않는 성질을 갖고 있는 PFC는 조금만 흡입해도 폐를 파괴시키는 불소를 화학 처리해 만드는 합성물질이다. PFC는 기형아 출산의 중요한 원인이며 발달장애, 생식불능과 알레르기를 유발하고, 내분비계를 교란시켜 유방암 등 치명적인 만성질병을 일으키는 원인으로 지목되고 있고, 미국환경청(EPI)도 발암물질로 경고하고 있다. 그런데 발암물질인 테플론은 주방용기의 코팅뿐만 아니라 인조혈관, 심장박동장치, 인조뼈 등의 의료용품에도 광범위하게 사용되고 있다. 인조뼈를 인체에 삽입한 환자들이 오랜 시간 후, 간암이나 폐암, 유방암 등이 유발되는 것은 이 때문이다. 테플론은 제2차 세계대전 당시 미국의 핵무기 개발계획(맨하탄 프로젝트) 하에 만들어진 방수제, 밀폐제에서 나온 물질이다. 즉 전쟁무기의 부산물이다.

테플론을 독점 생산하고 있는 듀폰*의 연구에 따르면 코팅한 프라이팬 등 테플론 제품에 섭씨 360도의 열을 가하면 인간에게 암, 심장질환, 뇌졸중 등을 일으키는 것으로 알려진 합성화학물질을 포함해 다수의 독성기체를 내뿜기 시작한다고 한다. 듀폰은 이 사실을 20년간 은폐하고, 독성물질이 함유된 공장폐수를 강으로 불법 폐기했다는 이유로 165억 달러의 벌금을 부과 받고 피해자들에게 3억 4천만 달러를 보상하기로 합의했다. 그러나 이 금액은 듀폰이 벌어들인 순이익금의 1퍼센트에도 미치지 못하는 금액이고, 이마저도 보험금으로 처리했다. 듀폰은 그 후 주류의사들을 매수해 "테플론은 인체에 아무런 영향을 미치지 않는다."는 거짓연구를 계속 발표했다. 보통 음식을 조리하는 온도는 200~300도이므로 독성가스를 흡입할 수 있는 위험한 상황에 쉽게 노출된다. 테플론은 '세상에서 가장 미끄러운 물질'이라는 별명을 갖고 있다. 태양빛이나 어떤 미생물에 의해서도 분해되지 않을 정도로 반감기가 길고(3~5년), 다른 물질에 대해서도 저항력이 커 쉽게 섞이지 않으

---

* 테플론의 특허권을 보유하고 독점 생산하는 화학회사 듀폰에서 일하는 근로자의 혈액 속에서 PFC의 한 종류인 PFOA 성분이 발견됐고, 이것이 전립선암 등 수많은 질병을 유발하고 있다는 사실을 숨겨온 것에 대해 미국 환경보호청(EPA)이 듀폰을 기소했다. 듀폰의 내부문서에는 "PFOA 등의 성분은 극도의 주의를 기울여 다루어야 하며 피부접촉을 절대로 피해야 한다."고 명시되어 있다. 또한 근로자들의 건강검진 결과를 본인들에게 알리지 않고 비밀로 유지하다가 2005년에 1,650만 달러의 벌금을 부과 받기도 했다. 또한 2001년 PFOA로 인해 암등 각종 질병이 유발된 피해자들로부터 집단손해배상청구를 받아 2005년 법정 합의에 의해 2억 3천 500만 달러 규모를 배상하기도 했다.

며, 고온에서도 잘 견디며, 어떤 물질도 달라붙지 못하게 하는 특이성으로 수많은 제품들에 사용된다.

듀폰은 아직도 테프론(PFOA)이 인체에 해를 미치지 않는다고 선전하지만, 시민단체들의 계속되는 항의와 피해소송으로 결국 2015년까지 점진적으로 생산을 중단하겠다고 선언했다. 단, 산업용으로 이용하는 PFOA를 제외하고! 게다가 듀폰은 이미 테플론의 대체품으로 테플론의 성분을 조금 변형시켜 이름을 바꾼 캡스톤을 생산하고 있다. 캡스톤의 위험이 어떻게 인류를 고통으로 몰아갈지 염려스럽다.[146]

유럽, 캐나다, 일본, 중국 등 대부분의 나라에서도 테플론의 사용을 점차 줄여 가고 있는 상황이지만, 우리나라는 산업체의 로비와 주류의사들의 거짓연구로 인해 아무런 규제를 하지 않고 있다. 혈액 내 테플론(PFOA) 잔류량을 조사한 연구에 의하면, 우리나라 사람의 잔류량이 높게 나온다고 한다.[147]

합성화학물질의 일일섭취허용량**은 사실 허구에 불과하다. 합성화학물질을 한 종류만 섭취하는 것이 아니라 수십에서 수백 가지를 동시에 섭취하기 때문에 체내에서 상승작용을 일으킬 수 있기 때문이다. 또한 한 번 체내로 들어온 합성화학물질은 체내의 지방층에 축적되기 때문에 일정 한계에 도달하면 치명적인 환경호르몬으로 작용할 수 있다.

** 실험용 쥐에게 합성화학물질을 다량 투여하면 쥐가 죽게 된다. 합성화학물질의 양을 점점 줄여가서, 일주일 내에 쥐의 50퍼센트가 죽는 양을 측정해 그것의 100분의 1을 일일섭취허용량으로 정한다. 그런데 이런 기준은 합성화학물질이 곧바로 체외로 배출된다는 전제를 갖고 있다. 그러나 합성화학물질은 체내에 축적되고, 합성화학물질끼리 상승작용을 일으킬 수 있으므로 일일섭취허용량은 일종의 허구다.

현재 10만 가지가 넘는 합성화학물질 중 상승작용의 위험성을 검사한 물질은 단 하나도 없다. 아니 합성화학물질 단독으로도 안전성 실험을 거친 것이 거의 없다. 수 십 년이 지난 후 위험이 가시화되었을 때, 양심적인 비주류학자들이나 시민단체의 힘겨운 노력에 의해 시장에서 몰아낼 수 있게 되는 것이다. 그러나 힘겨운 노력으로 한 가지를 몰아낼 즈음이면 이미 수천 가지의 새로운 합성화학물질이 나타난다. 악취를 뿜는 검은 색의 공장 폐수를 상상해보라. 그 안엔 수백 종의 합성화학물질이 들어 있을 것이다. "과학적으로 실험해본 결과 안전하다."는 주장을 하는 주류의사들에게 그 폐수를 한 모금이라도 마셔보라고 말하고 싶다.

과불화화합물(PFC 또는 PFOA)로 만들어진 테플론은 독성의 합성화학물질이다. 이는 각종 암, 기형아 출산의 주요한 원인이며, 발달장애와 알레르기를 유발하고, 내분비계를 교란시켜 치명적인 만성질병의 원인으로 지목되고 있다.[148] 테플론은 길게 늘어나는 특징이 있어 인조섬유로 이용되고 있는데 이것이 바로 고어텍스다. 고어텍스는 수증기는 통과시키지만 물방울은 통과시키지 않으므로 주로 방수복과 코 성형 수술, 대체혈관 등의 재료로 쓰이고 있다. 그러나 합성물질인 고어텍스를 인체에 삽입하면 혈류, 호르몬선, 신경 등이 차단되기 때문에 여드름이나 염증 같은 부작용으로 재수술을 해야 하는 경우가 발생한다. 그보다 더 심각한 문제는 장기적으로 면역력을 약화시켜 암을 유발할 수 있다는 것이다.

03

화재가 위험할까, 방염제가 위험할까?

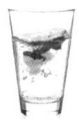

알록달록한 속옷을 입고 편안히 잠들어 있는 아이들을 보는 것은 부모의 행복이다. 그런데 10년 전, 20년 전에 사준 내의에 치명적인 발암물질인 브롬화합물(Br)이 다량 함유되어 있었다는 사실은 가히 충격적이다.

브롬은 염소, 요오드, 나트륨과 같이 소금물을 전기분해해 추출하는 물질로 주로 불이 붙지 않게 하는 방염제로 사용된다. 바닷물을 전기분해해 브롬을 생산하는 과정에서 부산물로 만들어지는 합성물이 염소와 나트륨, 요오드다. 염소, 나트륨, 요오드, 브롬은 모두 소금에 함유된 미네랄로 인체에 반드시 필요한 물질이지만, 전기분해를 거쳐 분해되면 자연에 존재하지 않는 물질이 되어 생명체에 치명적인 위해를 일으킨다. 화학업계와 주류의사들은 강독성 발암물질인 불소를 의약품으로 왜곡시켰다.

그들은 거짓연구를 근거로 '나트륨이 곧 소금'이라는 교리도 만들어냈다. 독성 부산물인 나트륨은 많은 비용과 엄격한 절차를 거쳐 폐기해야 하는 물질이지만 이제는 식품 방부제와 의약품 원료로 팔 수 있게 되었다. 50년간 나트륨을 소금으로 잘못 알고 섭취해온 인류는 고혈압, 당뇨병, 신부전증, 심장질환, 다발성경화증, 각종 암으로 고통을 받으며 재산과 생명을 강탈당하고 있다.

1920년대 자동차가 대중화된 이래, 현재 지동차는 필수품이 되었다. 예전 자동차의 노킹현상을 방지하기 위해 휘발유에 첨가했던 납(테트라에틸납, 유연휘발유)이 대기를 오염시켜 우리의 신경계를 마비시키고 간이나 폐를 파괴하는 등 인류를 재앙으로 몰고 가는 주요 원인임이 밝혀지면서 1980년대에 사용이 중단된다. 이때 에틸납을 대신해 휘발유에 첨가했던 물질이 브롬이다. 그러나 브롬 역시 인간의 DNA를 변형시켜 기형아 출산과 폐암, 뇌졸중 등 각종 질병을 야기한다는 사실이 밝혀지면서 자동차에 첨가하는 것이 금지된다. 그 후 브롬은 살충제로 사용되었지만 농부들의 건강을 위협하고 생태계를 파괴한다는 사실이 확인되면서 1983년에 농업용으로 사용하는 것도 금지된다. 우여곡절을 거친 후 브롬에 불에 잘 타지 않는 방염 효과가 있다는 사실이 알려지면서 방염제로 활로를 개척했다. 이전에 방염제로 사용됐던 PCB가 환경파괴, 폐암, 간암, 기형아 출산, 심장마비 등의 질병을 일으킨다는 사실이 확인돼 사용이 금지되자 대체품으로 그 자리를 꿰차고 들어간 것이다.

어린이 내의에 사용된 브롬은 DNA를 변형시켜 아이들에게 천식, 아토피, 비염 등 알레르기 증상에서부터 소아암, 백혈병, 뇌암 등 각종 질병을 유발시키고, 성인이 되었을 때 심장질병, 신부전증 등 만성질병으로 고통을 겪게 한다. 브롬을 생산하는 그레이트 레이크 등 화학기업들과 의료기업들은 주류의사를 내세워 "브롬이 DNA를 변형시킨다는 것은 과학적으로 증명되지 않은 허구다. 오히려 브롬은 어린이를 화재로부터 해방시켜 주었다."고 선전하며 어린이 내의뿐 아니라 겉옷과 장난감에도 브롬 처리를 하기 시작했다. 그러나 시간이 흐를수록 브롬이 위험하다는 과학적인 증거들이 쌓여갔다. 1977년 7월 3일자 뉴욕 타임스에는 그 때의 상황을 이렇게 알리고 있다. "어린이 내의에 들어간 브롬은 의도는 좋았지만 결과는 참담했다. 의류의 브롬 처리는 멋진 말로 포장되었지만 결국 죽음과 고통으로 가는 길이었음을 다시 한 번 확인시켜주었다."[149] 아직도 미국과 우리나라에서는 브롬이 아무런 규제 없이 마구 사용되고 있지만, 유럽연합은 2004년에 이를 금지시켰다.

미국의 양심적인 비주류의사들과 시민단체의 헌신적인 노력으로 1970년대부터 브롬 처리된 의류는 회수되었고, 어린이 내의에 브롬으로 방염 처리하는 것은 금지되었다. 그러나 회수된 브롬 처리 의류들은 시민단체의 눈을 피해 야간에 조용히 항구를 빠져나가 개발도상국으로 퍼져나갔다. 아마도 그 중 일부는 우리나라에도 수입되었을 것으로 추측된다. 의류시장을 잃은 화학업계는 건축자재, 등산복, TV, 가구, 자동차용품, 산업기계 등 플라스틱이나 목재로 만들어지는 모든 부품의 방염 처리제로 시장을 넓혔다. 결국 브롬은 우리의 일상에 더욱 깊숙이 들어오게 되었다.[150]

2005년부터는 캐나다를 시작으로 산불을 예방한다는 미명 아래 담배도 브롬화합물로 방염 처리하고 있다. 요즘 담배가 몇 초간 빨지 않으면 저절로 꺼지는 이유가 이 때문이다. 사실 화재, 특히 산불의 원인이 담뱃불이라는 인과관계가 밝혀진 사례는 거의 없다. 산불의 원인을 알아내지 못한 채 수사를 종료할 때 '원인불상'이라고 기록하는 수사 당국의 보고서를 언론이 보도하면서 "산불의 원인은 담뱃불로 추측된다."는 말을 덧붙이는 것이 관행이 되었다. 과학적 근거 없이 질병의 원인을 담배로 돌리듯이, 산불의 원인도 담뱃불로 돌리려는 의도는 간단하다. 담배를 금기시하는 미국식 청교도 이데올로기에 세뇌됐기 때문이고, 화학업계의 이익을 대변하기 위함이다. 현재 우리나라와 미국에서는 나무, 플라스틱, 합판, 섬유, 비닐 등 불에 타는 자재로 만들어진 건축자재는 모두 브롬 방염제로 처리되어 있다. 또 침대나 소파, 가구, 일상용품 등은 물론 대부분의 의류와 어린이용 장난감도 브롬 방염제로 처리하고 있다. 한때 신경조직을 파괴하고 암을 일으킨다는 사실이 확인돼 추방됐던 물질이 다시 실내로 들어와 우리의 건강을 위협하고 있는 것이다.

    방염제인 브롬이 DNA를 변형시켜 각종 암을 유발할 수 있다는 사실이 알려지면서 소비자들이 브롬 처리된 의류를 기피하게 되자 화학업계는 그에 대한 대체물로 폴리에스터를 개발했다. 화학업계가 '불에 타지 않는 섬유'라고 선전한 폴리에스터는 석유를 중금속인 니켈을 이용해 화학 처리해 만들어내는 합성섬유다. 폴리에스터는 PCB나 DDT, 또는 브롬과 같이 인간에게 치명적인 질병을 유발시킬 수 있고 특히 피부가 약한 어린이나 여성에게 알레르기를 일으키거나 민감성피부로 변형시킬 수 있다. 게다가 폴리에스터에도 브롬 방염제는 여전히 첨가된다.[151] 폴리에스터는 썩지 않으며, 불에 잘 타지 않고, 가공이 쉽다는 이유로 방음재, 단열재, 방수복 등에 폭 넓게 쓰이고 있고, 심지어 혈액 필터, 관상동맥우회술에 사용하는 인공혈관, 신부전증 환자들이 투석하는데 사용하는 혈액투석 필터, 수술 후에 수술부위를 꿰매는 봉합실, 수술용 칼, 혈관에 삽입하는 카테터 등 의료용품에도 사용되고 있다.

04
DDT가 부활하고 있다

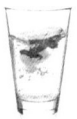

 1938년 주류의사들의 축배 속에 강력 살충제인 DDT가 탄생했다. 그리고 같은 해 영국에서는 합성 에스트로겐인 DES가 개발되었다. 인류를 대재앙으로 몰아넣을 2가지 합성물질이 동시에 태어난 것이다. DDT를 개발했던 스위스의 파울 뮐러는 석유업계와 화학업계의 적극적인 지원 아래 특허를 따냈고, 1948년에는 노벨생리의학상을 수상하며 거대한 부와 명예를 거머쥔다. 그러나 채 10년도 되지 않아 전 세계 구석구석에 뿌려진 DDT는 살아 움직이던 지구를 침묵으로 내몰았고 인류는 폐암, 간암, 유방암 등 각종 암과 신부전증, 뇌졸중 등으로 신음하기 시작했다. DDT는 모기만 몰살시킨 것이 아니라 나방, 꿀벌, 물고기를 몰살시켰다. 인류 역시 거의 몰살당할 뻔했다.
 결국 1972년 미국에서 '죽음의 하얀 가루'인 DDT는 사용 금지됐다(우리나라는 1979년). 그 후 DDT와 같은 계열인 엘드린도 금지됐다. 1949년 FDA 국장이던 폴 던바가 "DDT나 다른 합성화학물질에 서서히 노출된

사람이 전장에서 짧은 시간에 다량의 독가스에 노출된 사람보다 위험하다."고 경고한 지 20년이 지나서, 레이첼 카슨이 처절한 몸부림으로 경고한 지 10년이 지나서였다. 그 20년 동안 화학기업으로부터 더러운 돈을 받고 주머니가 두둑해진 주류의사들은 양심적인 비주류학자들의 자발적인 연구들을 '쓰레기 과학'으로 매도하며 인류를 지옥으로 밀어 넣었다. 지금도 친산업 경향의 거대 연구단체인 미국건강과학위원회(ACSH)*를 중심으로 "DDT, DES, 석면, 다이옥신, PCB, 수은, 브롬 등 합성화학물질은 인체에 아무런 영향을 미치지 않으며, 인간의 건강을 해치는 유일한 원인은 담배다.", "레이첼 카슨 때문에 매년 수백만 명이 말라리아로 죽어간다. 카슨은 히틀러보다도 더 잔인한 살인자다."는 등의 거짓 선전을 한다. 이러한 거짓 선전을 하는 까닭은 강독성 석유폐기물인 염소를 폐기 처리하는데 많은 비용이 들기 때문이다. 폐기물을 농약으로 판매하면 처리 비용도 줄이고 추가 이윤도 얻을 수 있기 때문에 일거양득인 셈이다.[152]

합성 에스트로겐 DES를 개발한 영국의 찰스 도드는 특허를 신청하지도 않았고 노벨상을 받지도 못했지만 영국 여왕으로부터 기사 작위를 수여받으며 명예와 부를 거머쥔다. 그러나 DES 역시 10여 년이 지나

---

* DDT, PCB, 아스파탐 등이 금지되고 약과 식품첨가제의 부작용이 세상에 알려지기 시작하자 화학업계, 식품업계, 제약업계, 석유업계, 자동차업계, 군수업계 등 66개 기업이 막대한 자금을 동원해, 1978년 350여 명의 근본주의 청교도 계열의 주류의사들을 끌어들여 미국건강과학위원회(ACSH, American Council on Science and Health)를 설립한다. 이 단체는 "모든 질병의 원인은 합성화학물질이 아니고 술과 담배가 원인이다."라며 담배공포를 확산시킨다. 1980년대의 조작된 질병 에이즈도 이 단체가 만들었다. 현재도 활동 중인 ACSH의 목표는 대중의 관심을 합성화학물질에서 술과 담배로 돌리는 것이다.

면서 인류를 파멸로 몰아가기 시작했다. 수많은 임신부들이 사산하고, 태어난 아기들은 심장과 자궁, 신장 등의 이상뿐 아니라 유방암, 자궁암, 폐암 등 각종 질병에 시달리기 시작했다. 결국 DES도 1981년에 사용이 금지되면서 역사 속으로 사라졌다.

그런데 DDT와 DES가 정말 지구에서 완전히 사라졌을까? 베트남전에서 대량 살포된 에이전트 오렌지(고엽제)에는 다량의 DDT가 포함돼 있었다. 그 후유증은 전쟁이 끝난 지 40년이 지난 지금에도 사산, 기형아 출산, 각종 암으로 베트남 국민들을 고통스럽게 하고 있다. 베트남전에 참전했던 우리나라 군인들 역시 아직까지 고엽제 후유증으로 고통받고 있다. 사실 DDT는 공식적으로만 금지된 것뿐이다. 개발도상국에서는 이를 계속 생산, 사용하고 있으며 미국에서도 계속 생산해 개발도상국으로 연간 6만 톤 이상을 수출하고 있다. 사용이 금지된 미국이나 우리나라에서도 그 잔류물은 남아 있다. 우리의 혈액에서 DDT가 계속 발견되고 있는 것이다. 또한 DES도 사용이 금지됐지만 함량만 조금 바꾼 채 나병치료제, 항암제, 사후피임약**등으로 계속해서 판매되고 있다.[153]

지금도 우리나라를 비롯해 많은 나라에서 해충을 박멸하기 위해 차량으로 연막소독을 하고 있는데, DDT에서 이름만 말라티온, 파라티온

** 합성 에스트로겐으로 만들어지는 피임약은 DES의 함량을 낮춰 만든 약으로 콘돔, 질세척제, 생리대 등과 함께 유방암과 자궁암의 주요 원인으로 밝혀지고 있다. 특히 사후피임약은 피임약 10개월 분량을 한 번에 복용하는 것으로, 피임에 실패할 경우 기형아 출산과 불임의 위험이 크다. 그런데 'Morning After Pill(밤에 섹스하고 아침에 가볍게 먹는 약이란 의미)'이란 별명을 가지고 있는 이 약은 미국의 경우 17세 이상이면 슈퍼에서 누구나 살 수 있다.

등으로 바뀌었을 뿐이지 강독성 살충제인 것은 다름이 없다. DDT의 악령이 다시 화려하게 부활하고 있는 것이다.

수많은 희생자들이 발생한 후, 시민단체 등의 헌신적인 노력으로 인과관계가 확인되어 치명적인 한 가지 합성물질이 금지되기까지는 보통 수십 년이 흐른다. 문제는 그 사이에 수만 가지의 새로운 합성물질이 계속 등장한다는 것이다. 따라서 치명적인 부작용이 밝혀진 특정의 합성물질을 거부하려는 노력보다는 일상의 생활 속에서 합성물질을 멀리하려는 노력을 해야 한다. 만약 지구에서 치명적인 합성물질이 모두 사라지고, 식량의 분배가 평화롭게 이뤄지면 자연치유력이 회복되어 말라리아뿐 아니라 대부분의 질병에서 벗어나게 될 것이다. 다행스럽게도 소금, 햇빛, 흙은 합성물질이나 방사능을 가장 빠르고, 안전하게 중화시켜 준다는 사실이 밝혀졌다.

모든 합성물질은 생명에 치명적이다. 주류의사들이 안전하다고 주장하는 것은 직접적인 인과관계가 공식적으로 확인되지 않았다는 의미다. 그런데 특정 물질과 특정 질병 사이에 직접적인 인과관계를 확인한다는 것은 사실상 거의 불가능하다. 생명체는 특정 물질에만 노출되는 것이 아니라 공기도 마시고, 물도 마시고, 밥도 먹고, 과일도 먹기 때문이다. 사망자의 혈액을 검사해도 다양한 성분과 다양한 합성물질들이 검출된다. 이런 상황에서 어떤 성분이 직접적으로 사망이나 질병의 원인이 된다는 것이 밝혀질 수가 없다.

그러나 과학을 앞서는 상식이란 것이 있다. 사망자나 특정 질병자에게서 공통적으로 DDT가 검출된다면, 그것도 고농도로 검출된다면 충분히 그것이 영향을 미쳤음을 알 수 있다. DDT가 단일 원인으로 밝혀지지 않는다고 해서 'DDT는 안전하다.'는 주장은 얼마나 비상식적인가? 오랜 시간 사용되었던 DDT의 잔류물은 다이옥신과 함께, 지금도 모유를 통해 아기의 몸으로 전해지고 있다. 이것을 기회로 분유 회사는 '모유에서 DDT가 검출되니 모유보다 분유가 더 이롭다.'는 선전을 한다. 그러나 세상에 존재하는 음식 중 아기에게 모유만큼 이로운 음식은 없다. 모유에서 DDT나 다이옥신, PCB 등의 잔류물이 검출된다 해도 그렇다! 모유의 영양상태는 아기에게 가장 완벽한 상태이고, 최상의 면역물질로 가득하기 때문이다. 게다가 모유 수유를 통해 전해지는 엄마와 아기 사이의 교감은 그 무엇과도 비교할 수 없다.

05

진정한 악의 축, PCB

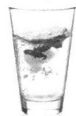

PCB(폴리염화비페닐)는 DDT만큼이나 치명적인 부작용을 일으키며 인류와 자연에 커다란 고통을 던져준 합성물질이다. 1929년 몬산토[*]가 특허를 확보해 독점 생산했던 PCB는 염소를 화학적으로 변형시킨 물질로 미끄러우면서 전기가 통하지 않고, 또한 쉽게 얼지 않는다는 특성을 갖고 있다. 윤활제, 냉각수, 절연체, 플라스틱, 살충제, 화장품, 잉크, 종이, 세제 등 생활용품과 기계장치 등에 폭넓게 사용되면서 몬산토의 거대한 수입원으로 자리 잡았다. 그러나 PCB가 전 세계 공장과 사무실, 가정 속에 깊이 파고들던 1960년대부터 이 물질을 취급하는 근로자들에게서 간암, 폐암, 심장질환, 뇌졸중 등 각종 질병이 보고되기 시작했다. 그리고 얼마 후부터는 PCB를 직접 다루지 않는 일반 근로자나 농

---

[*] 몬산토는 세계 최대의 화학기업으로 사카린, 합성카페인, 고엽제, 아스파탐, DDT, PCB, 성장호르몬, 제초제(라운드 업), 아스피린, 합성비료 등을 독점 생산하고, 유전자조작 작물과 동물의 특허권 중 95퍼센트 이상을 소유하고 있다.

부, 사무원 등의 혈액 속에서도 PCB가 검출되기 시작했다.

그러나 PCB가 질병을 일으킬 수 있다는 의문이 제기될 때마다 몬산토는 주류의사들의 거짓연구[**]를 근거로 화살을 피해갔다. 그러나 진실을 끝까지 덮을 수는 없는 법! 몇 사람을 영원히 속일 수는 있고, 많은 사람을 잠시 속일 수는 있어도, 모든 사람을 영원히 속일 수는 없다. 미국의 애니스턴 사건과 러브캐널 사건, 일본의 우쇼 식용유 사건, 대만의 유쳉 식용유 사건을 비롯해 전 세계에서 암, 심장질환, 뇌질환 등 수많은 희생자들이 나타나면서 PCB의 실체와 주류의사들의 거짓연구가 하나씩 드러나기 시작했다.

■ 애니스턴 사건

1980년 앨라배마 주의 애니스턴에서는 한 해에 100여 명씩 암으로 사망하는 사고가 있었다. 거기엔 20~40세의 젊은이들도 포함돼 있었다. 조사 결과 이 지역은 1929년부터 1971년까지 몬산토가 맹독성 화학물질인 PCB를 생산했고 4,500만 킬로그램에 상당하는 폐기물을 아무런 예방 조치 없이 매립했던 곳이었다. 주민 3,000여 명은 몬산토를 상대로 손해배상소송을 제기한다. 소송과정에서 주민들의 혈액 내에 PCB가 고농도로 함유돼 있고 면역체계가 크게 손상되어 있음이 발견됐고 둘 사이에 상관관계가 있음이 과학적으로 확인된다. 그러나 몬산

[**] 옥스퍼드 대학의 리처드 돌을 포함해 수많은 주류의사들은 몬산토로부터 돈을 받고 PCB, 사카린, 다이옥신, 아스파탐, DDT, 성장호르몬 등이 암을 유발하지 않는다는 거짓연구를 수행했다. 그리고 근로자들이 제기한 피해보상 청구소송에 몬산토 측 증인으로 출석해 합성물질과 질병은 상관이 없다고 거짓 증언을 한다. 전문가 증언이 받아들여져 노동자들이 제기했던 소송은 대부분 패소했다. 그런데 영국 가디언지는 2005년 리처드 돌이 사망하자 그의 법정 증언은 모두 거짓이며, 그가 몬산토의 비밀직원이었음을 폭로했다.

토 측 증인인 주류의사들은 "PCB는 이 지역 주민들의 암 발생과는 아무런 관계가 없다."며 거짓 증언을 한다. 그 결과 주민들이 제기했던 소송은 1심과 2심에서 모두 패소한다. 그러나 결국 몬산토의 사실은폐, 연구조작, 불법행위, 허위증언 등이 밝혀짐으로써, 2002년 5,000만 달러의 배상금을 지급하기로 합의한다. 그러나 거짓 증언을 했던 주류의사들 중 처벌받은 사람은 없었다.

■ 러브캐널 사건

1892년 미국의 사업가 윌리엄 T.러브는 나이아가라 폭포와 연결되는 운하를 건설해 선박을 운항하고 발전소를 세우는 계획을 추진했다. 그러나 사업부진으로 도산하고 1마일 길이의 웅덩이만 남긴 채 1910년 운하 사업이 중단된다. 그 후 몬산토 산하의 후커케미컬회사가 운하를 인수해 1942년부터 1950년까지 PCB, 불소 등을 포함해 2만여 톤의 유독성 화학물질을 매립한 뒤 1953년에 나이아가라 시교육위원회에 기증하였다. 그 뒤 시는 이 지역을 개발하기 위해 새로운 마을과 학교를 세웠다.

그러나 새로 생긴 마을의 주민들에게서 피부병, 유산, 기형아 출산, 신장질환, 심장질환, 간암, 폐암 등 각종 질병이 나타나기 시작했다. 결국 이 지역은 환경재난지역으로 지정되고 거주하던 주민들을 이주시켰다. 유해물질의 증발이나 침출을 방지하기 위해 지표면에 5cm의 플라스틱 커버를 씌운 후 다시 0.5m의 흙을 쌓고 잔디를 심었다. 현재도 이 지역은 폐쇄된 채 사람과 동물의 접근이 금지되어 있다.

■ 우쇼 식용유 사건

1968년 일본의 카네미 식용유 공장에서 열교환기의 윤활제로 사용하는 PCB가 새어 나와 식용유에 흘러들어갔다. 이 식용유를 먹었던 14,000명이 PCB와 다이옥신에 중독됐고, 그중 많은 사람은 사산하기도 하고, 피부가 검게 변하기도 하고, 갑상선기능저하증, 생식력 저하 등 각종 심각한 질병에 시달리다가 몇 년 만에 300여 명이 사망했다. 40년이 지난 2006년의 추적조사에 따르면 식용유를 먹었던 사람의 손자 탯줄에서도 고농도의 다이옥신이 검출됐다고 한다. 당시 식용유에 섞인 PCB의 양은 극미량이었음에도 불구하고.

■ 유첸 식용유 사건

1979년 대만에서 수천 명의 주부들이 PCB에 오염된 식용유를 섭취했다. 1985년부터 1992년까지 그 여성들에게서 태어난 아이들을 조사한 연구에 따르면, 아이들이 정신적, 육체적 문제로 고통 받고 있음이 확인됐다. 사춘기에 접어든 남자 아이들은 음경이 유난히 작았고 여자 아이들은 일찍 생리를 시작했고, 어떤 아이는 지능지수와 면역력이 현저히 낮았고, 이후 간암에 걸리는 비율도 극히 높게 나타났다.

마침내 미국에서는 1977년에, 유럽에서는 1980년대에 PCB의 사용이 금지된다. 우리나라는 1983년에 수입을 금지시켰지만, 1990년대에 특허가 사라지자 PCB를 자체적으로 개발해 자동차 배터리나 기계의 윤활유 등으로 광범위하게 사용하고 있다. 그 결과 자동차 윤활유의 폐기물이 대량으로 폐기되고 있어 큰 문제가 되고 있다. 미국과 유럽 등에서 사용이 금지된 지 30년이 지난 2012년 현재에도 각종 동식물은 물론 인간의 혈액과 모유에서도 PCB가 계속 검출되고 있다. 혈중 PCB 농도가 높은 사람은 그렇지 않은 사람에 비해 간암에 걸릴 위험이 15배나 높은 것으로 밝혀졌다.[154]

06
집안에서 수은을 몰아내라

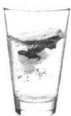

수은은 인간과 가장 오랜 기간 함께 했던 독극물이며, 지구상에 존재하는 자연 물질 중에서 방사능 다음으로 위험한 물질이다. 테네시대학의 독성연구소에 의하면 인간에게 가장 치명적인 플루토늄의 독성을 1,900으로 잡았을 때 합성 수은(에틸 수은)의 독성은 1,600이라고 한다. 다시 말해 비방사능 물질 중 독성이 가장 강한 물질이 수은이다. 1그램의 합성 수은으로 8만 제곱미터(약 25,000평)의 호수 안에 있는 물고기를 모두 죽이거나 DNA를 변형시킬 수 있을 정도이다. 돌, 물, 식물을 포함해 인체 내에도 자연적으로 존재하는 물질인 수은이 생명체를 위협할 수 있는 까닭은 양과 질의 차이 때문이다. 천연의 수은(메틸수은)은 자연에 극미량으로 존재해 생명체에 해를 끼치지 않지만, 이를 화학적으로 재결합시켜 대량으로 생산한 에틸수은은 자연에 존재하지 않는 물질이며 생명체에 치명적인 독으로 작용한다.

합성 수은에 중독되면 중추신경 장애, 심장질환, 신장 이상, 간 손상,

각종 암 등을 불러오며 특히 뇌의 신경조직인 뉴런을 가장 빠르게 파괴해 파킨슨병, 클론씨병, 다발성경화증, 주의력결핍증, 관절염, 신부전증, 심장질환, 자폐증, 신체마비 등을 유발하기도 한다. 합성 수은의 독성은 너무 강해 살아있는 세포를 파괴하고 금속과 유리를 녹일 정도다. 인류는 수은의 이런 강독성을 이용해 합금을 만들거나, 잉크로 사용하거나(수은이 들어 있는 잉크를 쓰면 미생물이 접근하지 못해 오래 보존할 수 있다), 사악한 귀신을 쫓는 부적과 질병을 치료하는 약*으로도 사용했다.

  수은은 전쟁터에 나간 병사들의 응급약으로 사용되기도 했고, '빨간약(머큐로크롬)'이라는 이름의 가정상비약으로 인기를 끌기도 했다. 그 후 머큐로크롬은 치명적인 부작용이 밝혀지면서 역사 속에서 사라졌다. 수은은 상온에서는 액체로 존재하며 쉽게 기화된다는 성질과 냄새가 없고 전기가 흐른다는 특성 때문에 온도계, 건전지, 자동차단기, 형광등, 네온사인, 의약품, 살충제, 접착제, 페인트, 인조가죽, 에어컨 필터 등에 광범위하게 쓰이고 있다. 또한 립스틱이나 매니큐어 등 화장품의 원료, 콘택트렌즈 보존액에도 첨가된다. 수은은 완전연소를 하므로 오염물질을 생성하지 않는다는 거짓연구로 인해 LPG(액화석유가스)에도 다량 첨가되고 있다. 석유를 액화하는 과정에서 수은의 기화성을 이용하는 것이다.[155]

---

* 수은이 강독성으로 모든 미생물을 죽인다는 사실을 알게 된 주류의사들은 한때 매독, 폐렴, 암 등을 치료하는 약으로 사용했다. 그러나 치료효과는 전혀 없고 환자만 죽음으로 몰고간다는 사실이 알려지면서 1960년대부터 전면 금지됐다. 수은이 인간의 세포는 공격하지 않고, 미생물이나 암 세포만 골라서 파괴할 것이라는 생각은 현대의학의 무지를 그대로 보여주고 있다.

가정에서의 수은 중독은 LPG가스와 수은체온계가 원인이다. 가정용 수은체온계의 파손으로 영유아가 수은에 중독되는 사고가 빈번하게 발생하고 있다. 수은 중독 사례 중 대부분은 6세 이하의 어린이가 수은체온계를 입으로 깨물어 수은을 삼키는 경우가 대부분이다. 이 때문에 유럽에서는 이미 오래 전에 수은체온계의 사용을 금지하고 있지만 우리나라에서는 아직도 아무런 규제를 하지 않는다. 영유아, 어린이의 안전사고 예방을 위해서는 수은체온계를 엄격하게 규제해야 한다.[156]

특히 치과의사들은 합성 수은이 다량 포함된 아말감**이나 레진, 임플란트 등을 오랜 기간 동안 치아대체재로 사용해 오고 있다. 아말감으로 치료받은 많은 사람들은 알레르기, 사산, 불임, 자폐증, 다발성경화증, 류머티스 관절염, 각종 암 등에 희생되면서 스웨덴은 1997년에, 오스트리아는 2000년에, 미국 캘리포니아 주는 2002년에, 노르웨이와 스웨덴, 덴마크(세 나라는 아말감뿐만 아니라 수은이 포함된 모든 제품의 사용을 전면 금지했다.)는 2008년에 아말감의 사용을 완전히 금지했다. 그러나 캘리포니아 주를 제외한 미국의 나머지 주와 영국, 캐나다, 우리나라는 아무런 규제를 하고 있지 않다. 영국은 임산부에 대해서만 아말감 사용을 자제할 것을 경고하고 있고, 독일에서는 어금니에 한해서만 사용을 허용하고 임산부에겐 사용을 금지하도록 하고 있다.[157]

** 아말감(amalgam)은 수은과 다른 금속을 합금한 것이다. 치아용 충전재인 아말감은 수은 52퍼센트, 은 23퍼센트, 주석 12퍼센트, 구리 13퍼센트로 구성되며 금보다 값이 싸다. 또 수은의 독성이 입안 세균을 죽인다는 사실과(물론 인체의 모든 세포도 죽이고 DNA도 변형시킨다), 수은이 모든 금속을 녹이기 때문에 다루기가 편하며, 다른 제품보다 수익이 크다는 이유로 주류치과의사들에 의해 150년 이상 사용돼 왔다. 임플란트에는 수은뿐 아니라 수은과 비슷한 독성을 띠고 있는 베릴륨이 함유돼 있다.

치과의사들이 수은을 안전하다고 주장하는 근거는 아말감이나 임플란트에 첨가된 정도의 양으로는 당장 사망하거나 암, 심장마비, 뇌졸중, 관절염 등에 걸리지 않는다는 것이다. 다시 말해 '지금 당장은 안전하다.'는 것이다. 그러나 계속해서 면역체계를 무너뜨리고, 몸속에서 다른 합성화학물질들과 상승작용을 일으켜 질병을 유발시키고 있는 중인지는 알 수가 없다. 만성질병은 하루 이틀에 발병하는 것이 아니다. 오랜 세월 면역체계가 무너졌을 때 나타난다. 질병이 나타났을 때는 이미 면역체계가 완전히 무너져 치료가 불가능할 수도 있다.

일그러진 자본주의 논리에 젖어 인류를 희생시키는 주류의사들을 믿어서는 안 된다. 자신의 건강은 스스로 지켜야 한다. 발암물질인 불소, 합성 살균제인 트리클로산, 세제의 원료인 라우릴황산나트륨이 함유된 치약과 스케일링을 피하고 천연치약이나 천연소금으로 치아를 세척해야 한다. 그리고 치아가 부식되었다 하더라도 줄기세포가 남아 있으면 면역체계가 회복되면서 자연치유력에 의해 회생될 수 있다. 피부세포는 1개월이면 재생되고, 간세포는 6개월, 뼈세포는 2년이면 새로 교체된다.

● 끝내며

합성화학물질로부터
내 몸을 지키는 30가지 방법

X선 촬영, CT와 MRI 촬영, 소변 검사, 피 검사, 콜레스테롤 검사 등 십여 가지의 검사를 하고 합성의 포도당 수액이나 증류수와 나트륨으로 만든 생리식염수를 투여하고, 부작용이 심한 약을 처방하고, 퇴원하는 환자에게 합성 비타민C를 권하는 의사가 없는 세상! 비타민C를 사려고 약국에 갔는데 "저희는 비타민C를 팔지 않습니다. 야채가게나 과일가게로 가세요."라고 친절하게 안내하는 약사가 많은 세상! 빨리 그런 세상이 왔으면 좋겠다.

나트륨의 위험을 숨기기 위해 소금 섭취를 줄이라는 의사가 사라진 세상, 자연치유력에 절대적으로 필요한 햇빛이 피부암을 유발시킨다며 자외선차단제를 바르라는 의사가 없는 세상, 천연성분과 합성성분의 이름을 동일하게 사용하는 화학자와 주류의사들이 사라진 세상에서 살고 싶다. 앨런 와이즈먼은 '인간 없는 세상'이라는 책에서 합성물질과 방사능으로 인류가 멸종되어 사라진 이후의 지구 모습을 다큐멘

터리 형식으로 펼쳐 보인다. 인간이 사라진 지구에 합성물질이 남아 수십만 년이 지난 후에도 생명체가 태어나지 못하게 가로 막는 끔찍한 현실을 지켜볼 수 있다. 그런 세상이 오지 않기를 간절히 바라지만, 현실을 보면 가까운 시기에 오고야 말 것이라는 우울한 생각이 든다. 어쨌든 지금은 합성물질이 가득한 이 지구에서 살아가야 하고, 거대 자본과 주류의사, 주류학자들로부터 우리의 몸을 스스로 지켜야 한다. 자신과 가족의 생명을 지키고 보다 건강한 지구를 후손들에게 물려주기 위해 실천해야 할 것들을 30가지로 정리하며 이 책을 마무리하고자 한다.

1. 아이가 장난감을 입에 넣지 않도록 하라

아이가 플라스틱이나 비닐 소재의 장난감을 입에 넣지 않도록 해야 한다. 플라스틱 제품에는 재질을 부드럽게 해주는 프탈레이트가 다량 함유되어 있는데, 대부분의 합성화학물질은 체온 정도의 상온에서 녹아내리기 때문이다. 나무로 만든 장난감도 주의해야 한다. 부패를 막기 위해 납과 수은, 포름알데히드 등의 중금속이나 합성물질이 들어 있기 때문이다. 오랜 기간 아이의 체내에 중금속과 합성화학물질이 쌓이게 되면 자폐증, 신체장애, 뇌장애, 신부전증, 심장질환, 각종 암 등에 시달릴 위험이 커진다.

2. 전자레인지는 가능하면 쓰지 말아라

전자레인지로 음식을 덥히거나 요리할 때에는 플라스틱이나 스티로폼, 비닐 등의 용기를 사용하지 말아야 한다. 고온에서 PCB, 비스페놀 A와 같은 치명적인 1급 발암물질이 다량 녹아내리기 때문이다. 게다가 전자파는 세포에 순간적인 파동을 일으켜 음식을 조리하므로 세포 변형의 위험이 있다. 전자레인지는 가능한 쓰지 않는 것이 좋다.

3. 통조림은 안 먹을수록 좋다

통조림 캔의 내부에는 녹을 방지하기 위해 비스페놀A가 첨가돼 있다. 물론 캔에 들어 있는 내용물에도 방부제, 향미제, 유화제 등 각종 합성화학물질이 다량 들어 있으므로 슈퍼에서 구매하는 가공식품은 가능한 한 멀리하는 게 현명하다.

4. 가전제품의 전원을 꺼라

모든 가전제품에서는 오존이 방출되기 때문에 가전제품 가까이에 가지 말고, 필요하지 않을 때는 전원을 뽑는 것이 현명하다. 실내오염의 주요물질들인 오존, 향수에서 방출되는 벤젠, 시멘트에서 방출되는 라돈, 생활용품과 자외선차단제에서 방출되는 나노입자, 가스에서 나오는 일산화탄소 등은 폐암, 심장질환, 관절염 등의 주요원인이다. 실내에 머물 때면 창문을 자주 열어 환기시키는 것이 좋다.

5. 코팅 프라이팬을 멀리하라

가능하면 도기나 무쇠 또는 스테인리스 제품을 사용하는 것이 좋다. 충분히 예열하고 적당량의 기름을 사용하면 무쇠나 스테인리스 프라이팬에도 음식물이 들러붙지 않는다. 부득이 코팅된 제품을 사용할 때는 코팅이 벗겨지지 않도록 나무 주걱을 이용하는 것이 좋다. 그리고 "코팅이 벗겨지면 불소 가스가 다량 방출되기 때문에 바로 폐기하고 새것을 구매하라."는 선전에 속지 말아야 한다. 새 것이나, 코팅이 벗겨진 헌 것이나 불소 가스 방출량은 큰 차이가 없다. 오히려 자꾸 새 것으로 교체하면 지구에는 테플론만 늘어나게 된다. 특히 조리 시에는 환기에 주의해야 한다.

  엄밀히 말하자면 스테인리스 제품에도 합성 크롬이나 합성 니켈을 첨가하기 때문에 건강에 좋지 않다. 테플론 코팅 제품에 비해서 안전하다는 것이다. 가장 안전한 주방기구는 무쇠나 도자기류이다.

6. 아웃도어 의류를 조심하라

운동이나 등산할 때 입는 방수용 겉옷은 폐암, 간암 등을 유발하는 것으로 알려진 나노섬유(고어텍스)로 되어 있고, 또한 치명적인 발암물질인 테플론(PFOA)과 브롬화합물(Br)이 함유되어 있으므로 피하는 것이 좋다. 특히 피부와 직접적으로 접촉하는 내의는 반드시 땀을 잘 흡수하는 천연의 순면으로 된 것을 입되, 처음 구매했을 때는 방부제, 살균제, 방염제(브롬화 화합물) 등이 다량 함유돼 있으므로 빨아서 입는 것이 좋다.

7. 형광등이 깨지면 비상사태다

형광등, 네온사인, 온도계 등 수은이 함유된 물건이 깨졌을 때는 일시적으로 호흡을 중단해야 한다. 강독성인 수은은 일부가 기화되어 공기로 분산되기 때문에 쉽게 호흡기를 통해 폐로 침투할 수 있다. 그리고 재빨리 주위를 젖은 걸레로 깨끗이 닦아내야 한다. 닦아낸 걸레는 종이로 싸서 형광등 폐기물 처리함에 버리면 된다.

절대로, 진공청소기나 빗자루를 사용해서는 안 된다. 현대에 급증하고 있는 자폐증은 백신에 들어 있는 수은의 부작용으로 밝혀지고 있다.

8. 천연 감기약을 만들어라

감기 증상이 나타날 때는 합성물질로 만들어진 감기약과 항생제를 피하고 집에서 직접 끓인 생강차에 꿀*을 타서 하루에 2~3번 복용하면 쉽게 증상이 사라진다. 특히 귤껍질(진피)**은 한방에서 약재로 쓰일 정도로 자연치유력을 빠르게 회복시켜준다. 귤껍질은 오래된 것일수록 약성이 좋으므로 귤껍질과 생강***을 꿀에 재어 가정상비약으로 비치해 두는 것이 좋다.

9. 세제와 화장품은 높은 곳에 보관하라

식기세척제, 세탁용 표백제, 립스틱, 향수 등 아이에게 독으로 작용할 수 있는 물품들은 철저하게 관리해야 한다. 의약품 역시 아이들의 손이 닿지 않는 높은 곳에 보관해야 한다. 가정 내에서 일어나는 중독 사건

---

* 꿀은 통증을 풀어 주고 여러 가지 독을 없애며, 기를 보충해 준다. 또 여러 가지 약의 효능을 조화시킨다. 꿀을 꾸준히 섭취하면 면역력을 회복시켜 귀와 눈을 밝게 하고 위궤양이나 피부질환을 완화시킨다. 꿀은 오래 묵을수록, 즉 숙성이 잘된 것일수록 좋다.

** 귤껍질은 맛이 쓰고 성질이 따뜻하다. 간을 회복시켜 주며 전체 기를 보해 면역력을 회복시켜 준다. 목이 쉬었을 때 진하게 달여 복용하면 효과가 좋다. 감기 몸살의 예방과 치료, 숙취와 변비 해소, 소화 촉진에도 효과적이다. 귤껍질은 오래될수록 약성이 좋아진다. 말리지 않은 귤껍질은 방광염에 좋고, 귤의 속살은 소갈증을 멎게 하는 효과가 있다.

*** 생강은 감기뿐만 아니라 가래와 기침을 예방하고 치료해주는 효과가 탁월하다. 그리고 몸의 면역력을 회복시켜 암을 예방하고 치료해주는 천연 항암제다. 생강차를 자주 마시면 차멀미도 예방하고, 혈액이 응고되는 것을 방지해 어혈이 쌓이는 것도 막아준다. 배탈에도 생강차를 진하게 달여 마시면 효과가 좋다. 동의보감에서는 피를 보하고, 어혈을 제거해주므로 상용하라고 권하고 있다.

은 대부분 세제, 의약품 등이 원인이다. 미국에서만 매년 8,000명의 어린이가 사망하고 장기적인 후유증을 일으키는 경우는 10만 명이 넘는다. 어린이가 합성화학물질을 먹게 되면 병원의 응급조치로 생명을 구한다 해도 평생 천식, 아토피, 비염 등 심한 알레르기에서부터 신체마비, 신부전증, 심장질환, 각종 암 등으로 고통을 겪을 위험이 높다.

10. 표백제 대신 베이킹소다를 사용하라

염소표백제를 피하고 베이킹소다 또는 무염소, 무향의 산소표백제를 사용하는 것이 안전하다. 소금물이나 식초물을 이용하는 것도 좋다. 물에 소금이나 식초를 적당히 넣고 푹 삶으면 옷이 산뜻해진다. 표백제의 성분인 염소는 소금에 풍부하게 들어 있기 때문이다. 게다가 소금에 들어 있는 염소는 천연이기 때문에 인체에 아무런 부작용을 일으키지 않는다.

    표백제를 선택할 때는 합성향이 들어 있는 제품은 피해야 한다. 세제에 사용하는 합성향은 모두 1급 발암물질인 벤젠(톨루엔, 자일렌, 크실렌, 스티렌 등은 모두 벤젠의 다른 이름이다.)이다. 프탈레이트 등 합성물질의 역겨운 냄새를 감추기 위해 다량 첨가하는 벤젠은 특히 여성이나 어린이의 피부와 호흡기를 통해 체내로 침투해 해독기관인 간과 신장을 빠르게 파괴한다.

11. 방향제 대신 숯을 이용하라

집안의 냄새를 없애려면 숯이나 화분을 비치하는 것이 좋다. 숯은 강력한 흡착력을 갖고 있어 자신의 중량의 200배에 달하는 유독물질을 흡수할 수 있고, 또한 원적외선을 발산하기 때문에 면역력을 빠르게 회복시켜준다. 이 때문에 고대로부터 숯과 숯불을 이용해 질병을 치료하는 전통이 있어 왔다. 집안이나 차량의 냄새를 없애준다는 합성 방향제에는 암을 일으키고 생식능력을 저하시키는 프탈레이트, 벤젠, 나프탈렌, 페놀, 크레졸, 포름알데히드, 크실렌 등의 1급 발암물질이 다량 함유되어 있다. 실내 한 구석에 천연의 방향제이자 냄새제거제인 숯을 놔두었다가 2~3년에 한 번씩 흐르는 물에 씻은 후 말려서 재사용하면 된다. 숯가루나 재, 황토를 물에 타서 마시면 해독과 소화불량에 효과를 볼 수 있다.

12. 집에서 모기향을 없애라

모기향을 쓰지 않고 천연의 방법으로 모기를 퇴치할 수 있다. 은행나무 잎을 헝겊 봉투에 담아 집안 곳곳에 두면 된다. 예로부터 마당에 은행나무가 있는 집엔 모기가 없다고 한다. 또 식초병을 놓아두거나, 제피가루****를 그릇에 담아두는 것도 효과가 좋다.

13. 생수와 정수기 물을 믿지 말아라

천연의 살아 있는 물을 하루에 2~3리터 정도 마셔주어 수십 년간 약과 가공식품, 화장품, 실내공기 등을 통해 몸안에 축적되어 있던 합성물질과 중금속을 배출시키도록 노력해야 한다. 슈퍼에서 판매하는 생수는

**** 한방에서는 천초라고 한다. 전 세계에 분포하며 우리나라 영남지방의 흔한 양념이자 약재다. 진통제, 소화제, 구충제, 탈취제 등으로 사용된다. 해독기관인 간장과 신장 기능을 회복시켜 주고 베개 속으로 사용하면 두통과 불면증에 좋다. 제피잎이나 열매를 집 주위에 놓아두면 모기, 뱀, 독충이 접근하지 않는다.

대부분 증류수이고 방사선으로 살균된 물이기 때문에 효소나 미네랄, 적당한 대장균 등이 전혀 없어 죽은 물이라 할 수 있다. 가정에 비치되어 있는 역삼투압정수기 물 역시 증류수다. 미네랄과 효소, 적당한 양의 박테리아나 바이러스가 들어 있는 계곡물, 약수 또는 지하수가 오히려 우리의 면역체계를 튼튼하게 해준다.

계곡물이나, 약수, 지하수를 구할 수 없다면, 수돗물을 받아 1시간 정도 두어 염소 성분이 모두 사라졌을 때 마시면 된다. 전통적인 방법으로 만들어진 항아리에 숯이나 맥반석 또는 돌을 넣고 수돗물을 정화시켜 마시면 더욱 좋다.

14. 좀약 대신 향나무 조각을 이용하라

옷장의 옷에 곰팡이가 피는 것을 방지하기 위해서는 향나무나 오동나무 조각을 몇 개 넣어두거나, 소량의 장뇌를 헝겊에 싸서 넣어두면 된다. 좀약(나프탈렌)에는 1급 발암물질인 벤조피렌과 포름알데히드 등이 들어 있고 이들은 공기 중에 산화되므로 피하는 것이 좋다.

15. 유아용 물티슈를 버려라

유아용 물티슈에는 치명적인 1급 발암물질이자 강독성 살균제인 메틸이소치아졸리논이라는 방부제가 기준치의 3배에 달할 정도로 들어 있다. 이는 피부화상이나 세포막 손상을 일으키는 유해물질이다. 아기용 로션이나 샴푸에는 유방암이나 췌장암 등을 유발하는 것으로 확인된 합성물질 벤질알코올이 다량 함유돼 있다. 면역력이 약한 아기에게는 가능한 한 합성물질이 들어 있는 제품을 쓰지 않아야 한다.

16. 햇빛을 자주 쬐라

햇빛은 정신적 스트레스를 해소해주어 우울증을 치료하고, 인체 내에서 비타민D를 합성하기 때문에 당뇨병, 고혈압, 신부전증, 골다공증, 관절염, 치주질환, 심장질환, 뇌졸중, 각종 암 등을 예방하고 치료해준다. 태양자외선은 체내에서 자외선과 적외선을 적절하게 조절해주는 천연 방어막 역할을 하는 멜라닌을 생성해준다. 자외선차단제나 선글라스를 사용하는 사람보다 자연스러운 생활을 즐기는 사람이 피부암이나 백내장, 치주질환 등에 오히려 덜 걸린다고 한다.

17. 단식을 하라

만성질병은 합성화학물질의 부작용인 경우가 대부분이다. 이럴 경우엔 10~15일의 효소단식을 해 독소를 배출시키는 것이 좋다. 그런데 10일 이상의 단식은 시설을 갖추고 있는 단식원에서 해야 하니 어려움이 따른다. 만약 직장이나 학교를 쉴 수 없는 사정이거나 아이를 돌봐야 하는 주부라면 숯가루나 아주까리기름, 참기름이나 대황 달인 물, 녹두 달인 물을 복용하는 것이 좋다. 이들은 모두 체내 독소를 체외로 배출시키는 설사제인데, 음식물을 먹고 체했을 때도 효과적이다.

18. 천연 냄새제거제를 만들어라

천연의 베이킹소다와 옥수수 전분을 동량으로 섞으면 천연의 냄새제거제(체취제거제)를 만들 수 있다. 올리브오일:물:카스틸비누를 1:2:4의 비율로 섞으면 무독성 샴푸가 된다. 이를 물에 희석해 화초에 뿌리면 진드기 등 해충도 제거된다.

19. 콜라는 세척제로 써라

콜라는 라면, 통조림햄과 함께 대표적인 불량음식이지만 세척제로서는 효과가 좋다. 콜라에는 고기를 삭히고 페인트를 녹일 정도로 강산성을 띠는 합성 인산이나 시트르산이 다량 들어 있어 녹슬거나 탄 흔적으로 찌든 주방기구 등을 담가두면 쉽게 오물이 제거되고 윤기가 난다. 콜라를 행주에 묻혀 살살 닦아내면 가스레인지나 오븐의 찌든 때가 말끔히 사라진다.

20. 살충제 대신 붕사를 이용하라

집안에 벌레가 있다면 삶은 노른자를 으깨 붕산이나 붕사**** 에 섞어 구석진 곳에 두면 실내공기를 오염시키지 않으면서 효과적으로 퇴치할 수 있다. 캠핑을 할 때 텐트 주변에 붕사를 뿌려두면 뱀이나 지네 등 독충의 접근도 막을 수 있다.

21. 천연 식초를 살균제로 이용하라

천연식초와 베이킹소다를 혼합하면 기름때를 제거할 수 있다. 식초는 훌륭한 살균제 역할을 하므로 식초만으로 식기용 도마를 살균할 수 있다. 천연의 식초에는 항산화물질이 풍부하기 때문에 식초를 희석해 매

**** 원래 붕사는 자연의 잿물에서 생산되었으나, 요즘은 해수를 전기분해해 대량생산한다. 공기 중의 습기를 빨아들여 백색 화합물로 변화시키는 작용을 하기 때문에 방습제로도 사용된다. 레이온, 종이, 알루미늄, 비누, 합성 계면활성제, 식물성기름 등을 만들 때 매개체로 사용된다. 점막, 세포 등의 조직을 파괴하는 기능으로 치질을 제거해주는 강력 부식제이다. 부작용으로 항문 기능이 파괴될 수도 있다.

일 한 컵씩 마시면 만성질병을 예방할 수 있다. 단, 빙초산은 석유폐기물로 만들어진 합성 식초이기 때문에 사용하지 않는 것이 좋다.

22. 파스를 붙이지 말아라

가벼운 요통이 있을 때 물 1컵에 식초 2숟가락, 꿀 1숟가락을 섞어 마시면 좋다. 하루에 3번 정도 꾸준히 마시면 통증이 사라진다. 운동 중 팔다리를 삐었을 때는 계란노른자와 올리브유, 사과식초를 잘 섞어 삔 부위에 바르면 붓기가 쉽게 빠지면서 통증도 사라진다.

23. 피부약을 바르고 먹지 말아라

민감성피부, 건조성피부, 주부습진 등이 생겼을 때에는 팬지 잎이나 녹차 잎을 우려낸 물을 피부에 바르면 효과가 좋다. 사마귀나 티눈, 굳은살에는 솔잎을 진하게 달인 물이나 생강즙과 식초를 섞은 것을 발라줘도 좋다. 티눈이나 굳은 살, 사마귀에는 뜸을 뜨는 것도 좋다.

24. 치약을 주의하라

치약에는 불소, 합성 계면활성제, 클로르헥시딘, 알루미늄 등 각종 치명적인 합성화학물질과 중금속이 많이 들어 있어 치아의 에나멜층을 녹인다. 치약으로 녹이 슨 냄비나 솥, 창틀을 닦으면 치약에 들어 있는 합성 계면활성제, 불소, 금속으로 인해 녹이 쉽게 벗겨질 정도이다. 치약 성분 중 클로르헥시딘은 가장 흔하게 사용되는 합성 소독약으로 그 독성이 심해 양에 상관없이 피부에 묻으면 과민성 쇼크(아나필락시스)를 일으킬 수 있는 위험한 물질이다. 천연성분의 치약이나 천일염(또는 죽염)으로 치아를 관리하는 것이 좋다.

25. 약을 쓰레기통에 버리지 말아라
합성약은 생태계를 크게 파괴시키는 치명적인 독극물이다. 따라서 복용하거나 바르고 남은 약 또는 유통기한이 지난 약은 반드시 약국이나 관공서로 반환해야 한다. 반환된 약은 제약회사가 회수해 섭씨 1,000도가 넘는 고열에서 소각하도록 되어 있다. 일반 쓰레기통이나 하수구에 버릴 경우 하천, 강, 바다를 거치는 동안 생태계를 크게 파괴시키고, 대기 또는 식수로 사람에게 다시 돌아와 각종 만성질환을 유발한다.

26. 주방용 세제를 주의하라
주방용 세제에는 합성 계면활성제와 합성살균제인 트리클로산 등이 함유되어 있어 피부질환인 민감성피부나 건조성피부를 유발시키고, 나아가 면역체계를 무너뜨릴 위험이 있다. 밀가루로 기름기를 제거하고 레몬즙이나 식초, 붕사 등을 활용하면 인체에 해를 미치지 않으면서 깨끗하게 설거지를 할 수 있다.

27. 염증엔 프로폴리스와 개똥쑥을 써라
오래 전부터 중국과 우리나라에서는 벌집의 원료인 프로폴리스를 천연 항생제로 써왔다. 또한 마늘과 개똥쑥은 말라리아와 피부질환, 궤양 치료제로 사용되었다. 프로폴리스, 마늘, 개똥쑥은 항암 기능도 뛰어난 식품으로 확인되고 있다. 항생제를 남용하지 말고 평소 좋은 음식을 먹어 건강을 지키는 것이 바람직하다.

28. 성인병에는 옻을 활용하라

옻은 혈액을 정화시켜 주기 때문에 당뇨병이나 고혈압을 앓고 있는 사람에게 좋고, 위장을 강화시켜 대사기능을 회복시키고 관절염 등을 치유해주는 작용을 한다. 또한 숙취를 없애주고 간기능을 회복시켜준다. 옻에는 우루시올이라는 알칼로이드 성분이 풍부하게 들어 있는데 이는 웅담의 주요 성분이기도 하다. 그러나 알칼로이드는 복어독과 마찬가지로 강한 항산화작용을 하면서 동시에 독성을 갖고 있으므로 면역력이 약해진 사람은 피해야 한다. 옻에 알레르기 증상이 있는 사람은 발효옻이나 미량의 옻을 섭취하면서 면역력이 향상되는 속도에 맞춰 옻의 양을 증가시켜야 한다. 가끔 우루시올 성분을 제거한 옻 제품이 나오는데 여기에는 아무런 효능이 없다. 옻닭을 먹은 후에 나타나는 피부염이나 감기 증상은 면역력이 회복되는 과정에서 나타나는 명현현상이므로 크게 걱정할 필요가 없다.

29. 표백제 대신 소금, 식초를 이용하라

작업복이나 목 부분이 누렇게 변색된 와이셔츠, 오염이 심한 옷을 세탁할 때는 세탁기에 따뜻한 물을 받은 후 소금이나 식초를 넣고 10분간 담가 놓았다가 세탁하면 된다. 소금과 식초가 천연 표백제 역할을 해서 냄새도 말끔히 사라지고 색깔도 원색으로 돌아온다.

30. 비만약을 먹지 말아라

비만******의 원인은 체내에 쌓인 합성화학물질로 인한 대사기능 장애이다. 대사기능에 문제가 생기면 음식을 먹어도 에너지로 사용되지 못하고 계속해서 허기를 느끼게 된다. 또한 활동도 점점 둔해진다. 비만을 예방하기 위해서는 5일 정도의 단식이 좋다. 단식기간엔 매일 피마자나 대추를 먹어 설사를 유도하는 것이 좋다. 바깥 활동과 단식을 병행하는 경우엔 저녁에 귀가해서 피마자유를 복용하면 된다. 단, 약국에서 파는 합성 설사제인 마그밀은 피하는 게 좋다. 단식기간 중엔 일체의 식사를 중단하고 하루 3회 이상 천연효소와 천일염을 섭취하고, 물을 많이 마시는 것이 좋다. 가끔 햇빛을 쬐어 기력이 빠지지 않도록 주의해야 한다. 1년에 1회 정도 단식을 하면 약이나 가공식품을 통해 축적된 합성물질이 배출되면서 자연치유력이 회복되므로 비만도 예방하고 건강도 지킬 수 있다.

****** 매운맛은 기운을 발산하는 성질이 있으므로 비만한 사람은 매운 음식을 자주 먹는 것이 좋다. 단맛은 기운을 중화시키는 성질이 있으므로 폭력적인 사람에게 적격이다. 쓴맛은 기를 하강시키고 대소변을 소통시키므로 변비 증상이 있는 사람에게 좋다. 짠맛은 차가우며 풀어주는 성질이 있다. 짠맛이 있는 망초나 다시마 등은 적취된 암 덩어리나 굳어진 구안와사를 풀어주는 작용을 한다. 신맛은 모으는 성질이 있으므로 마른 사람에게 좋다.

● 참고자료

1) 화장품이 피부를 망친다. p24~25, 우츠기 류이치 지음, 윤지나 옮김, 청림Life 발행.
2) 대한민국 화장품의 비밀. p7~8, 47, 구희연 외 지음, 거름 발행.
3) 사람을 살리는 대체의학. p132~136, 최경송 지음, 창해 발행.
4) 화장품이 피부를 망친다. p103~105.
   KBS, 2012년 10월 29일, "화장품 바를수록 늙는다. 파라벤의 위협"
   http://www.youtube.com/watch?v=O4LtmoWhQqw
5) 사람을 살리는 해독요법. p111~114, 최경송 지음, 창해 발행.
6) 상처는 절대 소독하지 마라. p157, 205~242, 293~305, 303~305, 나쓰이 마코토 지음, 이아소 발행.
   경피독. p42~65, 이나즈 노리히사 지음, 최혜선 옮김, 아이프렌드 발행.
   낭신의 상식이 피부를 숙인다. p141~179, 이상준 외 지음, 쌤앤파커스 발행.
7) 화장품이 피부를 망친다. p30~35.
8) 베이비뉴스. 2012년 12월 5일, "우리 아이 뇌손상 초래하는 위험한 경피독"
   http://www.ibabynews.com/news/newsview.aspx?categorycode=0005&newscode=201212041628065862421705
9) 경피독. p71.
   우리집 주치의 자연의학. p527~528, 이경원 지음, 동아일보사 발행.
10) 어모털리티, p58~61, 63~66, 캐서린 메이어 지음, 황덕창 옮김, 퍼플카우 발행.
    헬스조선, 2008년 1월 9일, "와인, 당뇨병치료로 부상"
    http://health.chosun.com/site/data/html_dir/2008/01/09/2008010900464.html
11) 대한민국 화장품의 비밀. p140,152,
    스페셜경제. 2012년 4월 23일. "화장품 파라벤, 방부제로 안전? 위험?"
    http://www.speconomy.com/news/articleView.html?idxno=7759
    By Anne Mullens, "Parabens: What are they, and are they really that bad?"
    http://www.besthealthmag.ca/look-great/beauty/parabens-what-are-they-and-are-they-really-that-bad
12) 우리집 주치의 자연의학1. p350~355, 이경원 지음, 동아일보사 발행.
13) 화장품 회사가 당신에게 알려주지 않는 진실. p116, 스테이시 멜컨 지음, 유정현 옮김, 예지 발행.
14) 교실 밖 화학 이야기. p288~289, 진정일 지음, 양문 발행.

15) 먹고 마시고 숨 쉬는 것들의 반란. p260~261, 샌드라 스타인그래버 지음, 이지윤 옮김, 아카이브 발행.
CNBNews, 2012년 10월 24일, "발암 위험성 지닌 나노물질, 무방비 유통"
http://news2.cnbnews.com/category/read.html?bcode=204927
The New York Times, December 3, 2008. "New Products Bring Side Effect: Nanophobia"
http://www.nytimes.com/2008/12/04/fashion/04skin.html?pagewanted=all&_r=0
16) 슬로우데스. p266~270, 릭 스미스 외 지음, 임지원 옮김, 동아일보사 발행.
화장품 회사가 당신에게 알려주지 않는 진실. p215~216.
17) 화학교과서는 살아 있다. p35~42, 문상흡 외 지음, 동아시아 발행.
18) 물, 치료의 핵심이다. p254~256, F. 뱃맨겔리지 지음, 김성미 옮김, 물병자리 발행.
서울신문, 2013년 10월 31일, "물 3L씩 한 달 마셨더니...비포 & 애프터 충격"
http://media.daum.net/culture/others/newsview?newsid=20131031181207738
19) 화장품, 얼굴에 독을 발라라. p65~69, 오자와 다카하루 지음, 홍성민 옮김, 미토스 발행.
20) 여성중앙, 2012년 5월 30일, "립스틱 알고 보니, 납 성분이?"
21) 사람을 살리는 대체의학. p114~115, 최경송 지음, 창해 발행.
22) 화장품이 피부를 망친다. p92~94.
23) 국민일보, 2007년 4월 29일, "흡연여성, 주름 발병율 3배 높아... 피부건강 10계명"
당신의 상식이 피부를 죽인다. p86~93.
24) 당신의 상식이 피부를 죽인다. p45~47.
25) Side Effects and Complications of VariablePulsed Erbium
http://www.skinlaser.com/pdf/Publications/Side%20Effect%20and%20Complications%20of%20Variable-Pulsed%20Erbium%20Yttrium-Aluminum-Garnet%20Laser%20Skin%20Resurfacing.pdf
26) 의사들이 해주지 않는 이야기. p410, 린 맥타가트 지음, 진선미 옮김, 허원미디어 발행.
27) 베이비뉴스. 2012년 12월 5일, "우리 아이 뇌손상 초래하는 위험한 경피독"
http://www.ibabynews.com/news/newsview.aspx?categorycode=0005&newscode=201212041628065862421705
28) 상품의 화학, p40~41, 존 엠슬리 지음, 고문주 옮김, 이치 사이언스 발행.
29) 깨끗한 공기의 불편한 진실. p85~87.
30) 중금속 오염의 진실. 오모리 다카시 지음, 서승철 옮김, 에코리브르 발행.
31) 당신의 상식이 피부를 죽인다. p55, 61~75.
나 없이 화장품 사러 가지 마라. p55, 63~64, 69, 76.
화장품의 허와 실. p123, 시사모임회 지음, 아름다운사회 발행.
32) 우리 몸은 석기시대. p212~219, 데트레트 간텐 외 지음, 조경수 옮김, 중앙북스 발행.

상품의 화학. p50.
33) "인공 태닝, 피부암과 직결" 아시아경제. 2012년 10월 6일, 지연진 기자.
http://www.asiae.co.kr/news/view.htm?idxno=2012100415165373098
"피부암 일으키는 자외선…자연선탠 VS 인공선탠 중 더 위험한 것은?" 헬스조선, 2012년 07월 31일.
http://health.chosun.com/site/data/html_dir/2012/07/30/2012073002295.html
34) 독성프리. p175~178, 데브라 린 데드 지음, 제효영 옮김, 윌컴퍼니 발행.
Tribune, November 18, 2012. "The dark side of energy-saving light bulbs"
http://tribune.com.pk/story/467607/the-dark-side-of-energy-saving-light-bulbs/
35) 화장품 회사가 당신에게 알려주지 않는 진실. p69, 129, 142~143.
36) 대한민국 화장품의 비밀. p79~81.
독성프리. p34.
37) 피부색에 감춰진 비밀. p126~127, 니나 자블론스키 지음, 진선미 옮김. 양문출판사 발행.
38) 화장품 회사가 당신에게 알려주지 않는 진실. p135~136, 142~143.
39) 화장품 회사가 당신에게 알려주지 않는 진실. p34~35.
40) 대한민국 화장품의 비밀. p27~28, 구희연 외 지음, 거름출판사 발행.
파이낸셜뉴스, 2012년 10월 22일, "줄기세포 화장품, 소비자 안전 빨간불"
http://www.fnnews.com/view?ra=Sent0901m_View&corp=fnnews&arcid=201210190100164500010053&cDateYear=2012&cDateMonth=10&cDateDay=22
41) 당신의 의사도 모르는 11가지 약의 비밀. p136~137.
건강 백세 시대 내 몸 관리. p174~176.
The Korea Herald, 2010년 11월 1일, "[Bobbie Mullins] Hormone replacement therapy"
42) 뉴시스, 2008년 4월 9일, 윤철규 기자, "와이어스 여성 호르몬 치료제 '프레마린' 유방질환 유발"
Substantial increase in breast cancer risk from combination hormone replacement therapy
http://www.eurekalert.org/pub_releases/2003-08/l-sii080603.php
New findings further clarify breast cancer risk with hormone therapy
http://www.physorg.com/news200665333.html
43) 성형소비문화. p10, 14, 서정희 지음, 내하출판사 발행.
44) 자연이 준 기적의 물 식초. p37, 184~187 칼 오레이 지음, 박선령 옮김, 웅진윙스 발행.
45) 성형소비문화. p169.
당신의 상식이 피부를 죽인다. p141~179.
대한민국 화장품의 비밀. 154~155.
46) 컨슈머타임스. 2012년 11월 1일, "SK2 '동안크림' 고작 30명 실험 과장광고 논란"

http://www.cstimes.com/news/articleView.html?idxno=83102
데일리 카스메틱, 2012년 11월 30일, "오르비스 등 수입 브랜드 과대광고로 처벌"
http://www.dailycosmetic.com/news/articleView.html?idxno=158960

47) 성형소비문화. p158, 164~166, 174~174.
필자의 직접 취재, 2012년 12월. 인천지역 성형외과 7곳과 피부과 5곳.
요즘 화제 모으는 지방흡입술 부작용, 2001년 8월 21일. 산골도사 원 경락마사지(실전임상의 달인)
http://cafe.daum.net/sangoldosa/2pY/68?docid=qHK|2pY|68|20010821190313&q=%C1%F6%B9%E6%C8%ED%C0%D4%BC%FA%C0%C7%20%BA%CE%C0%DB%BF%EB

48) 알칼리수, 산성화시대의 솔루션. p51~53, 김청호 외 지음, 북갤러리 발행.
49) 역삼투압 정수기가 사람 잡는다. p136, 손상대 지음, 서영 발행.
보틀마니아. p55, 엘리자베스 로이트 지음, 이가람 옮김, 사문난적 발행.
중앙일보, 2008년 3월 11일, "미국 수돗물에 수십 가지 약물이..."
http://article.joinsmsn.com/news/article/article.asp?total_id=3070115

50) 알고 마시는 물. p15~20, 33, 42, 주기환 지음, 비엠북스 발행.
아이에게 먹이고 싶은 물. p41, 114~116 마쓰시타 가즈히로 외 지음, 유인경 옮김, 위즈덤피플 발행.
물, 치료의 핵심이다. P51~52.

51) 물과 소금 어떻게 섭취하면 좋을까. p38~51, 안국준 지음, 2006년 태웅출판사 발행.
52) 물, 치료의 핵심이다. p40,136~138.
53) 물, 치료의 핵심이다. p197~206.
AMY BIANK'S STORY WAS THE FEATURE IN THIS ISSUE OF WOMAN'S WORLD
http://www.watercure2.org/womans_world.htm

54) 보틀마니아. p157.
55) 알칼리수, 산성화시대의 솔루션. p94, 111~112, 김청호 외 지음, 북갤러리 발행.
56) 역삼투압 정수기가 사람 잡는다. p32~40.
은폐된 과학의 불편한 진실. p69~81, 케이 미즈모리 지음, 고윤희 옮김, 로코코북 발행.
가공식품. p80, 오사와 히로시 지음, 홍성민 옮김, 국일미디어 발행.
스키니비치. p48, 로리 프리드먼 외 지음, 최수희 옮김, 밀리언하우스 발행.
알칼리수, 산성화시대의 솔루션. p247~150.

57) The New York Times Magazine, October 24, 2012, "The Island Where People Forget to Die" http://www.nytimes.com/2012/10/28/magazine/the-island-where-people-forget-to-die.html?pagewanted=all

58) 음료의 불편한 진실. p128, 138~139, 203, 211.
내 가족을 위협하는 밥상의 유혹. p26, 이승남 지음, 경향미디어 발행.

사람을 살리는 대체의학. p134~135, 최경송 지음, 창해 발행.
59) 보틀마니아. p183~185.
60) 블루골드. p225, 모드 발로 외 지음, 이창신 옮김, 개마고원 발행.
아시아경제, 2012년 10월 18일. [2012국감] 시판 생수 5종서 인공 에스트로겐 검출,
http://www.asiae.co.kr/news/view.htm?idxno=2012101817450187526

Bottled water

http://en.wikipedia.org/wiki/Bottled_water
61) 물 백과사전. p80~85, 후지타 고이치로 지음, 이정은 옮김, 아르고나인 발행.
62) 블루 골드. p228.
63) 보틀마니아. p194~195, 197~198.
64) 한국일보, 2012년 10월18일, "페트병 생수서 환경호르몬 검출돼"
65) 생활건강 사용설명서. p194~195, 류영창 지음, 황금물고기 발행.
66) 잡식동물의 딜레마. p34~35, 119~121, 153, 마이클 폴란 지음, 조윤정 옮김, 다른 세상 2008년 발행.
빈곤한 만찬. p197~199, 피에르 베일 지음, 양영란 옮김, 궁리 발행.

Dangers of High Fructose Corn Syrup – HFCS

http://www.knowthelies.com/?q=node/1409
67) Health Benefits of Smoking Tobacco

http://www.sott.net/articles/show/221013-Health-Benefits-of-Smoking-Tobacco
68) 빈곤한 만찬. p222~223.
69) 불량식품. p31, 마이클 오크스 지음, 박은영 옮김, 열대림 발행.
70) 21세기가 당신을 살찌게 한다. p40~44.
71) 음료의 불편한 진실. p27, 황태영 지음, 비타북스 발행.
72) 배신의 식탁. p51, 마이클 모스 지음, 최가영 옮김, 명진출판 발행.
100년 동안의 거짓말. p93.

Aspartame

http://www.mcshelle.dk/ukaspartame.html
73) 우리 몸은 거짓말하지 않는다. p40, 이승원 지음, 김영사 2006년 7월 발행.
74) 아직도 화학조미료를 사용하시나요?
http://cafe.daum.net/prophecy1004/A8yb/27?docid=1MLbv|A8yb|27|20110401134557&q=%B4%BA%C6%AE%B6%F3%BD%BA%C0%A7%C6%AE
75) 건강의 적들. p45~46, 안네테 자베르스키 지음, 신혜원 옮김, 열대림 2011년 발행.
일요시사, 2010년 11월 2일, "진로, 소주 유해물질 논란 속으로"
http://blog.naver.com/PostView.nhn?blogId=prelancer&logNo=40117309704
76) 건강의 적들, p184.

위험증폭사회. p41~43. 안종주 지음, 궁리 발행.
77) 내추럴리 데인저러스. p200~201. 제임스 콜만 지음, 윤영삼 옮김, 다산초당 발행.
Selenium Supplements: Diabetes Risk?
http://diabetes.webmd.com/news/20070709/selenium-supplements-diabetes-risk
News From Annals Of Internal Medicine: May 17, 2011
http://www.medicalnewstoday.com/releases/225518.php
78) 코메디닷컴 뉴스, 2013년 6월 8일, "유전자조작 밀은 안전한가?"
http://www.kormedi.com/news/article/1206890_2892.html
79) 과자, 내 아이를 해치는 달콤한 유혹. p77, 안병수 지음, 국일미디어 발행.
80) 내 가족을 위협하는 밥상의 유혹. p35, 이승남 지음, 경향미디어 발행.
81) 당신이 몰랐던 식품의 비밀 33가지. p160~164, 195~196.
82) 피자는 어떻게 세계를 정복했는가. p122.
내 가족을 위협하는 밥상의 유혹. p25~27.
과자, 내 아이를 해치는 달콤한 유혹. p101~104.
83) 진짜 식품첨가물 이야기, 샘플북. p1~24, 최낙언 지음, 예문당 발행.
The American Society for Nutritional Sciences, 2000, "Introduction to the Symposium Proceedings"
http://jn.nutrition.org/content/130/4/891S.full
84) 내 아이의 뇌를 공격하는 나쁜 식품들. p121~133, 한스 울리히 그림 지음, 이수영 옮김, 시대의창 발행.
85) Glutamate-mediated excitotoxicity and neurodegeneration in Alzheimer's disease.
http://www.ncbi.nlm.nih.gov/pubmed/15234100
86) 과자, 내 아이를 해치는 달콤한 유혹. p50~52, 103.
내 아이의 뇌를 공격하는 나쁜 식품들. p72~101.
뉴시스, 2009년 3월 18일, "식품 제조 가공 시 나오는 신종 유해물질 건강 위협"
http://media.daum.net/society/welfare/newsview?newsid=20090318115112700
87) 패스트푸드의 제국. p291, 에릭 슐로서 지음, 김은령 옮김, 에코리브르 2001년 8월 발행.
독소. p247~249. 윌리엄 레이몽 지음, 이희정 옮김, 랜덤하우스 2009년 발행.
한겨레신문, 2011년 3월 21일. "혹시 방사선 노출? 오염 물질 씻어내세요."
88) Skinny Bitch. p54~55.
Low Carbohydrate Diet May Reverse Kidney Damage In Diabetes
http://www.medicalnewstoday.com/releases/222845.php
89) 당신이 몰랐던 식품의 비밀 33가지. p27~33, 104~111, 최낙언 지음, 경향미디어 발행.
90) 거짓말을 파는 스페셜리스트. p155~158.
Guest Authorship and Ghostwriting in Publications Related to Rofecoxib

http://www.destinationsante.com/IMG/pdf/JAMA-Rofecoxib.pdf
Ghost Authorship in Industry-Initiated Randomised Trials
http://www.plosmedicine.org/article/info:doi/10.1371/journal.pmed.0040019

91) 술은 약이다. p360~361.
식품정치. p485~490.
Dangers of Benecol
http://www.ehow.com/list_7368367_dangers-benecol.html

92) 음식혁명. p존 로빈스 지음, 안의정 옮김, 시공사 발행.
무엇을 먹을 것인가. p177~179, 콜린 캠벨 외 지음, 유화자 옮김, 열린과학 발행.
Comparison of Percutaneous Coronary Intervention with Medication in the Treatment of Coronary Artery Disease in Hemodialysis Patients
http://jasn.asnjournals.org/content/17/8/2322.full
A comparison of angioplasty with medical therapy in the treatment of single-vessel coronary artery disease. Veterans Affairs ACME Investigators.
http://www.ncbi.nlm.nih.gov/pubmed/1345754

93) 셀링 사이언스. p68~70, 170, 209~211, 도로시 넬킨 지음, 김명진 옮김, 궁리 발행.
94) 현대의학의 위기. p202~206, 맬빈 코너 지음, 소의영 외 옮김, 사이언스북스 발행.
95) 밀가루똥배. p45~51, 55, 윌리엄 데이비스 지음, 안윤희 옮김, 에코리브르 발행.
96) 섹스, 폭탄 그리고 햄버거. p274~300, 피터 노왁 지음, 이은진 옮김, 문학동네 발행.
밀가루똥배. p45~51.
97) 기아, 더 이상 두고 볼 수 없다. p61, 로저 서로우 외 지음, 에이지21 2010년 7월 발행.
98) 기아, 더 이상 두고 볼 수 없다. p64.
99) 잡식동물의 딜레마. p195, 마이클 폴란 지음, 조윤정 옮김, 다른세상 발행.
100년 동안의 거짓말. p117~118, 랜덜 피츠제럴드 지음, 김양중 옮김, 시공사 발행.
100) 먹고 마시고 숨 쉬는 것들의 반란. p242~247, 샌드라 스타인그래버 지음, 이지윤 옮김, Archive 발행.
101) 벌거벗은 원숭이에서 슈퍼맨으로. p229, 데이비드 스즈키 외 지음, 한경희 옮김, 검둥소 2009년 9월 발행.
102) 벌거벗은 원숭이에서 슈퍼맨으로. p249.
음식의 종말. p206~207.
녹색의 상상력. p124, 박병상 지음, 달팽이 2006년 2월 발행.
103) 식품전쟁. p159, 팀 랭 지음, 박중곤 옮김, 아리 2007년 1월 발행.
104) 괴짜생태학. p56, 브라이언 클레그 지음, 김승욱 옮김, 웅진지식하우스 발행.
105) THE SELFISH COMMERCIAL GENE
http://www.psrast.org/selfshgen.htm

106) 음식혁명. 존 로빈스 지음, 안의정 옮김, 시공사 발행.
107) 몬산토. p491.
    벌거벗은 원숭이에서 슈퍼맨으로. p503.
108) 희망의 밥상. p81, 제인 구달 외 지음, 김은영 옮김, 사이언스 북스 2009년 10월 발행.
109) 식품주식회사. p125~127, 에릭 슐로서 외 지음, 박은영 옮김, 도서출판 따비 발행.
    NEWSis, 2013년 5월 30일, "미 농무부, 오리건 주에서 불법적으로 유전자조작된 밀 발견"
    http://www.newsis.com/ar_detail/view.html?ar_id=NISX20130530_0012122812&cID=10104&pID=10100 한겨레신문, 2013년 10월 9일, "미국산 쇠고기서 성장촉진제 검출"
110) 생각의 역사2. p548, 피터 왓슨 지음, 이광일 지음, 들녘 발행.
111) 굶주리는 세계. p24~35, 56~67, 프랜씨스 라페 외 지음, 허남혁 옮김, 창비 발행.
    파괴의 씨앗. p185, 윌리엄 엥달 지음 김홍옥 옮김, 도서출판 길 발행.
112) 파괴의 씨앗. p317~318.
    연합뉴스, 1999년 10월 17일, 이종원 특파원 "유전자변형 옥수수로 피임"
    http://media.daum.net/breakingnews/newsview?newsid=19991017212200216
    Robin Mckie "GM Corn Set to Stop Man Spreading His Seed." 2001.9.9.
    http://www.theguardian.com/science/2001/sep/09/gm.food
113) 음식혁명. p399.
114) Science News, Aug 16, 2007, "Plain Soap As Effective As Antibacterial But Without The Risk"
    http://www.sciencedaily.com/releases/2007/08/070815173055.htm
    NCBI, 2002 Aug, "Use of antimicrobial agents in consumer products"
    http://www.ncbi.nlm.nih.gov/pubmed/12164747
115) 음식혁명. p176.
    블루골드. p225.
    Don't Eat the Spinach — Controlling Foodborne Infectious Disease
    http://www.nejm.org/doi/full/10.1056/NEJMp068225
    중앙일보, 2012년 8월 19일, 문예성 기자, "일본 대장균에 감염된 절인 배추 먹고 6명 사망, 100명 발병"
116) 독소, 죽음을 부르는 만찬. p6~13, 윌리엄 레이몹 지음, 이희정 옮김, 랜덤하우스 발행.
117) 100년 동안의 거짓말. p312.
    헬스조선, 2010년 4월 30일, "카레, 항암효과 탁월, 전 세계 의사들 극찬"
    BBC News, Oct 28th, 2009, "Curcumin Kills Cancer Cells"
    http://www.truthistreason.net/curcumin-kills-cancer-cells
    The Truth Behind Curcumin Powder and Health
    http://ezinearticles.com/?The-Truth-Behind-Curcumin-Powder-and-

Health&id=2052863
118) 슈퍼마켓이 우리를 죽인다. p106~113, 낸시 드빌 지음, 이강훈 옮김, 기린원 발행.
조금 지저분하게 살면 면역력이 5배 높아진다. p244~259, 후지타 고이치로 지음, 노경아 옮김, 예인 발행.
Soy Protein Health Claim
http://www.soya.be/soy-protein-health-claim.php
119) 조금 지저분하게 살면 면역력이 5배 높아진다. p244~250.
120) 위대한 자연요법. p182~190, 김융웅 지음, 토트 발행.
하루 10분 일광욕 습관. 책 전체, 우쓰노미야 미쓰아키 지음, 성백희 옮김, 전나무숲 발행.
화장품이 피부를 망친다. p94~97.
Vitamin D: The "sunshine" vitamin, by Rathish Nair and Arun Maseeh,
http://www.ncbi.nlm.nih.gov/pmc/articles/PMC3356951/
121) Low salt diet does not reduce heart disease, study finds, by Mary West,
http://www.naturalnews.com/032394_low_salt_diet_blood_pressure.html
It's Time to End the War on Salt,
http://www.scientificamerican.com/article.cfm?id=its-time-to-end-the-war-on-salt
"소금 적게 먹을수록 좋다? 질 좋은 죽염은 약이 돼", 동아일보, 2014년 11월 26일.
http://news.donga.com/3/all/20141125/68151809/1
122) 국민일보 쿠키뉴스, 2011년 9월 22일, 박주호 기자, "국산 천일염으로 혈압 낮춘다?"
123) 인간 없는 세상. p373~374, 앨런 와이즈먼 지음, 이한중 옮김, 랜덤하우스코리아 발행.
124) 불량식품. p133~135.
내 몸을 살리는 물 백과사전. p14, 후지타 고이치로 지음, 이전은 옮김, 아르고나인 발행.
생명의 소금. p54~55, 61, 정종희 지음, 올리브나무 발행.
물, 치료의 핵심이다. p37.
125) 건강 백세시대 내 몸 관리. p234~251.
126) 물, 치료의 핵심이다. p180~194.
127) 생명의 소금. p11~19, 108~109, 정종희 지음, 올리브나무 발행.
128) Dietary sodium intake and mortality: the National Health and Nutrition Examination Survey (NHANES I).
http://archive.is/tX1wU
129) 독성프리. p22.
130) "화재 인명피해, 불길보다 연기가 키운다", 세계일보 2014년 11월 17일.
http://www.segye.com/content/html/2014/11/17/20141117004179.html?OutUrl=daum
"9·11 테러 구조인력 2천 5000여 명 암 증상 호소", SBS뉴스, 2014년 7월 29일.
http://news.sbs.co.kr/news/endPage.do?news_id=N1002509436

131) 실내공기 및 위해성관리. p103~134, 양원호 지음, 집문당 발행.
   콘크리트의 역습. p46~67, 후나세 슌스케 지음, 박은지 옮김, 마티 발행.
   KBS뉴스, 2012년 7월 4일, "오늘 아침 부엌 오염"
   http://www.youtube.com/watch?v=_xT1eP4NVoM
132) 깨끗한 공기의 불편한 진실. p30, 40.
   환경호르몬의 반격. p380~383, 린드세이 벅슨 지음, 김소정 옮김, 아롬미디어 발행.
   콘크리트 아파트에서 건강하게 사는 49가지 방법. p28, 이현숙 지음, 이지북 발행.
133) 환경의 역습. p149, 171, 185.
134) 깨끗한 공기의 불편한 진실. p95~105.
   상처는 절대 소독하지 마라. p118~120.
   The NIH Human Microbiome Project
   http://www.ncbi.nlm.nih.gov/pmc/articles/PMC2792171/
135) 한겨레신문, 2013년 1월 8일, 12면, "가습기살균제 성분, 심장 대동맥도 손상"
   아이 몸에 독이 쌓이고 있다. p94~95, 임종한 지음, 예담 발행.
136) 한국경제TV, 2013년 6월 21일, "살충제의 진실, 발암물질과 내분비계 장애 물질로 가득 충격"
   http://wowstar.wowtv.co.kr/news/view.asp?newsid=732
137) 깨끗한 공기의 불편한 진실. p73~74, 89.
   독성프리. p125~129, 데브라 린 데드 지음, 제효영 옮김, 윌컴퍼니 발행.
   Not So Sexy: Hidden Chemicals in Perfume And Cologne By EWG and the Campaign for Safe Cosmetics, May 2010
   http://www.ewg.org/notsosexy
138) 깨끗한 공기의 불편한 진실. p307~311.
   머니 매트릭스. p64~66, 김성진 지음, 이른아침 발행.
139) 화학의 혁명. p24, 존 엠슬리 지음, 허훈 옮김, 사이언스 북스 발행.
140) 내추럴리 데인저러스. p295.
141) 교실 밖 화학이야기. p124~127, 진정일 지음, 양문 발행.
   DHEA Supplement Benefits, Side Effect and Information
   http://www.nutrasanus.com/dhea.html
142) 당신의 의사도 모르는 11가지 약의 비밀. p136~137, 마이클 머레이 지음, 이영래 옮김, 다산초당 발행.
   건강 백세 시대 내 몸 관리. p174~176.
   The Korea Herald, 2010년 11월 1일, "[Bobbie Mullins] Hormone replacement therapy"
143) Condom Allergy Symptoms
   http://www.condom-guru.com/condom-allergy-symptoms.html
   일반상식 - 콘돔이 성병을 전염한다?

http://k.daum.net/qna/view.html?category_id=QFA&qid=00wfA&q=%EC%BD%98%EB%8F%94%20%EC%9C%A4%ED%99%9C%EC%A0%9C%20%EC%84%B1%EB%B6%84&srchid=NKS00wfA

144) 거짓말, 새빨간 거짓말, 그리고 과학. p209~212, 셰리 시세일러 지음, 이충호 옮김, 부키 발행.
145) 청부과학. p175~179.
146) 슬로우 데스. p109~112, 123~124, 127, 133, 140.
페인트신문, 2004년 9월 3일, "듀폰, 테플론 원료 독성물질 위험 은폐"
http://www.chem4u.com/b/view.php?id=3681&tn=news
한국환경민간단체진흥회, "코팅의 유혹...건강까지 해친다.", 2006년 5월 26일.
http://kengo.or.kr/docs/data/news/news_view.html?av_pg=272&idx=207
147) KBS, "코팅된 후라이팬의 환경호르몬"
http://www.youtube.com/watch?v=URA45PJck1s
148) MBC 9시 뉴스, 2006년 2월 8일, "탯줄에 화학물질, PFOA 검출"
http://www.youtube.com/watch?v=5MnPdo8_HD4
149) New York Times, July 3, 1977, "The Facts about Tris Don't Leave Much Choice"
http://news.google.com/newspapers?nid=1454&dat=19770704&id=QrssAAAAIBAJ&sjid=HBMEAAAAIBAJ&pg=6454,707379
150) 슬로우 데스. p149~160.
151) 녹색 시민 구보씨의 하루. p39~47, 존 라이언 외 지음, 고문영 옮김, 그물코 발행.
152) 의혹을 팝니다. p405~444, 나오미 오레스케스 외 지음, 유강은 옮김, 미지북스 발행.
대기오염, 그 죽음의 그림자. p251, 336~337.
거짓 나침반. p322~327, 345, 351, 셸던 램튼 외 지음, 정병선 옮김, 시울 발행.
American Council on Science and Health
http://www.sourcewatch.org/index.php?title=American_Council_on_Science_and_Health#Supporters
The American Council on Science and Health
http://www.smokershistory.com/ACSH.htm
153) 환경호르몬의 반격. p50, 린드세이 벅슨 지음, 김소정 옮김, 아롬미디어 발행.
154) 대기오염, 그 죽음의 그림자. p243~246.
몬산토. p37~41, 41~56, 64~68, 마리 모니크 로뱅 지음 이선혜 옮김, 이레 발행.
슬로우 데스. p163~167.
Washington Post, April 20, 2002, Michael Grunwald "Senators Assail EPA on Ala. PCB Cleanup"
http://www.organicconsumers.org/Toxic/monsanto_pcbs.cfm

155) 의사들이 해주지 않는 이야기. p325. 린 맥타가트 지음. 진선미 옮김. 허원미디어 발행.
　　슬로우 데스. p211~212, 214~217.
　　동아일보. 2007년 7월 23일. "LPG차 배기가스 수은 배출 더 많아"
　　http://news.donga.com/3/all/20070723/8469667/1
156) 건강뉴스. 2013년 5월 28일. "수은체온계 사용하지 마세요. 피해자 80% 영유아"
　　http://www.ihealthnet.or.kr/
157) 환경호르몬의 반격. p139~142.
　　의사들이 해주지 않는 이야기. p321~326, 330~349.
　　슬로우 데스. p220~222.
　　A Bill Has Been Passed To Ban Mercury Amalgam Fillings in California
　　http://www.wicfs-me.org/mercury_ban.htm

✧ 당신은 언제나 옳습니다. 그대의 삶을 응원합니다.— 라의눈 출판그룹

우리는 매일 독을 마시고 있다

초판 1쇄 2015년 4월 1일
　　 4쇄 2022년 2월 11일

지은이 허현회
펴낸이 설응도　편집주간 안은주
영업책임 민경업

펴낸곳 라의눈

출판등록 2014년 1월 13일 (제 2019-000228 호)
주소 서울시 강남구 테헤란로 78길 14-12(대치동) 동영빌딩 4 층
전화 02-466-1283　팩스 02-466-1301

문의 (e-mail)
편집 editor@eyeofra.co.kr
마케팅 marketing@eyeofra.co.kr
경영지원 management@eyeofra.co.kr

ISBN : 979-11-86039-19-9　13510

이 책의 저작권은 저자와 출판사에 있습니다.
저작권법에 따라 보호를 받는 저작물이므로 무단전재와 복제를 금합니다.
이 책 내용의 일부 또는 전부를 이용하려면 반드시 저작권자와 출판사의 서면 허락을 받아야 합니다.
잘못 만들어진 책은 구입처에서 교환해드립니다.